Smellosophy

What the Nose Tells the Mind

A. S. Barwich

においが心を動かす

ヒトは嗅覚の動物である

A・S・バーウィッチ
大田直子 訳

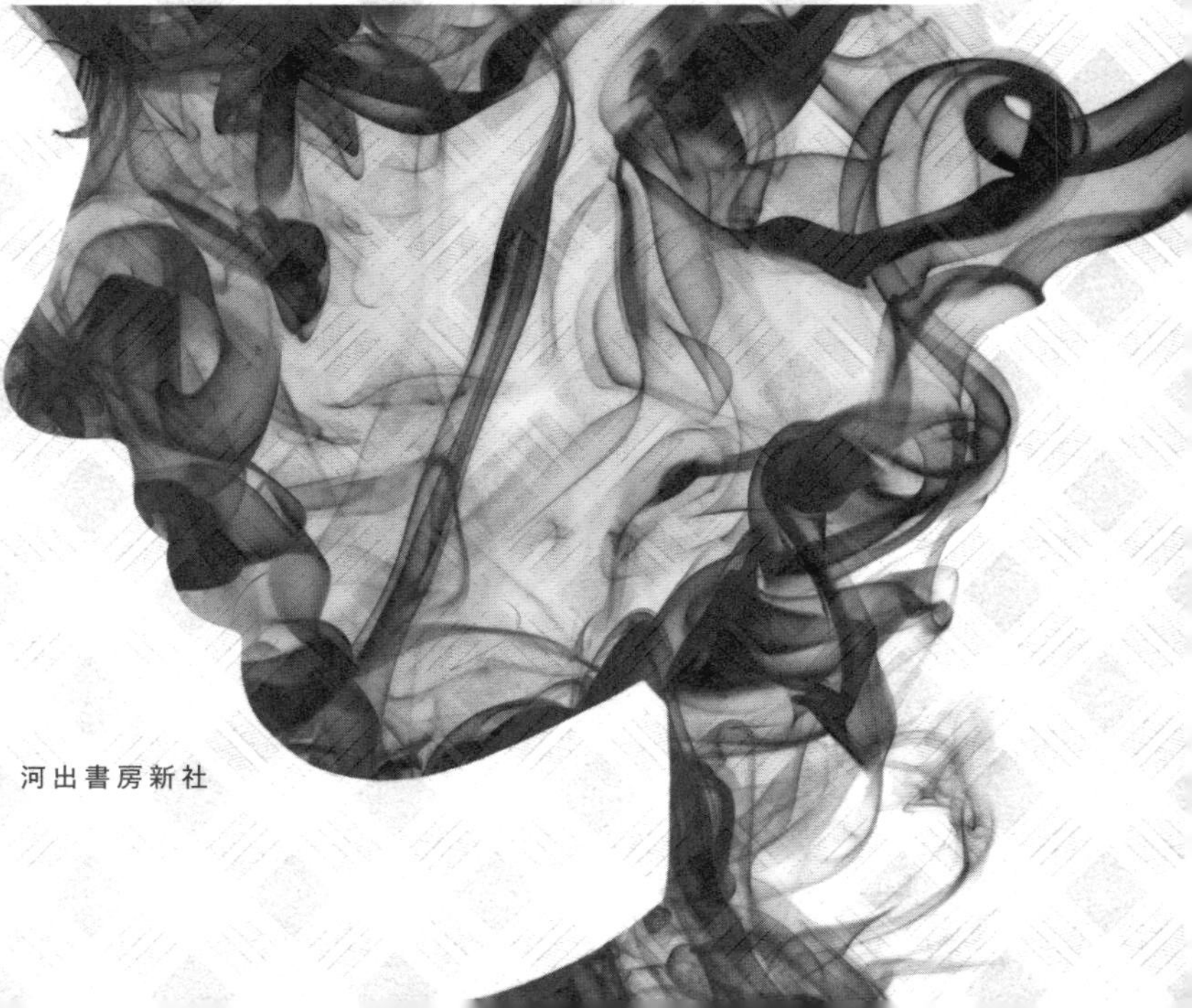

河出書房新社

においが心を動かす　目次

母にささげる。
私が幼かったころ、彼女が読み聞かせしてくれたのは、
おとぎ話ではなくゲーテだった。

においが心を動かす

ヒトは嗅覚の動物である

嗅覚
地上のどこにも見えないのに
私たちが知覚できる刺激を
新たにつくり出せる
唯一の感覚である

――リンダ・バルトシュク

はしがき

嗅覚は、いくつもある感覚のなかの継子《ままこ》である。昔から目立ってひどい扱いを受けている。従来、主観的な感情と動物的な感覚を伝えるだけだとして退けられ、哲学や科学で重要視されたことがなかった。フランスの啓蒙哲学者エティエンヌ・ボノ・ドゥ・コンディヤックが一七五四年にこう述べている。「すべての感覚の中で、人間の心の認知作用に対する貢献が最も小さいように思える」(1)。そしてドイツ的厳格さの哲学的柱だったイマヌエル・カントは、次のように断じている。

器官感覚のうち、最も不快で最もなくて困らないのはどれか？　嗅覚である。楽しむために、これを高めたり磨いたりしても割に合わない。というのも、対象は（とくに人混みでは）快いものよりひどく不快なもののほうが多く、たとえかぐわしいものに出くわしたとしても、嗅覚から来る喜びははかなく、一過性である(2)。

なぜカントが快楽の権威とされるのか、私にはいまだによくわからない。しかし哲学者に加えて科学者も、人間の鼻をほとんど無視していた。チャールズ・ダーウィンも一八七四年、人類にとって「嗅覚はほとんど役に立たない」と述べている[3]。嗅覚には学者が熱意を注ぐほど評価されるものがなかった。状況が変わり始めたのは二〇世紀半ばである。感覚研究の新たなモデルとして、嗅覚の潜在力を認める研究者が増えたのだ。とくにこの二、三〇年で、神経科学の革命的発展が、その手法と見解に関する可能性を根本から切り開いた。におい知覚とその神経基盤が、脳を通じての心の理解にとってカギになりつつある。いまこそ、心と脳のいくぶん陳腐な哲学的憶測を、こうした新しい現実に合わせて変えるべきだ。

本書はそれを目指している。私が鼻に——そしてそれが心とどうやり取りするかに——興味を抱いたとき、読みたかった本である。最近では、嗅覚の分野にも膨大な量の先進的研究がある。その成果を称賛するべきだ。本書は堂々と、嗅覚に対する愛を宣言する。鼻は何を知っているかを探る独創的研究がいろいろあるが、本書はそれに対する統合された視点を提供する。そうした研究は、神経科学、分子生物学、遺伝学、化学、心理学、認知科学、哲学の発展、そしてさらに香料製造やワイン醸造の専門知識も網羅している。けれども、本書の哲学的方向は、学際的統合を超越している。要約ではなく展望を提示し、においについての最新の考えに見られる未解決の問題を明らかにすることにより、新たな道筋を指し示す。時間を割いてこの分野とその発展について語ってくれた、大勢の専門家がいなければ、こんなことは不可能だっただろう。そうした会話から、この分野は領域も雰囲気も意見も、いかに多様であるかがわかった。すべての声を記録することはできなかったし（取り上げられていない人に心からおわびする）、全員が必ずしも本書の中心となる主張に同意するわけではないだろう。

結局、鼻についての研究は流動的であり続ける。本書の刊行後にも発見は続いていく。そうした発見が本書のテーマに新たな光を投げかけ、その主張を裏づけるか、はたまた不協和音を奏でるかもしれない。どのみち、本書は嗅覚の未来が始まるところで終わらなくてはならない（子どもたち、君たちの瞳に乾杯！）

序章　鼻から突っ込む

実験から始めよう。指で鼻をつまんでから、ゼリービーンズを噛んでみて。甘い味はしても、ほかには何もとくに感じないだろう。次に鼻の穴を開放して、飲み込み、ゆっくり息を吐いて。突然、強い果物の香りが、イチゴからオレンジまで、あなたの注意をとらえる。これが嗅覚現象としての風味だ。

人間は数十万種のにおいを、とくに飲食物の異なる風味成分として、うまく識別していることを知ったら、あなたは驚くかもしれない。脳がどうやってこうした香りすべてを理解するのか、納得のいく科学的説明はない。においは私たちを誘ったり遠ざけたり、リラックスさせたりストレスを感じさせたりする。しかし、人間の脳がどうやってそれをつくり出し、意味を与えるのか、理解されていない。ひょっとするとだからこそ、嗅覚はどうしようもなく誤解され、誤って伝えられることが多いのかもしれない。

本書は、人間の嗅覚にまつわる一般的な誤解に取り組み、あなたの鼻が脳に処理させ、心に知覚させるために拾い上げるものについて、あなたの見方を変えそうな新しい研究を調べていく。科学者がにおいについて何をどうやって知るかを分析することによって、私たちは知覚についての古典的疑問を再検討する。その疑問とはすなわち、鼻は脳に何を伝え、脳はどうやってそれを理解するのか？　答えはまだとらえどころがないが、本書はあなたを、このまだ解かれていない神経科学の謎を巡る、哲学と歴史の旅にいざなう。この探検旅行で本書は、においの知覚的次元やその認知とのつながりに関する理論的理解を含めて、におい知覚に関する現在の考え方についての疑念や欠けている知識を突き止める。本書は、現実に近づく手段としての感覚についてどう考えるか、その意見を競い合わせる理想的な土俵であり、いまこそ、脳による感覚情報の表現方法や知覚全般の性質の新しいモデルとして、においを考察すべきときである。

においはとても変わりやすい感覚だ――人によってちがうだけでなく、同じ人でも時によって異なる。質的経験が多様なせいで、嗅覚には主観的な雰囲気が漂う。そのため、鼻は客観的事実のメッセンジャーとして信頼できないと考える人もいる。しかしこの考え方はいまや誤りだと認められている。嗅覚はあなたが考えるよりはるかに信頼できる。嗅覚についての最近の洞察は、私たちの主観的経験にある客観性の起源を含めて、知覚についての新しい考え方を切り開いている。感覚の主観的次元と客観的次元のかたくなな対立の源は、脳についての知識が組み込まれていない伝統的な哲学的観念にある。現代の心と脳の理論も、目に入るものより先を見ないので、相変わらず観点が限定的だ。

感覚の研究につきまとうパラダイムは視覚である。これは意外ではない。哲学的伝統の中心は、「物事を見る」という観点からの理解だった。科学者はほかの感覚よりも視覚の経路について学んできた。一九五〇年代後半から六〇年代にかけて、視覚系についての研究が進歩した結果、いまも神経科学分野を特徴づけている脳の地図形成《トポグラフィックマッピング》というアプローチが生まれ、その発見の哲学的意味合いに関する学際的な議論も増加している。視覚パラダイムは空間トポロジー〔訳注：物事のつながり具合を表わす概念。本書ではおもに体の部位や化学物質の分子の形態、構造、接続状態を意味する〕を中心としており、外部刺激は特定の機能領域における局部的な神経パターンによって表現されると考えられている。その結果、脳の特定部位が物の位置、形、色といった特徴の知覚をつくり出し、処理する。この脳の組織原理は、聴覚のようなほかの感覚系でも見いだされている。同様に、あなたの脳を調べて、大脳皮質の聴覚野の特定部位に活性が見えれば、あなたが高音または低音のどちらを経験しているかがわかる。

視覚における色や聴覚における音の知覚は、ひとつの根本的な原因パラメーター（視覚では光の電磁スペクトルの波長、聴覚では圧力波）にもとづいており、それは直線的に神経相関へとマッピングされうる。ところが嗅覚刺激は多次元である。においの質は、数千個の分子構造をもつ構造的に多様な化学物質によって生まれる。人間の脳がどうやって神経空間を使い、そのようなたくさんの非空間刺激情報をコード化するのか、まだわかっていない。いまのところ、嗅覚脳の主要皮質領域で使えるにおいの地図は開発されていない。そのような地図がありえるのかどうかさえ、まだ答えは出ていない。

においは一般的に、ニンニクのよう、焦げくさい、花のよう、青くさい、などに分類されるが、カテゴリー内の数はほぼ無限だ。視覚や聴覚とは対照的に、においの物理的刺激は総合的分類ではとらえられていない。そうされなかった原因は、においの一見した主観性ではなく、嗅覚刺激分子の複雑さにある。視対象の空間的特徴、たとえば形、位置、動きを識別し、それを脳内の機能領域にマッピングするのは妥当と思われるかもしれないが、リンゴ、ニンニク、尿のような、においオブジェクト（においとそれを発する物体）の質的特徴を区別して、特定の脳領域にマッピングすることには違和感があるように思える。とくに、この質的空間がまだ身体構造と明確につながっていないことを考えると、それが言える。

におい知覚は私たちに、多くの興味深い知覚体験を突きつける。たとえば、私たちは風味の知覚が鼻で起こっていることを知っているが、その場所を口の中だと感じる（知覚科学者はこれを「オーラルリファラル」（第3章参照）と呼ぶ）。さらに、あなたも「鼻先」現象に遭遇したことがあるかもしれない。においを認識していて、たとえそれがなじみのあるものでも、その名前を言ったり表現したりできないことだ

（「待って、舌先まで出かかっているんだ。このにおいを知ってる！」）。おまけに、におい知覚は、言葉やクロスモーダル（複数の感覚の相互作用）の手がかりに、容易に操られることも知られている。ワインの専門家がバニラの香りと明言すると、それをあなたは感じていなかったが、言われてはじめて知覚しているように思える。しかも状況次第では、本来はまったく同じにおいのする混合物の知覚品質が、まったくちがうように経験される可能性がある（もし目隠しされたら、あなたはつんとするチーズのにおいを臭い足のにおいと区別できるだろうか？）。本書ではこうした現象を検討し、においとは何であり、それが世界のどういうもの、あるいはどういう質を表現するのか、調べていくつもりだ。科学界の話にすると、どういう種類の知覚情報がにおいによって表象され、それがどういうふうに脳内の神経相関と結びつきうるのか？

知覚神経科学の現代モデル

においの科学史はとても浅い。一九九一年にリンダ・バックとリチャード・アクセルによって嗅覚受容体遺伝子が発見されたことで、嗅覚は神経科学の主流へとほぼ一夜にして押し出された。これほど、一分野全体を根底から形成した科学的発見はまれである。バックもアクセルもその功績で、二〇〇四年にノーベル生理学・医学賞を受賞している。嗅覚受容体は、（イルカを除いて）ほとんどの哺乳類のゲノムで最大のタンパク質遺伝子ファミリーを構成し、タンパク質の挙動の構造機能分析にとって重要な特徴をごまんと示していることがわかった。嗅覚受容体が属していると特定されたタンパク質のスーパーファミリーは、いわゆるGタンパク質共役受容体で、視覚から免疫反応の制御まで、あらゆる種類の基本的な生物学的メカニズムにかかわっている。受容体遺伝子の発見によって、ついに、脳内のにおい信号伝達を探るための道筋がわかったのだ。

嗅覚受容体の発見が意義深い理由は、この遺伝学的発見が明らかになったときの純粋な衝撃である。この発見は大きな一歩であり、それだけで、不当だが一〇〇年前からあった嗅覚に関する仮説の長いリストが覆された。なかには、嗅覚は分子系としてあまり精緻ではないとか、嗅覚はヒトにおいて進化的に衰退しているとか、嗅覚経路が示すのは、ほかの感覚のそれとは異なる因果原理で働く、奇妙な取るに足らないシステムだ、といった考えもあった。要するに一般的な意見は、嗅覚から学ぶことも、それがほかの感覚系の働き方を明らかにすることも、ほとんどないということだった。これほど真実から遠い意見はありえない！

嗅覚の特性を中心とする、におい知覚の理論を展開する必要性が生じたのは、ごく最近のことである。テクノロジーの進歩によって実現している現代科学は、観察できないものを視覚化し、不確かなものを測定するためのツールにおおいに依存している。科学史の始まりからほぼずっと、においが取り上げられなかった最大の理由は単純。まさにその性質上、研究が容易ではなかったのだ。自分が一九世紀の実験者だと想像してほしい。どうやってにおいを理解する？　どんな道具を使えるだろう？　どうやってはかない一過性のにおいを目に見えるものにし、その物理的経路を具体化し、そうすることでその原因を突き止め、においについて制御された方法で実験する？　最後に、そもそもどうやって個々のにおいの知覚を定義し、比較する？　この問題の核心を一九一四年に表現したのは、ほかでもないアレクサンダー・グラハム・ベルだった。

あなたがたはにおいを測定しようと試みさえしただろうか？　あるにおいが別のにおいよりちょうど

二倍強いかどうかわかるのか？　ある種のにおいと別の種のにおいのちがいを測定できるのか？　スミレやバラの香りからアサフェティダの強烈なにおいまで、じつにさまざまな種類のにおいがあることは明らかだ。しかしその類似と差異を測定できるようになるまで、においの科学はありえない。新しい科学を創設したいと熱望するなら、においを測定せよ。(1)

一九九一年より前、嗅覚は実験研究の領域としてあまり魅力的でなかった。科学史年表における称賛は約束されていなかった。嗅覚に取り組む科学者たちを突き動かしたのは、好奇心と情熱だったのだ。そして受容体発見のあと、この分野は分子生物学と神経科学の主流に溶け込み始める。突然、資金が集まった。主要な技術が応用できるようになり、より詳細な実験が可能になり、そして新しい人びとがグループに入ってきた。この分野は変わり始め、学問的な展望と進歩に大きな転換が起こり始めた。現在、私たちはこうした発展の中心にいる。

この二〇年の間に、これまでの数百年をすべて合わせたよりも多く、私たちは嗅覚経路について学んだ。しかし私たちが到達したのは、嗅覚のメカニズムに関する決定的な結論ではなく、もっとはるかに深い疑問であり、これらの疑問がいま私たちを、におい知覚に関する中心的前提を再検討するよう促す。これが科学と哲学がからみ合う交点を生み出す。

実験台の前の哲学者

実のところ、鼻のコードを解くのはどれだけ難しいのだろう？　私はこの問題の真の大きさに気づき始めた日のことを、いまだに覚えている。二〇一四年一月、高まるワクワク感とともに、初めて嗅覚科学者に会うために、ウィーンからイギリスに向かう途中だった。それはいろいろな理由で、異例の会合になる見込みだった。ひとつに、スチュアート・ファイアスタインはありふれた科学者ではない。かつてはフィラデルフィアで舞台演出家をしていたが、著名な神経科学者になったあと、科学史に対する興味に目覚める。もうひとつの理由として、当時私はまだ科学者ではなかった。科学の歴史と哲学を学んだ経験をふまえて、においの分類に関して博士号を取得したばかりだった。すべてがあっという間のことだった。数週間前、私の論文審査官だったハソク・チャンが突然連絡してきた。「スチュアート・ファイアスタインという人を知っているか？　彼がケンブリッジで特別研究休暇中なんだけど、きみたちふたりは話すべきだと思う」

約一年半後、私がコロンビア大学のファイアスタイン研究室で働いているとは、二人ともほとんど予想していなかった。ただ、これは理想的な組み合わせで、私はそれから三年間、その研究所で働いた。私たちの最初の会合が終わったのは午前五時ごろで、元気が無限にあったなら、もっとずっと長く続いていただろう。ビールを何杯も飲みながら話すうちに、嗅覚の分子の状況全体は、これまで想像されていたよりはるかに複雑であるだけでなく、この二〇年にわたって想定されてきた嗅覚系の仕組みとも異なるかもしれないことが明らかになったのだ！　嗅覚科学の情勢は急速に動いている。あまりに速いので、人は突然、科学史の一片が展開するのを、ライブ配信でそのまま見ることができる。私はそのとりこになった。

まさにひとつの分野を形成しつつあり、重要な実験を行なって、新たな突破口の最前線で研究している人たちと話をするのは、信じられないようなチャンスだった。彼らが科学的に理解しようとしている根本的疑問とは――鼻は何を知っているのか？

この歴史的に重要な時代に、この分野の潮流をとらえるため、本書は、嗅覚科学に過去にかかわった人や現在かかわっている人と、何年にもわたって交わしてきた会話の記録を中心に構成されている。過去と現在の課題を中心に、嗅覚について何時間も議論する会合は、毎回ちがう性質のものだった。学会でコーヒーを飲みながら、バーでビールを飲みながら、研究所でスツールにすわって、あるいは電話で行なわれた。一時間の話し合いもあれば、数日続いたものもあり、ソファで寝泊まりしたり、長いドライブになったりすることもあった。こうした記録は、この分野が知的に活動的で人を歓迎する雰囲気であることを示す、非公式の証拠である。モネル化学感覚センターのポール・ブレスリンが、化学受容科学会の第四〇回会合のときに私に言ったように、「この分野に規律はない。私たちは共通の疑問で結びついている」。

話の内容を生み出した意見の視点で本書を書くことは、発表される科学と実践される科学を隔てる壁を乗り越える。(2) 本書が示すのは実践される科学だ。科学的手法への仮説主導のアプローチに対して一般の人がもつ手際のよいイメージでは、実験研究につきものの試行錯誤、行き詰まり、失敗と不確かさから生まれる独創性、そして議論を、ほとんどとらえることができない。(3) 現代科学はますます加速しているので、私たちは仮説、説明、証拠、そして正確さの変わりやすさを、もっと注視しなくてはならない。

そういうわけで、本書は嗅覚を探究するのに加えて、実践される科学についても考察していく。科学はとても多元的であり、研究所の外の人たちが想像するよりも、重要な反対意見に対してつねに柔軟である。科学の進歩に関する従来の理解は、一九六二年に書かれたトーマス・クーンの名著『科学革命の構造』(中山茂訳、みすず書房)にもとづいている。この本に書かれた概念は、世代を超えて科学者と哲学者に影響を与えてきた。彼らはクーンから、日常の科学が――革命が起こるまでは――その時代の著名な理論に内在する「経験との隔たりを埋める」活動として働くという見方も教えられた。

しかし、ある科学分野のまさに先端にいて、未解決の疑問と進行中の開発プロジェクトに囲まれている場合はどうなのか？　研究の最前線にいることによって、私たちは通常の科学を別の見方で、つまり、はるかにダイナミックで興味深い部分が際立つ視点から、観察することができる。実験による開拓が始まったばかりの分野の見晴らしのいい間近なポイントからは、科学の進歩はどう見えるだろう？　これは私が本書を書き始めたときの疑問だった。関与する科学と同様、この疑問もすぐに進化を始めた。

本書の執筆で、私はパトリシア・チャーチランドが一九八六年の画期的な著作『神経哲学（*Neurophilosophy*）』で示した主張に同意することになった。「心を理解したいなら、脳を理解する必要がある」[4]。ポール・チャーチランドも神経計算の視点から同様のプログラムにしたがい、ジョン・ビックルはこの考えを精神神経理論として概説している[5]。二〇世紀の神経科学は、心の起源としての脳に対する理解に大変革をもたらした。認知とその構造に関する多くの伝統的な哲学的直観が疑われているのだ。科学的洞察を既存の哲学的世界観に収めるのではなく、その逆が求められている。神経科学の感動的な進歩から、心と脳に関してどんな（おそらく新しい）哲学的疑問が生じるのだろう？　この状況で、そのような哲学的プログラムをさらにテストするすばらしい機会を、嗅覚が与えてくれる。

空気から脳へ、そして心のなかへ

本書では、一〇ある章の中で嗅覚の研究に対する統合された視点の概要を述べるが、それはもっと一般的な知覚についての理論化にも応用できる。

その物語をひもとくために、本書は（およそ）四つのテーマを進んでいく。歴史、哲学、神経科学、そして心理学だ。結びつけられることがまれなアプローチそれぞれが、パズルのピースになっている。心理学的現象は神経プロセスの表現であり、その説明の統合には哲学的切り口が生きるし、その切り口には研究の歴史の情報が取り込まれている。

まず明らかにされるのは、嗅覚に対する科学的関心の歴史的発展だ。第1章「鼻の歴史」には、はるか昔の古代の哲人から、二〇世紀半ばの嗅覚研究界の出現までがかかわる。こうした初期の、忘れられかけているにおいについての研究の実験記録は、とても興味深いにもかかわらず語られてこなかった、科学的推論の独創性の歴史を教えてくれる。さらに、そうした記録では見落とされているからこそ、嗅覚の理論化が土台とするべき重要な要素がよくわかる。それはすなわち、感覚経路の生物学的理解である。第2章「現代の嗅覚研究――岐路に立つ」は、嗅覚受容体の発見とともに、嗅覚が神経科学の主流の一部になった経緯を探る。においと嗅覚経路に対する現在の理解が、視覚を中心パラダイムとする脳研究の一般的状況においてどういう位置にあるかを考察する。ここで、いまだ答えの出ていない難題が現われる。においを神経構造にマッピングすることで嗅覚をモデル化することは意味をなすのだろうか？

この疑問に答えるには、においとは実際に何なのかという根本的疑問への答えが必要であり、それが嗅覚の特徴についての、より哲学的な立場につながる。これからの章で、嗅覚は一般に考えられているよりはるかに認知的に複雑で、行動と深く関連していることを見ていく。第3章「鼻を意識する――においの認知」は、心の要素としてにおいが果たす役割を探る。嗅覚は意識的知覚と無意識的知覚の境界に位置する。それなら、認知対象としてのにおいをどう考えるべきなのか？　においは概念内容を伝えるのか？　もしそうなら、においは世界のどんなものを表象しているのだろう？　次に第4章「行動はどうして化学を感じるのか――においの感情的性質」では、におい知覚を生物学と社会の相補的角度から見ていく。嗅覚には強い感情的側面がある。においは私たちの気分に影響を与え、感情的反応だけでなく、生理的反応も引き起こす場合がある。嗅覚経験が遠い記憶と強く結びつくこともある。におい知覚は人間の行動など、さまざまな場面で役割を果たす。こうした影響はどう説明できるのか？　第5章「空間で――鼻から脳へ」は、この疑問への答えを求めるために用いるべき方法を探る。その中心となるのは、化学的刺激、（くんくん嗅ぐなどの）身体的プロセス、神経トポロジー（神経信号の情報の結びつき）、および知覚空間に関係する解釈を明確にするための、においによる空間ナビゲーションの事例である。においがどうして心的感覚として認識されるかを理解するには、嗅覚系の神経トポロジーを詳しく見る必要がある。

第6章から第8章は、神経科学の観点から嗅覚を論じる。嗅覚経路の構造の旅は、嗅覚受容体から脳の最も前方にある嗅球《きゅうきゅう》を介して大脳皮質の嗅覚野へとまっすぐ進むのだが、そこで議論の核心――つまり、なぜ視覚パラダイムにもとづく現在の神経科学の概念基盤を嗅覚が問題視するのか――が展開される。嗅覚信号はごちゃ混ぜになるので、神経トポロジーは化学刺激のトポロジーとまったく似ていない。私たちの精神生活はどのみち身体構造の表象である、という考えは崩壊する。知覚は世界を映しているのでなく、解釈するのだ。とくに、第6章「分子から知覚へ」は、受容体のメカニズムを考慮しない刺激反応モデルが失敗する運命にあることを実証する。そうなる理由は二つ。ひとつに、嗅覚受容体は有機化学の原理によって決まる分子特性に反応しない。もうひとつには、受容体レベルの二つの分子メカニズムが、その信号を分解し、深刻な感覚決定不全の例につながる。第7章「嗅球につく指紋」では、嗅球はケモトピーの地図、つまり化学的刺激の特性を表わす不変の体系的表象をもたらすという通説に反論する。嗅球の機能は発生学的起源を調べることによって空間的に決定するという、一般的な考えを打ち破るのだ。第8章「におい地図から、におい測定へ」は、一次感覚野に対する従来の理解の代案を提示し、次の疑問に取り組む。脳が刺激地図としてにおい信号を処理しないなら、ほかにどうやって嗅覚をモデル化すべきなのか？　梨状皮質《りじょう》〔訳注：脳の嗅覚皮質最大の領域〕と、隣り合う皮質領域との高い接続性を探るにあたって、ひとつの代案は、においの分類における神経活動の時間的特徴を調べることだ。第6〜8章の結論として、嗅覚脳は地図というより測定器にはるかに近い。

第9章「スキルとしての知覚」は、こうした最近の神経科学的洞察が、知覚の学習と経験に関する心理学的説明を反映する経緯を明らかにする。そしてばらつきは嗅覚に付きものであることを示す。人がにおいをさまざまに知覚し、表現するという事実は、単なる主観的経験の問題ではない。主観性は客観的測定法の欠如を意味する。しかし、嗅覚における知覚のばらつきは、受容体の遺伝的性質や嗅覚系の分散された神経表象など、明確な因果プロセスにある。あなたの鼻は、あなたの精神生活と心理状況によって較正《こうせい》されるものとして、世界を測定するようにあつらえられている。このプロセスには客観的基準があり、香料製造とワイン醸造の感覚専門家の事例で分析されている。いくつかの異なる認知メカニズムを参考にして、嗅覚の明らかな特異性が観察による改良とスキル構築によって説明される。第10章「要点——心と脳をのぞく窓としての鼻」は、嗅覚をもっと大きな全体像に位置づけ、知覚と脳についての一般的な理論化を行なう。

情報を解釈して賢い選択をするように、脳がどうやって鼻を導くのかは、とても興味深いきわめて複雑な問題だ。したがって本書は、現在実践されている科学を示す一方で、未来に関する本でもある。そして、においの科学と哲学に関する新しい展望が生まれるところで終わる。

嗅覚の現代科学が未来に向けてどんどん進んでいることは、過去に鼻がどのように研究されたかと比較すれば明らかになる。

第1章　鼻の歴史

すべてのものが煙にされたら、鼻孔はそれを区別するだろう。

——ヘラクレイトス

嗅覚の科学史は一文に要約できる。においはつねに存在論の問題を提起してきたのだ。嗅覚が関心をもたれるのは、おもにほかの現象、たとえば動物の行動や花の授粉などを、説明するためだった。しかし、においそのものの特性は、ほとんど検討されていない。嗅覚の特徴は定義や測定が難しい。嗅覚をめぐる科学的実験は、確固たる答えにたどり着いていない。

嗅覚を理解しようとする私たちの試みに欠けているものが、歴史的記録からわかる。それは怠慢の露呈だ。いまだに不足しているのは生物学からのアプローチ、つまり、においに意味を与える感覚系から始まる体系的研究である。過去の嗅覚の探究はたえず、有形の基盤としてにおいを発する物体に重点を置いていた。いまもなお、知覚効果の定義にたどり着くために、においの物理的刺激の特性から始めるのが一般的だ。この戦略は、ほかの感覚の研究ではうまくいっていた。それを嗅覚に採用したのは直感にすぎなかった。過去のパターンはともかく、いまこそ、このアプローチの真の進歩を再検討し、そのような物体中心の嗅覚観にもとづく前提を評価し直すべきときだ。そのために現代の知識の様相を、それが過去に出現した経緯を通して再考しよう。嗅覚にまつわる過去の研究の記録は、とても興味深いにもかかわらず語られてこなかった、科学的推論の独創性の歴史も教えてくれる。

古代の哲学

ほとんどの科学史は古代ギリシアから始まるが、この物語も例外ではない。においの理論は近代科学の揺籃期《ようらん》となったルネッサンスのずっと前、アリストテレスさらにはプラトンまでさかのぼる。前近代的な考えによると、宇宙の万物は四つの元素からできているという。土、水、空気、火だ。エンペドクレスに支持されたこの説は、物事の道理を説明した。元素はそれぞれ、より大きな宇宙における自然な持ち場を割り当てられており、これらの元素の属性が世界のほかのものすべてを決定している。火は熱く乾き、空気は熱く湿り、水は冷たく湿り、土は冷たく乾いている。

この世界観ににおいはどう当てはまるのか？　においは源から知覚者まで長い距離を移動することが観察されていた。たとえば、ハゲワシはかなり遠くからでも餌食になる死体を見つけられる。とはいえ、どんな物質がそんな効果的な伝達を可能にするのか、明らかではなかった。においには媒体が必要なのか？あいまいで実体のない性質を考慮すると、人間にとってにおいはあまり重要でないと古代の哲学者は考え、その議論は著作にあまり出てこない。ほとんどの思想家は、においは動物の生活を支配しているが、人間の生活では補助的だという通説から出発していた。においの原因についての数少ない考察は、二つの対立する重要な概念を中心に展開されていた。すなわち、粒子としてのにおいと、波としてのにおいだ。

においに関する前者の考えは原子説である。デモクリトスとのちのローマの哲学者ルクレティウスは、快さについて考えた。快いにおいは丸い粒子によって引き起こされ、不快なにおいは三角形のような先のとがった形をしている、と考えたのだ。この考えの当面の問題は、同じにおいのする液体でも性質が異なり、効果の程度もちがうのがどうしてか、説明できないことだった。

プラトンはこのジレンマを回避した。においは細かい粒子の物理的運動から生じると考えたのだ。四元素はどれもそれ自体にはにおいはないので、そうした性質は、水と空気の遷移で元素が蒸気や煙に物質的に転換することによって生じるにちがいない。そして対話篇『ティマイオス』の中でプラトンはにおいを、具体性を欠く中間的な混成の性質であると分析している。そのキメラ組成のせいで、においは自然種をつくることができず、そのため快さという快楽の魅力によってしか特徴づけることができない。プラトンの考えのうちいまだに注目に値するのは、においを物質の変化の兆候として暗に理解していることだ。元素遷移の表われとしてにおいを重視することは、物質の偶発性と可変性について、ある種の感覚による判断を示唆している。

アリストテレスは蒸気説に反論し、魚は水中でにおいを感知すると指摘した。彼は自分の師であるプラトンをおおっぴらに批判はしなかったが、同じような意見をもっていたヘラクレイトスを攻撃した。「感覚と感覚されるものについて（*De sensu et sensibili*）」の中でアリストテレスは、媒体の必要性とにおいの波動説を主張している。この動きは、アリストテレスを真空の可能性の拒絶（真空嫌悪）へと導いた、彼の形而上学的世界観にもとづいている。波動としてのにおいは、空気または水を媒体にして、形相因として働くことによって情報を伝える。アリストテレスの形而上学では、物体は二つの原因、すなわち質料《ヒュレー》と形態《モルフェ》の複合物として示され、その二原因の相互作用が質料形相論を説明する。これを踏まえると、においの質的変動は波動の質料構成のちがいにあることになる。

いまだに注目すべきアリストテレスの考えが二つある。第一に、人間の嗅覚における二種類のにおいの区別だ。「感覚と感覚されるものについて」でアリストテレスは、非本質的な特性を示すにおいもあると認めている。快楽性は物体に内在するのではなく、観察者に左右される。たとえば、食べ物のにおいは空腹時のほうが快い。観察者の状態に関係なく、本質的に快いまたは不快なにおいもある。こうしたにおいは、人間の欲望とは関係のない実体の特性であり、この二番目のタイプのにおいは、花の香りのように美的感覚に訴えるようだ。

第二に、アリストテレスはにおいや風味の知覚に認知の層があると示唆している。においや風味は「それまで潜在力でしかなかった知覚能力を実際に働かせる。したがって知覚の活動が似ているのは知識を獲得するプロセスではなく、すでに獲得された知識を用いるプロセスである」[1]。ひょっとすると、においが実在の原理に対する哲学的探究に不向きなのは、個人的な記憶とのつながりのせいかもしれない。

においは園芸術や医術では客観的特性としてあつかわれていた。アリストテレスの弟子のテオプラストスは、治療力の観点からにおいを調べた。彼の『植物の研究とにおいおよび気象の兆候に関する小論』は、においのある樹液や植物汁液による病気の治療について、体系的助言を示している。たとえば、キャベツを使ってワインの影響を弱め、「酔っ払いの毒気を追い出す」といった具合だ[2]。テオプラストスは、八種類の風味のある液、すなわち甘い、脂っこい、酸っぱい、渋い、鼻につんとくる、しょっぱい、苦い、酸敗した液に言及している。さらにサブグループをつくるものもあって、たとえば甘い汁液には四種類ある。

テオプラストスはさらに、においのさまざまな物質的影響を記述している。乾いた元素として、においは湿った元素が蒸発したあとに生じる。植物汁液の風味は、乾いた（土の）成分と湿った（水の）成分が混ざり合っている。この個別の組成によって、どうして植物はにおいと味がちがうのか——たとえば、なぜ、かぐわしい物質に苦いものがある一方、甘い物質にはにおいがないことが多いのか——の説明がつく。

医療に利用するためのカギは、用量のほかに生物の体質によって、特定のにおいと風味が有益な場合もあれば、有害な場合もあることだった。これは、あらゆる実体の特性を決めるのは対立する性質の組み合わせだと考えていた、アリストテレスの学説と相いれない。アリストテレスの見解では、においは（甘さのような）良い「自然種」をつくり出しているか、または（甘さに対立する苦みのように）有益なものの対極となる有害な欠乏の表われである。しかしテオプラストスは、においの影響は知覚している生物と結びついていて、植物の元素組成と並列のものと考えた。

したがって、におい知覚の変動は観測者の状態と関係している。このにおいの組成説に対する支持は、快いにおいの物質と不快なにおいの物質が同じように原因になりえる（刺激性や甘さのような）性質もあることから生まれた。テオプラストスの考えは、早くも感覚の混合に触れているものとして重要かもしれない。しかし『植物原因論（*De causis plantarum*）』でのにおいの扱いは広範囲だが整理されていない。そのため、こうした考えから適切なにおい理論は出現しなかった。

中世の宇宙論

中世を通じて、社会が罪を感覚と結びつけていたとき、嗅覚は悪者にされていた。[3] においは、物事の真の本質をさらけ出す道徳的特性としての役目を果たした。おびただしい数の論文が神の秩序について詳述し、快いにおいと美徳を、不快なにおいと悪徳を対比させている。地獄の硫黄のにおい、腐った魚や果物から発する腐敗臭、罪深い行為への罰としての病の悪臭は、神の創りたもうた世界の美しさのしるしとしての花の香りと、激しく対立している。楽園の光景は芳香をともなう花と祈りの儀式に満ちている。死においてさえ、「神聖なにおい」が聖人や殉教者を明らかにする。腐った死体の悪臭がたなびく代わりに、聖者の遺体や墓は、蜂蜜やかぐわしい花とハーブのような快い甘美な芳香を放つのだ。

においは、自然法則の表われである精神的秩序の知覚可能な信号を体現していた。神学的分析は、近代科学以前の宇宙探究と切り離せず、そういう意味で、においは中世の思想に染み渡っていた実在の仕組みを表現していた。においは有形と無形を結ぶ通路として、隠れた意味と原因の世界を伝えることによって、周囲の物理的環境を超越していたのだ。

内在する本質の表われとして、においは医師にとってかけがえのない道具だった。中世の医学はおもに、ギリシアの生理学者ガレノスの体液説に頼っていた。健康と病気は、四元素（空気、水、火、土）にそれぞれ対応する四つの体液（血液、粘液、胆汁、黒胆汁）の関係の表われだという。ペアそれぞれに特定の性質が定められていて、そのバランスが個人の気分と生理両方の原因になる。血液は勇気、粘液は穏やかな性分、胆汁は野心的あるいは落ち着きのない人格、黒胆汁は分析的な能力を表わす。体は自然な兆候の体系を構成し、観察できない心理現象に関する推論の手がかりを与えている。においはこの概念の重要な要素だった。自分の体液構成と似たにおいは快いものとして経験され、異なるにおいは不快なのだ。

においは診断ツールであり、四体液と気分のバランスを直すための治療法だと医師は考えていた。「尿の円板」という一般的なツールが、排泄《はいせつ》物のにおい、色、そして――そう――味の差異にしたがって、患者の病気を分類する。ほかの中世の発明と同様、この慣習もペテン師を引きつけ、彼らは占い目的で人びとの尿を調べた。こうしたペテン師はいみじくも「小便予言者」と呼ばれるようになり、その言葉は一六五五年に早くも記録されている。[4]

においの伝達に対する中世の関心は限られており、古代宇宙論の一般的議論の一部であり、大半の学者はプラトンの蒸気説よりアリストテレスの媒体説を好んでいた。アリストテレスの説を裏づけたのは、においが輪状に広がること、そして死体が捕食者を風がなくても遠くから引き寄せることだった。アンダルシアの博学者アヴェロエス（イブン・ルシュド）も、ハチは吸い込まずににおいを感知すると述べている。アヴェロエスは知覚における二種類の本質を区別した。すなわち物質的本質（esse corporale）と非物質的本質（esse spirituale）であり、前者は感覚器官を通してとらえられ、後者は魂によって知覚される。[5]

トマス・アクィナスとペトルス・ヒスパヌス（『霊魂論の研究（*Scientia libri de anima*）』の著者）を含め、ほとんどのスコラ哲学者は、においの波動説を信じていた。中世の学問はアリストテレスの真空嫌悪を踏襲している。ドミニコ会修道士で医師のアルベルトゥス・マグヌスだけが、アリストテレスとプラトンによる対照的なにおいについての見解を調和させようとした。『動物について（*De anima*）』でマグヌスは、プラトンの粒子はにおいの実際の原因であり、そのあと感覚経路にある気体の媒体によって精神的特性へと変換される、という仮説を立てたのだ。彼は自分の主張を有毒ガス内の粒子の観察結果と結びつけた。マグヌスは知覚の多段説を擁護している。すなわち、感覚の特性は感覚器官における知的認識によって、物質的形態から抽象化されるという。[6] しかし、においの理論では媒体の考えが主流だった。

波動が媒体としてどう働くかは論議の的だった。ペルシアの医師イブン・シーナー、通称アヴィセンナは、三つの解釈を提示した。粒子が媒体（空気または水）と混ざり合うのかもしれない。あるいは媒体中の物質的変化から生じるのかもしれない。または、媒体は情報の波としてにおいを運ぶのかもしれない。アヴィセンナは（甘さと酸っぱさの尺度の次に）快さでにおいの感覚を並べた。さらに異例なのは、においはセンシビリア（感覚されるもの）に加えて、形、数、動静のような、基本的特性も伝えるという彼の考えだった[7]。

しかし、生理学についてはどうだろう？　嗅覚経路、とくに嗅覚神経に対する中世の理解は混乱していた。大昔のガレノスによる発見後、嗅覚神経は当初、脳神経群から除外されていた。この見方が修正されたのは、ようやく一七世紀になってからのことで、カスパー・バルトリンによる功績である[8]。

中世のにおいの生理に関する理論は乏しいが、ひとつ注目すべき例外がある。一三世紀のフランシスコ会修道士、バルトロメウス・アングリクス（イギリス人のバルトロメウス）だ。バルトロメウスは嗅覚経路に関する解剖学的知識を見直した。そして、ひとつの鼻孔の機能は空気を脳に引き込むことであり、もう一方は過剰な分を外に出していると考えた、コンスタンティヌス・アフリカヌス（アラビア語の医学書の翻訳で知られる一一世紀の医師）のような意見を訂正した。バルトロメウスは、鼻孔には洞組織があって、乳首のように脳から突き出ていて、吸い込まれた乾いたガスを魂のこもった気力に変えるのだと主張した。さらにバルトロメウスは、においは脳に直接働きかけるという仮説を立てている。現代の歴史家クリス・ウールガーが説明しているとおり、「鼻はにおいを脳に運ぶ管であり、鼻を脳から隔てる骨は穴だらけで、空気が通過し、においは二つの突起によって脳の前室から知覚される」ので、「においの場合、脳そのものが感覚器官だった[9]」。

まもなく中世世界は衰退し始め、古代の四元素説は崩壊する。物理学におけるコペルニクス的転回により、宇宙はもはや有限ではなくなった。それまでの閉じた世界の概念に代わって、無限宇宙の考えが登場する。その結果、ルネッサンス期と近世前期には、自然研究者にとって新たな難題がもたらされた。宇宙とそこにある物体は自然の居場所を失い、その構成は確定できないあやふやなものになってしまった。古代の存在論が覆ったとたん、古い考えは新しい考えと混ざり始める。物はどれだけたくさんあるのか、どういう種類に属すのかという、昔からの疑問が再燃した。そのような物の元素基盤を定義する確固たる形而上学的背景なしでは、においはいったいどうなるのか？

近代の分類学

一八世紀に植物学が隆盛をきわめる間、においの科学的重要性は高まった。この発展の中心にいたのは、近代分類学の父であるスウェーデンの科学者カール・フォン・リンネである。彼は目につくものすべて、植物、動物、鉱物、さらには自分の同僚までも、分類して並べることに、度を越した関心を抱いていた。リンネの分類法の成功は、個別には多様な要素を一般的なカテゴリーに階層的に統合したことにある。二名式命名法、つまり種の学名を属名と種小名に厳密に分ける方法の考案は巧妙だった。この成果を突き動かしたのは、存在するものすべてをとらえて分類整理することができる体系をつくり出したいというリンネの野心である。彼はほぼ成功した。ただし、においだけが彼の秩序にしたがわなかった。

リンネは植物の治療用途を、その芳香の感情的性質にもとづいて調べた。その論文「薬物性のにおい（*Odores medicamentorum*）」は、弟子のアンデシュ・ヴォーリンとの共著である。[10] 初のにおいの体系的配列法と呼ばれるが、においの分類を示しているのではなく、植物がもつ薬効力の指標として、においを論じている。リンネによるにおいの体系化は、彼の一般的な分類の原則からかなり逸脱しており、この方法論的例外の理由はいまだにわかっていない。リンネはにおいの感覚を多層階層ではなく、快さの段階（引き起こす快さの程度）によって七つに分類している。快いにおいには、温めた丁字《ちょうじ》やユリのような芳香や香気といったカテゴリーがある。不快なにおいには、麝香《じゃこう》（ムスク）、ヤギ臭、腐敗臭、胸が悪くなる臭いなどが入る。例外は七番目の分類であるニラ（ニンニク）臭だ。明らかにこの快さの尺度には当てはまらない。

リンネは一七六六年に精密な図式『医術の二つのカギ（*Clavis medicinae duplex*）』を発表した。治療を目的として、「生活様式」と「自然の特性」の相関が示されている。リンネは（ホッグの翻訳によると）良いにおいと嫌なにおいとで対照的な快不快尺度への影響の五原則を定めた[11]（次頁表）。においの感情的性質は、においが行動におよぼす影響にも関与する。スイスの解剖学者で近代生理学の父と呼ばれるアルブレヒト・フォン・ハラーは、におい経験が時間とともに変わることに興味を抱いた。たとえば、新鮮な麝香は糞便のようなひどく不快なにおいで始まるが、のちにもっと快い香りになっていく。また腐敗していく物質も、分解の段階によって、においの質が腐敗臭から甘さへとどんどん変わっていく。においの領域を分割する方法はほぼ無限に考えられる。『生理学原論（*Elementa Physiologiae Corporis Humani*）』でハラーは、三つの一般化可能な訴求力の原理でにおいを整理している。すなわち、甘いまたはかぐわしいにおい、中間のにおい、嫌なにおいだ[12]。この分類は、サフランから糞便、そして「パクチーに感じられるナンキンムシのにおい」まで、においの質の種々雑多な集まりを包含している。

リンネとハラーによってさらなるにおいへの関心が誘発され、オランダの生理学者ヘンドリク・ツワーデマーカーが先導した。彼の一八九五年の原稿「においの生理学（*Die Physiologie des Geruchs*）」は、先達および同時代の人たちのにおいに関する理論を包括的に調査している[13]。ツワーデマーカーはにおいの感覚を三種類に区別した。純粋なにおいと、二種類の混合知覚――具体的には、鼻の中の痛み、または口の中の風味をともなうにおいの印象だ。ツワーデマーカーは、純粋なにおい研究の問題は、適切な名称がないことだと考えた。においは一般に、その元となる物質によって特定される。彼は根本的なジレンマを、近代科学以前の色の表現と対比している。ニュートンより前の色は、たとえば赤には血というように、実例と

良いにおい	対	嫌なにおい
かぐわしい		鼻をつくにおい
拡張させる	リビドー	催淫性
引き裂く		膨張させる
香り高い		強い悪臭
鎮静させる	睡眠	落ち着かせる
高揚させる		元気づける
甘い香り		臭い
鼓舞する	活力	興奮性
麻酔性		抑圧する
香りの良い		吐き気のするような
刺激する	活動	暖める
排出する		けいれん性
うっとりする		ツンとくる
収斂性	意識	強迫的
麻痺させる		弛緩させる

なる物を参照することで決められていた。色覚の系統的用語が開発されたのは、光のスペクトルが発見されたあとのことだ。

そういうわけで、においを科学的に分類するには、原色に相当するような単純なにおいをうまく分離する必要があった。しかしにおい成分の分離は、当時、技術的におそろしく難しかった。刺激サンプルのわずかな汚染や濃度のちがいが、においの質に大きく影響してしまう。ツワーデマーカーは代わりのアプローチを選ばざるをえなかった。彼は九つの基本的なにおいの分類を略述しており、それがにおいを放つ物質についての植物学的、化学的、生理学的見方を統合するのに役立った。

I　エーテルのようなにおい

Ⅱ　芳香性のにおい
Ⅲ　バルサムのようなにおい
Ⅳ　竜涎香《りゅうぜんこう》（アンバーグリス）や麝香のにおい
Ⅴ　ニラのようなにおい
Ⅵ　焦げたにおい
Ⅶ　カプリル酸のにおい
Ⅷ　不快なにおい
Ⅸ　吐き気を催す臭いにおい

においのする物質は、一貫した総合的な体系化ではとらえにくい。ツワーデマーカーの報告の中にも、「ニンニク様の熱せられたヒ素のにおい」のように、彼の体系にまったく当てはまらないものもある。おまけに芳香性物質の分類は、一九世紀後半の化学で合成化学が発見されたことでさらに難易度が増した。

植物学者は、芳香性物質の純然たる多様性をきわめることは無益であるにもかかわらず、においのする材料を分類整理し続けた。オーストリアの植物学者アントン・ケルナー・フォン・マリラウンは、においについての化学的理解は必要なのに不十分だと気づいた。生物界におけるにおいは複雑な意味を含んでおり、化学式に単純化できない。代表例はにおいの擬態である。植物はほかの種や分類群のにおいに似たにおいを発して、疑うことを知らない昆虫をだまして授粉させるのだ。彼は自分の観察結果を『植物とその形態、成長、生殖、および分布に関する考察』で発表している。[14]

フォン・マリラウンの説では、生存と生殖という二つの核となる目的によって、においは誘引物質か忌避物質のどちらかに決まる。化学を生物学と融合させた彼の体系は、五つの基本的な化学物質群を含んでいる。インドール様、アミン様、パラフィン様、ベンゾール様、そしてテルペン様のにおいだ。この物質群の機能は、四つの特性、すなわちにおいの質、化学成分、植物起源、そして価値の種類によって特定される。しかしフォン・マリラウンから見ても、この図式はまだ当てにならなかった。ほとんどのにおいは単純ではなく、複雑な化学物質の混合物である。さらに、植物は生長中、あるいは一日または一年の周期にしたがって、さまざまなにおいを放つ可能性がある。においの生物学的基盤が示すのは、明確な差異ではなく、重なり合う特質なのだ。

それでも、フォン・マリラウンの分類は園芸学で人気があった。フォン・マリラウンの熱心な支持者だった植物学者のジョン・ハーヴェイ・ラヴェルは、一九二〇年代に『アメリカン・ビー・ジャーナル』誌に、花のにおいに関する連載記事を七本書くよう依頼された。この連載記事はテーマが多岐にわたり、一般的な生理学入門から、人間の嗅覚とその味覚との関係、花のにおいの分類、そして花のにおいがハチの行動にどう影響するかについての体系的研究まで含まれていた。ラヴェルの成果で注目すべきは、彼の二作目の評論だ。彼は『花のにおいの分類（*Classification of Flower Odors*）』で、どんな分類体系も実際の用途に縛られているので恣意的だと主張している。ラヴェルはさらに、においは分類にある程度のあいまいさをもたらすことも認めた。「多くの場合、特定の花のにおいに関して意見の差が出るだろう」。そのように意見が分かれそうな理由は、「花は二つのにおいを発することや、朝のにおいが夕方のにおいと異なることがある」からだ[15]。

もうひとりフォン・マリラウンの支持者は、フランク・アンソニー・ハンプトンである。『花と葉のにおい（*The Scent of Flowers and Leaves*）』の中でハンプトンは、一〇の分類を挙げ、知られているにおいを特定して新しいにおいを受け入れるための、三つの異なる参照基準を提示している。[16] 第一の基準は明確なにおいの質（言葉による表現）、第二の基準は精油やアルコール（抽出した植物物質）のような香る材料の生産の有用性、第三の基準は花の種類（試料）である。

においの分類に対する分類学の関心は、二〇世紀半ばまでに衰えていった。一九世紀ととくに二〇世紀の生物科学における根本的変化が、この傾向を加速させた。技術的躍進と生化学プロセスに対する重要な洞察が、科学的な焦点をシフトさせたのだ。博物学は動植物の生命にまつわる遺伝学と実験主導の研究に道を譲った。生命科学のこの新たな理解では、においは説明の価値を失った。

化学の出番

一九世紀より前、化学的実体としてにおいを調べる科学者はほとんどいなかった――例外は香料製造業界の人びとだ。世界最古の専門職の一つである香料製造業は、きわめて秘密主義の業界だった。香料製造業の歴史はいまだに語られざる話に満ちており、初期化学との複雑な結びつきをほどくのは難しいようだ。その主要な方法において、香料製造は初期化学の実践を象徴していた。化学と香料製造は材料、道具、および対象の使い方がかなり重複している。[17]

調香師は芳香性材料の観測可能な特性を抽出し、蒸留し、混ぜ合わせ、熱し、分離し、実験していた。芳香性材料をつくり出し、取り扱う技術の記録は、紀元前の時代までさかのぼる。オイルとポマードの利用について詳述している最初の年代記は、はるか古代エジプトのものである。

何世紀にもわたって、調香師はいくつかの技法を開発し、完成させた。「抽出」のプロセスでは、植物材料を圧搾したりすりつぶしたりするのに、機械の力が応用された。この手法で処理される物質はたいてい、オレンジの皮のように、揮発性の精油が豊富で安く栽培できる。もうひとつの技法は「蒸留」で、乾燥または湿潤の蒸気処理を行なう。この場合、花や木のような材料を熱にあてて、凝結によってその芳香性のエキスを集める。ジャスミンのように、蒸留プロセスで変性する花もある。よりデリケートな材料は、エチルアルコールのような溶剤を使って、特定の成分を分離する「浸軟《しんなん》」を用いた異なる加工を行なう。極度にデリケートな花には、「冷浸法《れいしん》」や吸収が行なわれる。花を層状の脂肪を敷いたフレームに広げ、七二時間かけて、その脂肪に花のにおいを吸収させるのだ。これはコストも時間もかかる手法である。手順の選択には製品の価格、加工された物質に望まれる品質、そして最終的にエッセンス、水、オイル、ポマード、または軟膏《なんこう》のいずれで応用するかどうかがかかわる。こうした技法が、一四世紀まで何世紀にもわたって、香料製造の仕事の特色だった。

一三二〇年ごろ、二人のイタリア人による特徴的な発明が、近代的な香料製造の始まりを告げた。巧妙な冷却システムが高品質のアルコールの生産を容易にしたのだ。高品質のアルコールの生産によって、香り製品の応用が劇的に変化した。アルコールは混合物を希釈し分解するからだ。いくつかの時間的段階を経る間に、香料の材料が分離され、放出される可能性があり、発生する香りは、皮膚との接触時間に応じて、徐々に異なる性質を呈する。

近代的香料の誕生である。それは三重構成に変わった。「トップノート」(最初の一五分以内に放出する)、「ハートノート」(トップノートが消えてから三〇分ほど広がる)、「ベースノート」(二四時間も続く残り香)をともなう。ルネッサンス期には、新しい複雑な香りの創出へのこだわりがあった。ハンガリーのエルジェーベト王妃に依頼されたとされる「ハンガリー・ウォーター」は、一三七〇年につくられた初めてのアルコールをベースとする香水のひとつである。いまだに最も成功した香料に数えられる。(18)

においの化学成分についてはほとんどわかっていなかった。その状況を一変させたのは、近代化学の先駆者でイングランドとアイルランドの血を引くロバート・ボイルである。一六七五年、ボイルは一二の『においの機械生産に関する実験と観察（*Experiments and Observations about the Mechanical Production of Odours*）』を行なった[19]。この短い報告書は実験再現の指示書であり、当時の人たちが唱え、パラケルススと彼の信奉者である錬金術師たちによって擁護された、「トリアプリマ（三つの素数）」と呼ばれる民間化学（近代化学の先駆け）の学説に対する、ボイルの広範な批判の一部を構成していた。トリアプリマは、三つの素因にしたがって物質の組成を略述している。定着性と不燃性の素因としての塩、可燃性の素因としての硫黄、可溶性と揮発性の素因としての水銀である[20]。

ボイルは化学の世界を粒子（微小体）でできているものと考えた。においも例外ではない。しかしにおいの示す源は不確かだ。材料があらゆる種類のにおいを発するのは明らかであり、明らかでないのはその「におう素因」だった。においの微小体説の問題は、においの粒子をつねに放っているにもかかわらず、その源は重さを大きく減らしていないように思えることだった。一片のアサフェティダという香辛料を六日間観察し、ボイルは考えた。「塊全体はまったく減らなかった。そのため必然的に、スパイスそのもののにおいの発散よりはるかにとらえにくい、私たちの鼻孔にも認識できる流れがあるのかもしれないと考えた[21]」

嗅覚の質の変化は、異なる化学反応に対応しているのか？　ボイルは希釈物や熱、そして銀か金かのような容器をつくる金属の種類の影響を調べる、数種類の検査を考案した。反応は多様だったが、明白で測定可能だった。たとえば、においのない材料の組み合わせが強いにおいを生み出すことをボイルは発見している。ほかにも、悪臭を放つ材料から快いにおいができたこともあった。さらに、ほとんどにおわない物質を加えることで、においを中和させるだけでなく、強めることも可能だった。こうした実験は、においの生成はほかの化学反応と同じ法則にしたがっていることを実証した。例として、彼の『実験と観察』には次のような実験指示が書かれている。

実験1

どちらもにおいのない二つの物体で、即座に強い尿のようなにおいをつくる。

良質の生石灰と塩化アンモン石を用意し、よくこすり合わせる、またはすりつぶして合わせる。混合物に鼻を寄せると、この作業によって放たれた揮発する塩の粒子によって生成される、尿のようなにおいが鼻をつく。それが眼にも入り込んで涙が出る。

においの微小体説は一八世紀までに科学の主流になった。しかし、空中を浮遊する粒子のにおいは、純粋に物理学的な用語では説明されなかった。実体のない活発に動く本質が、においの知覚に関与していると推定されたのだ。この考えの最も明瞭な表現は、スピーリトゥス・レクトル（支配的精気）説であり、その主要な提案者はオランダの植物学者、化学者、そして医師でもあったヘルマン・ブールハーフェ。フォン・ハラーの師である。

ブールハーフェは、嗅覚には二つの要素が関与し、物質的原因と精神的経験を隔てていると考えた。においの伝達を引き起こす有効な物質は、揮発性の粒子だ。しかしそうした粒子は均質なので、純粋な粒子観ではにおいの質の多様性を説明できない。においの質的次元はスピーリトゥス・レクトル、つまり物理的粒子を付加し、何らかの生命力として知覚者の心に直接働きかける、目に見えない油性の物質である。

ブールハーフェは言う。「しかし油性の要素はある程度、この感覚に従属している。なぜなら、スピーリトゥス・レクトルとともに飛びたち、嗅覚粘膜の表面に付着して、においの粒子の効果または働きを、より恒久的で長続きするようにするからだ[22]」。においは相変わらず、単なる物理的原因を超越する生物界の本質の表出だった。

においの近代的理解が始まったのは、二人のフランス人科学者がウマの尿を注意深く調べたときである。一八世紀のヨーロッパにたくさんあって手に入りやすかったウマの尿は、実験に役立つさまざまな注目すべき特徴（鮮やかな色、アルカリ性、ツンとするにおい）を有している。この二人の科学者はラヴォアジエと並んで、当時最も有名なフランス人化学者だった、アントワーヌ＝フランソワ・ド・フルクロワ伯爵（不吉にもラヴォアジエの早すぎる死と関係している）と、クロード・ルイ・ベルトレである。彼らは尿のにおいの原因として尿素を特定し、分離した[23]。この躍進を確認した人たちもいる。

尿はアルカリ性になったあと、だいたいねばねばの粘着質になるので、長い糸状に引き上げることができる。ウマの尿を顕微鏡で調べると、丸い微小体がたくさん見える。粘液微小体の大きさから、その四倍の大きさまであり、調べている液が挟まれている細長いガラスの圧力で破裂する。フルクロワとヴォークランは、ウマの尿を蒸発させ、硝酸塩として尿素を分離し、アルカリで酸を中和したあと、少量の赤っぽい脂肪を発見した。これが水浴器上で揮発し、尿のにおいと色の原因と考えられる[24]。

一八二八年、ドイツの化学者フリードリヒ・ヴェーラーが、追跡実験でにおいを化学の中心へと押し出した[25]。ヴェーラーはシアン酸アンモニウム（CH_4N_2O）から尿素を合成したのだ。この合成の重要性はいくら強調しても足りない。当時、有機物は無機物を支配する素に還元できないと考えられていた。有機物は別の法則と生命力にしたがっているというのだ。ヴェーラーはそうでないことを示した。彼は有機物質である尿素を、無機物であるシアン酸アンモニウムから合成したのだ。有機と無機の化学が合体した――化学におけるパラダイム転換である。においの科学にとって、それが出発の合図だった。

においの新たな物質的次元が明らかになった。一つひとつ、芳香性材料の化学成分が特定され、珍しい原材料を合成によって再現することの積極的研究が始まる。一八一八年、ジャック＝ジュリアン・ラビヤルディエールが、テレピン油は「五個のCと八個のH原子の関係（$(C_5H_8)_x$）」で構成されていることを究明した。[26] この発見が同様の精油の組成分析に拍車をかける。一八三三年、ジャン＝バティスト・デュマが、ほとんどの精油は化学組成がよく似ていることに気づいた。[27] 彼は精油を、「テレピン油やシトロン油のような炭化水素のみを含むもの、カンフル油やアニス油のような含酸素化合物を含むもの、そして（からし油のような）硫黄化合物や（苦扁桃油《くへんとうゆ》のような）窒素化合物を含むもの」に分類している。[28] ウジェーヌ＝メルシオール・ペリゴー、ユストゥス・リービッヒ、オットー・ヴァラッハは、メントールやアーモンドのような、香料製造にとって重要な精油の成分や処方箋への洞察を積み重ねた。こうした発見は、さまざまなにおい成分を原材料から分離する技法の向上と密接に関連していた。そのような技法には真空蒸留や、特定の化合物から構造的に似た誘導体をつくり出す誘導体化などがある。

それから五〇年の間に、合成化学の研究が爆発的に増えている。とくにクマリンの合成はこの発展の触媒としての役割を果たした。一八六八年に初めて合成された、刈りたての干し草のにおいのするクマリンは、自然界のトンカ豆やスイートクローバーに見られる。そのクマリンが、いわゆるパーキン縮合を利用して、サリチルアルデヒド（$C_6H_4CHO\text{-}2\text{-}OH$）と無水酢酸（$(CH_3CO)_2O$）の縮合から得られたのだ。この反応にその名がついているウィリアム・ヘンリー・パーキン卿は、最初の合成染料であるアニリン染料――現在モーブと呼ばれる――にも貢献した。

芳香と風味の化学の台頭を告げた出来事は、一八七四年、フェルディナント・ティーマンとヴィルヘルム・ハーマンによる、コニフェリルアルコールからのバニリン合成だ。ハーマンは、合成化学に対する学問的な興味が、工業化の需要増大と交差していることに気づいた。彼とティーマンはまもなく二人の会社（ハーマンズ・バニリンファブリーク）を設立する。それから数年で、化学製品の大量生産を引き受けるために、反応手順が強化された。[29]ハーマンが雇ったカール・ライマーが、バニリン合成を改善する技術を設計する。ライマーの手法は完璧に成功した。[30]ハーマン・アンド・ライマーと改名された会社は大きく成長をとげている（ずっとあとにこの会社は、別のドラゴコという会社と合併し、業界四番手の香料メーカー、シムライズになった）。

染料とインクだけでなく、芳香と風味を醸し出す化学製品の生産が、根本的に変化する時期だった。合成材料の生産に特化したいくつかの会社が活気づき、そのうち、いまも工業用香料市場を率いているグローバル企業二社、すなわちフィルメニッヒ（もとはシュイ&ネフ）とジボダンは、どちらも一八九五年に設立されている。[31]

一九世紀ヨーロッパの産業化は、近代化学の様相を決定的に方向づけた。収益性の高い合成アロマ市場が始まったのだ。生産率の向上と香り製品の需要が、より多くの、より良質の、そして斬新な合成品探しをあおり、食品業界と香料業界の近代化を避けられないものにした。従来香料に使われていた原料――たとえば竜涎香《アンバーグリス》――は、希少で高価なものになりすぎ、広く商品流通ができなくなった。[32]そのため合成材料が原材料に取って代わった。合成製品のほうが重要な点で扱いやすい。花の栽培のように季節に依存せず、年がら年中手に入る。もうひとつの要因は、竜涎香や麝香のような動物由来製品の使用にまつわる倫理的、衛生的、法的規制の導入であり、合成製品に差し替えられたのである。

合成化学は、においに対する化学的理解の根本的転換を先導した。ハンガリー人のレオポルト・ルジチカは、昆虫フェロモンの研究で一九三九年にノーベル化学賞を受賞した人物だが、分子の結合能力に対する洞察を推進した。ルジチカは一九二〇年に早くも、発香団〔訳注：においのもととなる物質中の特定の構造をもつ原子の集団〕が仮説上の受容体部位内の分子の配向に関与しているかもしれないと気づいた[33]（ルジチカのキャリアは、当時の多くのフレーバー化学者にとって見本となるものだった。従来の大学組織からの支持が得られなかったルジチカは、産業界に目を向け、フィルメニッヒの研究開発部長になったのだ[34]）。

化学の台頭はにおいの存在論を改めた。何が自然で何が人工と見なされるかが、あいまいになったのだ。化学合成は単なる物質の変化にとどまらない。においとその物質的基礎の因果関係について、新たな視点を生み出している。目に見えない、複雑に構造化された分子の世界は、植物材料の御しがたいにおいを超えていた。植物や動物の発育と進化によって形成されたにおいの実態は、五分前に実験室で人工的につくられた化学的においのそれと同等だ。この存在論的革命により、嗅覚に対する以前のアプローチに欠けていたものが明らかになった。それは感覚系の研究であり、本質的な疑問を暗示する――においを知覚するとはどういうことなのか？

一九世紀末の生理学

二〇世紀より前、嗅覚に対する科学的関心は、においを発する材料に重点が置かれていた。私たちはいつ感覚系について、その生理と心理について、学んだのだろう？　二〇世紀初め、嗅覚に的を絞った科学的関心が、さまざまな分野で独立して出現した。そのため、ここで見ていく歴史的事実も、年代記からさまざまな分野の研究へと転じ、その範囲は初期の生理学、心理学、そしてすぐに生化学にまでおよぶ。

嗅覚の生理学に対する当初の関心は、つかのまだったが独創的だった。そもそも嗅覚経路についてはほとんど知られていなかった。ヒポクラテスとレオナルド・ダ・ヴィンチが、鼻腔の基本的な解剖図を描いていた。詳細な記述は、のちにイギリスの外科医ナサニエル・ハイモアと、その同僚でフランス人のルイ・ラモリエールとルイ・ベルナール・ブレシレ・ジュールダン、ドイツの医師サミュエル・トーマス・フォン・ゼンメリンク、そしてイタリアの解剖学者アントニオ・スカルパの研究によって実現した。[35]

注目すべきにおい感知のメカニズムは、フランスの医師で解剖学者のイポリット・クロケが一八二一年の著作『オスフレシオロジー――におい、および嗅覚の知覚と器官の特質（*Osphrésiologie: ou traité des odeurs, du sens et des organes de l'olfaction*）』によって提示したものだけだった。[36]このテーマに関するドイツ人医師のコンラート＝フィクトール・シュナイダーとヨハン・フリードリヒ・ブルーメンバッハによる予備的な著作を読んだあと、クロケは粘液の重要性に気づいた。彼は粘液が関与するにおい感知メカニズムの概要を、初めて述べた人物かもしれない。

> においの分子はひとたび鼻腔に入ると、狭い開口部からもっと広々とした腔への流れに促され、領域全体に広がる。流体力学のあらゆる法則によれば、こうした状況は分子の動きを遅くし、嗅粘膜との接触を長引かせるはずである。すると分子は粘液と結びつく。粘液はにおい分子との親和性が空気との親和性より大きい物理的特性をもっているようだ。したがって粘液はこの流体から分子を分離させ、膜上に捕捉し、そこで分子は嗅覚神経に働きかけ、次に神経が受けた印象を脳へと伝える。[37]

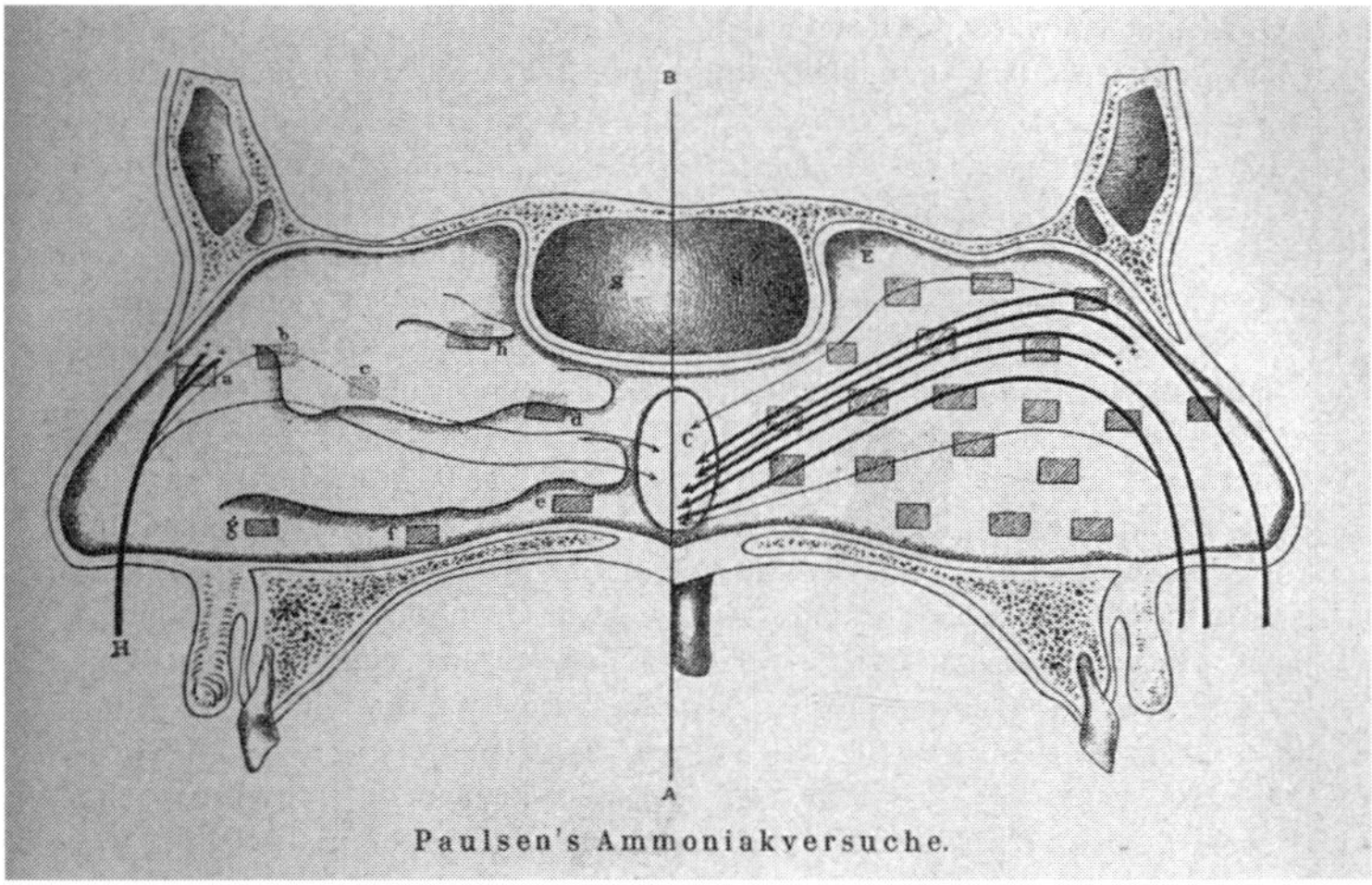

図 1.1 人間の頭の横断面。1882 年、化学者のパウルゼンは鼻腔内の空気の流れのパターンを記録した。リトマス試験紙（右側の四角）と人工呼吸装置（AB 軸上の下方）を使い、リトマス紙の変色によって、アンモニアをまき散らした空気の経路を追跡した。出典：H. Zwaardemaker, *Die Physiologie des Geruchs* (Leipzig: Verlag von Wilhelm Engelmann, 1895), 47.

嗅覚の生理学は、一九世紀末までほとんど未知の領域だった。そのような見過ごしは偶然ではない。においがどう処理されるかは、測定や視覚化が難しいように思えた。考えてみてほしい。におい分子がどうやって作用するかはおろか、鼻の中のどこで作用するのか、どうすれば判断できるだろう？　生理学者のエドゥアルド・パウルゼンはこの問題について思いをめぐらせた[38]。そして一八八二年、ある考えを思いついた。現代人が聞くと少し陰惨に思えるが、独創的な実験設定だ。パウルゼンは死体の頭を手に入れて、半分に切った（図1・1）。そして鼻腔に小さな細長いリトマス試験紙をたくさん詰めてから、人工呼吸装置を挿入する。そのあと半分ずつの頭を合体させる――荒っぽいが効果的だ。次に、気管の役割を果たす金属管と肺の役割を果たすブタの膀胱《ぼうこう》で、模造の呼吸系を製作する。パウルゼンは空中にアンモニアをまき散らしながら、その空気を例の鼻へと吸い上げた。リトマス試験紙の色が変化する場所を見れば、鼻腔内の空気の流れのパターンを――におい感知の中枢としての上皮組織にいたるまで――追いかけられる。ツワーデマーカーはその直後に同等の研究を行なった[39]。彼は人間の死体の代わりにウマの死体の頭を複製し、鼻腔をガラス板で隔てた。鼻孔の下にロウソクを置き、パウルゼンのものと似た呼吸装置経由で、炭酸を含む空気を送り込む。そして空気の流れを再現するために、ロウソクからガラス板へと放出される炭素の濃度を測定した。

パウルゼンもツワーデマーカーも、実験のためのつくりもので検査している。死体の頭にも複製にも、生きた組織はない。脈打つ粘膜での空気の流れの記録は、死んでしぼんだ組織や、硬い無機物のものとはかなりちがうと予想される。反復実験にはいくつか修正が必要だった。たとえば、呼吸装置のために異なる材料（金属の代わりにゴムの管）が使われた。

嗅覚経路の構成要素に対する洞察なしでは、においの理論は空論のままだった。嗅覚の神経構造へのアクセスは、新しい組織染色手法にかかっていた。なかでも最も重要だったのは、カミッロ・ゴルジの銀染色法である。これによって、個々のニューロンとその特異的な構造の描写が可能になった。ゴルジの手法によるラモン・イ・カハールの詳細な観察結果は、いまもなお有益である（ゴルジとカハールの貢献については、第2章と第7章で詳しく話すつもりだ）。脳の嗅覚部位がしだいに目に見えるようになっていった。しかし、見えたものの説明はどうだろう？

二〇世紀初期の心理学

においが何かは明白にほど遠かった。ずっと昔から、においは物事の目に見えない本質だった。しかしにおいの本質とは何なのか？　嗅覚とは実際のところ、どういう種類の性質なのか？　微細な粒子の機能と繊細な神経構造に対する心理学的解釈を構成するのは何なのか？　特定数の二重結合と炭素鎖《さ》を、バラやモモの心的イメージに変えるのは何なのか？　いきなり嗅覚は心理学のテーマになった。

二〇世紀初期の心理学は、この課題に用意がなかった。精神分析を中心とする一般向けの理論は、人間性と社会に関するもっと壮大な一般論にかかりきりだったのだ。においはその目標には合わない。ジークムント・フロイトは、すべてを性的関心の表出――またはその抑圧――に結びつけることで有名だったが、嗅覚についてはほとんど言及していない。嗅覚は現代の人間性分析にたいした役割を果たしていなかった。フロイトは、人類の文明の興隆を二足歩行の導入と結びつけ、鼻が地面から離れた時点で、人間の心理におけるにおいの重要性が弱まったと考えた。さらにフロイトは、成人になってもにおいへの執着が長引くことは異常であり、（肛門期性欲の固着に加えて）原始本能の標識だと分析した。[40]　彼はそれ以上言及していない。

この素っ気ない態度は例外ではない。においが注目されるのは精神病、とくに女性の精神病とのからみだった――一八四〇年のイギリス人医師トーマス・レイコックによる「女性の神経疾患に関する論文（*A Treatise on the Nervous Diseases of Women*）」のように。[41]　人類学の学識が、鋭い嗅覚は原始文明の特性であり、文明化された人類と対立するという偏見を強めた。しかし心理学史はフロイトとその信奉者だけではない。ほかの意見も存在する。

先駆けて人間の性に対して科学的関心を抱いた革新的なイギリス人医師、ハヴロック・エリスもそのひとりだ。彼が一九〇五年に『性の心理』に収めた「人間における性的淘汰――触覚、嗅覚、聴覚、視覚」は、従来の感覚の階層とその優位性序列を、タイトルでさえも逆転させている。[42]　そしてエリスは六つの章を嗅覚に割いている。もちろん、性とにおいの密接な結びつきは、つねに根拠のない笑いぐさだった。社会の歴史を通じて、鼻の特徴がとんでもない想像とうわさを引き起こしていると、エリスははばからずに意見している。「ローマ人は大きい鼻と大きいペニスの関連性を信じていた。……人相学者はそのことを重く見ており、（ナポリ女王ジョヴァンナ二世のような）淫奔な女性は、そのことを心に留めるのが習慣になっていたようだが、たいてい失望することになったと記録されている」。エリスはつくり話を気にせず、人間の嗅覚は通説に反して「しばしば無視されるのに、きわめて繊細」と強調する――ただし彼は同様に、ほかの動物の嗅覚との比較で、感度も用途も格下だと指摘している。

関連性のばらつきのせいで、エリスは嗅覚を「想像の感覚」と結論づけた。この想像とのつながりは、においがもつ連想させる力、「より広く深い感情の残響によって古い記憶を呼び起こす力」にもとづいている。[43] エリスは、二次性徴としての体臭の重要性も強調する。「すべての男女ににおいがある」。そして「人のにおいは人との接触に似ている」ので、アイデンティティと親しみを伝えるという。それでもエリスは――先達たちと同様――においに対する高度な感受性は、しばしば神経の異常な状態と関係があることを発見した。

においの理論を目指す人はほとんどいなかった。ドイツの哲学者で心理学者でもあるマックス・ギースラーは、一八九四年、においの一般的心理学への手引き書『においの心理学への道しるべ（*Wegweiser zu einer Psychologie des Geruches*）』を著わした。[44] ギースラーはにおいを認知および生理への影響で分類し、においによって心身への影響は異なると推論している。強い生理的反応（たとえば咳《せき》、涙、くしゃみ、嘔吐《おうと》、さらには排尿まで）を引き起こすにおいもあれば、特定の器官複合体（神経と筋肉）や、生命維持に必須で植物界にも同等のものが存在する植物性機能系（呼吸、消化、生殖）を活気づけるにおいもある。神経や筋肉に影響するにおいは、識別や社会化の機能をになう。たとえば、「社会化するにおい」は、個人間のきずなの承認を促したり、人びとに環境とその目的を知らせたりする。それにくらべて、「識別」機能をもつにおいは、においの源に注意を向ける気にさせるのだが、これはたいてい記憶を足がかりにするプロセスだ。その一方、ギースラーの説明によると、植物性機能とかかわるにおいは、胃酸のにおいや官能的なにおいをともなうことが多い。「植物性機能のにおい」という分類は、ギースラー独自のものである。

ギースラーは「理想化するにおい」を、認知作用のあるにおいと定義している。理想化するにおいは、三種類の認知の精緻化を引き起こす。まず、タバコの煙のような「学究的におい」は、論理強化と密接に関連している。第二に、抽象的な心的イメージをつくったり再現したりするにおいがあることを踏まえると、においは美的感覚強化につながる可能性がある。最後に、沈静作用または刺激作用によって、においは道徳的行動を増やす可能性がある。それぞれのタイプは対照をなす一対で現われる。

ギースラーは、(植物か化学物質かという)物質的起源に頼ることなく、においを効果から概念化した。しかしこの理論には欠点がある。実験による裏づけなしに推測しているのだ。このアプローチは当時としては珍しくなかった。実験心理学が出現したのは一九世紀半ばのことで、生みの親はヴィルヘルム・ヴントと弟子のエドワード・ティチェナーである。ただし、ヴントとティチェナーは視覚に焦点を合わせた。嗅覚は主流派の心理物理学ではほとんど、またはまったく関心をもたれなかった。心理物理学の主流は物理的刺激とその知覚の関係を実験で測定することを目指していたのだ[45]。この状況を変えたのはひとりの女性だった。

アメリカ人のエレノア・アチソン・マカロック・ギャンブルは、ヒトの嗅覚能力の知覚側面を、適切な実験環境から調べた初めての科学者である。ギャンブルはティチェナーの指導を受けていた。一八九八年の論文「嗅覚に対するウェーバーの法則の適用性」でギャンブルは、曝露《ばくろ》の規則性のような影響因子を含めて、におい混合物に対する反応を数人の被験者で検査した。彼女のアプローチは先駆的だった。当時、嗅覚がそもそも心理物理学的測定にしたがうかどうか、不透明だった。においの強弱のような主観的に知覚される相違に思えるものの、客観的差異を定義することの難しさにギャンブルは気づいた。方法論的な挫折は、生体の生理学的状況（疲労、感度の日《にち》変化）と知覚へのさまざまな影響（においの強度、においの快不快、においの性質）との、複雑な相互作用から生じる。彼女は次のように書き留めている。

（1）弱いにおいは強度の差があいまいだ。たとえばバニラとクマリンはすぐに、これより上げられない強度の最大限に達する。濃度が上がるとたやすく不快になる。（2）個々の差は弱いにおいのほうがはっきりしている。（3）感度の日変化は弱いにおいのほうがはっきりしている。（4）疲労の影響は弱いにおいのほうが強い。（5）強いにおいは弱いにおいを隠す。[46]

ギャンブルはにおいを実験で比較するための系統的尺度を確立し、嗅覚の心理物理学の基礎を築いた。嗅覚による知覚判別課題の基本単位、丁度可知差異《ちょうどかち》を割り出したのだ。丁度可知差異は刺激をくらべて知覚できる最小の差異を確定する。ギャンブルがあえて嗅覚に踏み込んだのは、もっと広く記憶と認知に対して抱いた関心の一環だった。彼女の関心の中心は、心理学における実験にもとづく標準の確立だったのだ。ギャンブルは、においの心理学的側面に関して、早まった憶測をしないように気をつけていた。

心理物理学における実験の厳密さは、物理的刺激の正確な投与とその効果の検査にもとづいている。そのために、においに関する研究には新しいツールが必要だった。視覚や聴覚とちがって、嗅覚刺激は一定

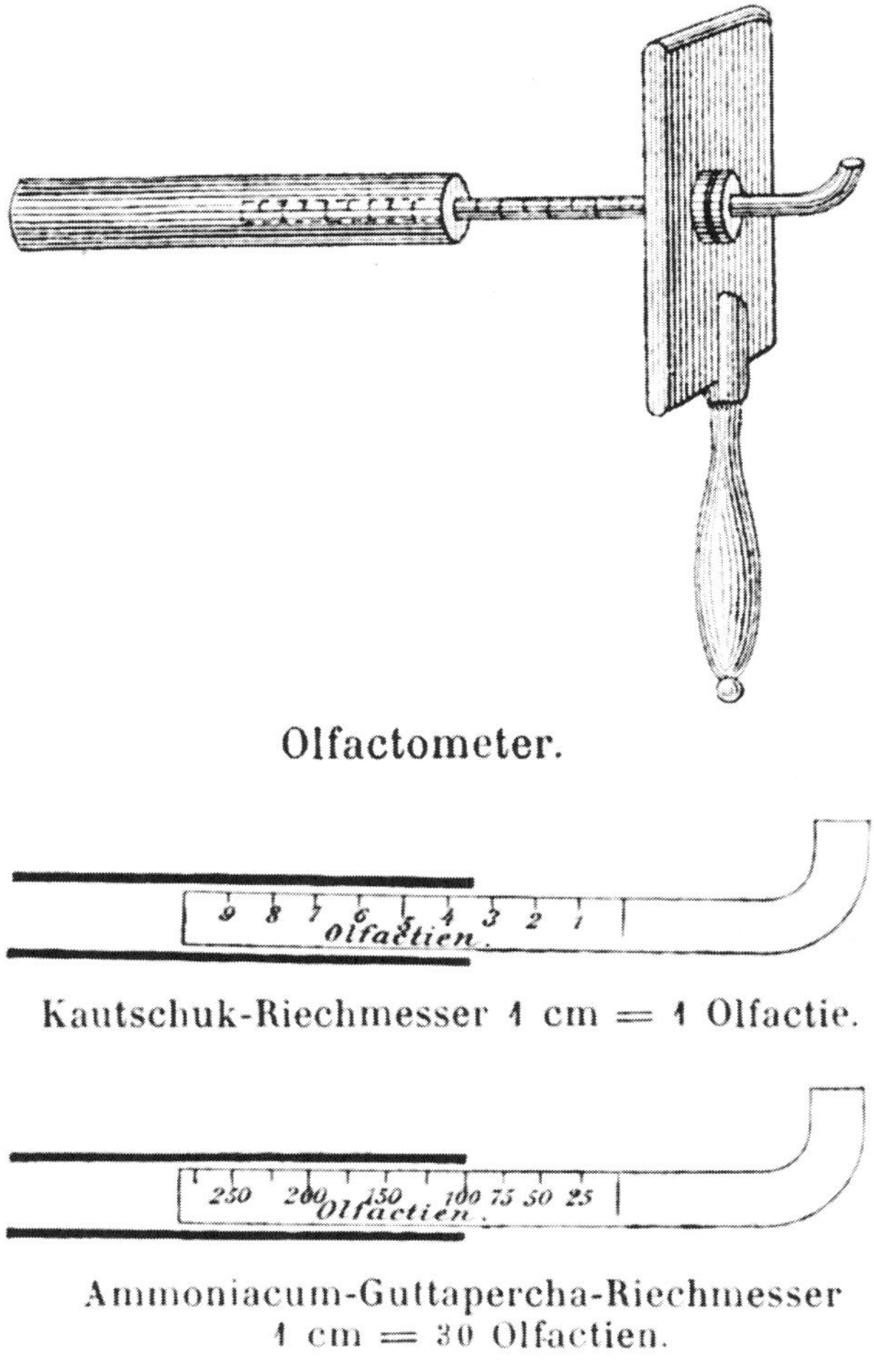

図 1.2 嗅覚の測定。上：1888年に発明され、1895年に公開された、ツワーデマーカーの嗅覚計の最初のデザイン。下：におい測定の単位を示すスケール（オルファクティー、嗅覚刺激の閾値）。出典：上：H. Zwaardemaker, *Die Physiologie des Geruchs* (Leipzig: Verlag von Wilhelm Engelmann, 1895), 85 下：H. Zwaardemaker, *Die Physiologie des Geruchs* (Leipzig: Verlag von Wilhelm Engelmann, 1895), 136.

単位ずつ増減して与えることが難しかったのだ。においは、環境やほかのにおいとの相互作用に関して、さまざまな条件下で——たとえば、背景のにおいや、前に放たれて部屋に残っていたにおいと混ざり合ったとき——好き勝手にふるまう。しかしギャンブルはついていた。論文作成の一年前、ツワーデマーカーが新しい器具、嗅覚計を導入していたのだ（発明は一八八八年、公表は一八九五年）。

最初の嗅覚計は、長い円管の形をした多孔質の磁器の円筒を、ガラスのパイプで覆ったものだった（図1・2上）。実験者はピペットを使って、円筒とパイプのあいだの空間を、においのついた液体で満たしたあと、コルクで密封する。これで混合物は、実験室の空気中のにおいと相互作用を起こさない。液体はゆっくり円筒に染み込む。嗅覚計は、さまざまな濃度のにおい混合物への曝露も調整できた。ツワーデマーカーの器具は何度か改良されている。金属の鼻孔パイプはもともと一本だったが、のちに二本になった。さらに被験者が視覚的手がかりの影響を受けないように、円筒と鼻孔パイプの間に金属板が取りつけられた。

ドイツの心理学者ハンス・ヘニングは、嗅覚の理論がなければ、行動反応に意味を割り当てることは不可能なままだと認めた。一九一六年の彼の画期的な資格取得論文「におい（*Der Geruch*）」は、初の実験研究に裏づけられた実質的なにおい理論を提示している[47]。彼は同僚に対してほとんど配慮することなく、彼らの数値ではなく質を扱う定性的方法論を、とくに（最大のライバルである）ギャンブルに関して、好戦的に批判した。ヘニングのデータ収集は目覚ましい。四五一の単純なにおいと五一の混合物を、（同僚、その子ども、教え子を勧誘して）男女両方の子どもと大人の被験者一八人でテストしている。被験者はそれぞれ、においの種類の基準材料で嗅覚の訓練を受けた——たとえば、花香にはスミレ、果実香にはレモン、腐敗臭には硫化水素、薬味臭にはナツメグ、樹脂臭には乳香、焦臭にはタールだ。あいまいな結果は、

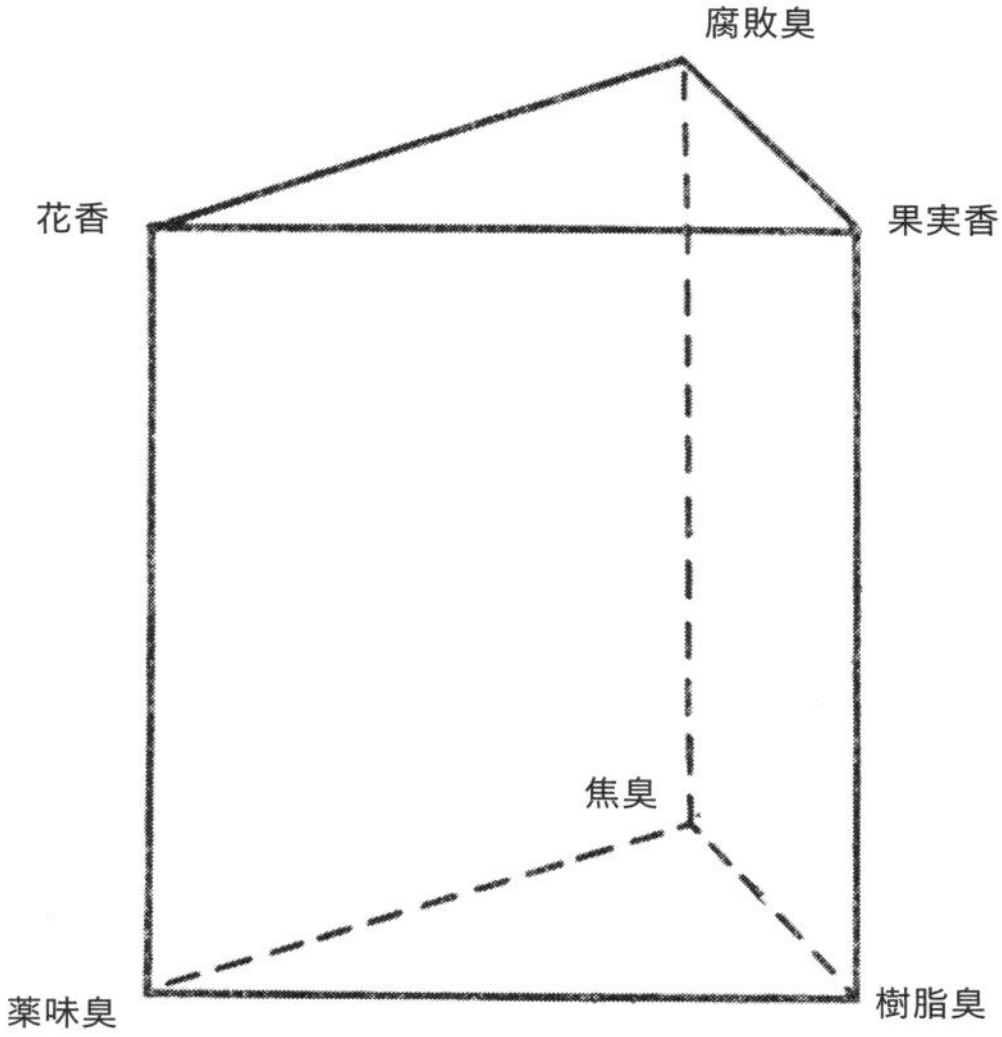

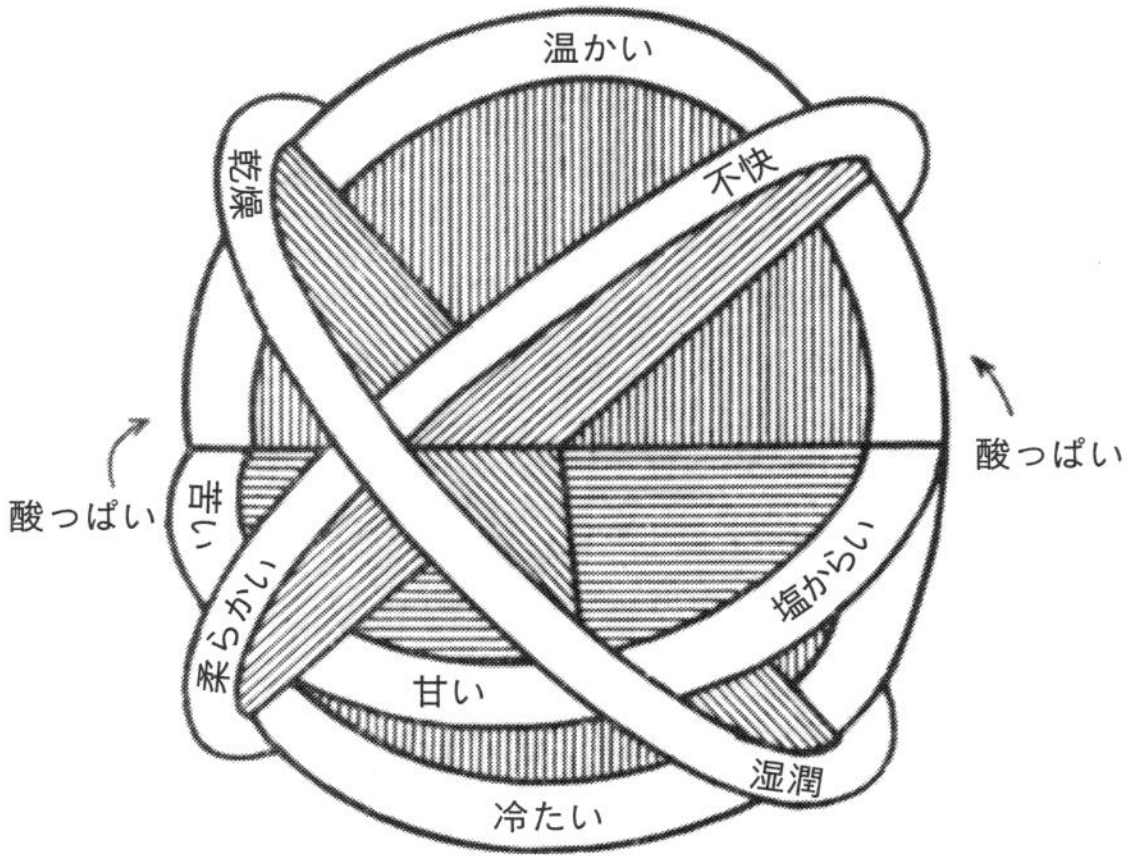

図 1.3 嗅覚における知覚空間の概念化。上：６つの原臭によるにおいのプリズム。下：嗅覚、味覚、触覚を統合するクロスモーダル球体。出典：上：H. Henning, *Der Geruch* (Leipzig: Verlag von Johann Ambrosius Barth, 1916), 94；下：H. Henning, *Der Geruch* (Leipzig: Barth, 1916), 26.

四六人の追加被験者（学生）で繰り返された。

ヘニングは六種類の「原臭」を、主要カテゴリーとして提案している。においの様相の基準を求めて、においを色、音、味と比較したが、ヒントを得たのは、一九〇〇年代にアルバート・マンセルが考案した、色を整理するための体系である。マンセルの色体系をたとえとして使い、においの三様相、すなわち一般的性質、強度、そして鮮明さまたは単純さを、モデル化したのだ。しかし色とちがって、においの混合は原色の混合の組成ルール（たとえば緑は黄と青の組み合わせ）に合わない。ヘニングは音との類推を利用して、においの混合を和音の「音の融合」にたとえた。こうした類推を組み立てるために、嗅覚空間は味覚空間に似ていると論じている（図1・3下）。とくに、においは（対応するカテゴリー間を）「遷移する性質」を示すところが、味――つまり、塩味と甘味、塩味と酸味、塩味と苦味――と似ている。この考えが六つの原臭によるプリズムになった。花香、果実香、腐敗臭、薬味臭、焦臭、樹脂臭（図1・3上）である。

ヘニングのプログラムは、従来の線形的分類を拒否し、代わりににおいの質を三次元で表現しているところが独特である。評判が高かったにもかかわらず、プリズムの凝りすぎた概念化が批判を呼んだ。ギャンブルは冷淡に、ヘニングのアイデアには交渉の余地のない欠点があると強調している。「まさにその整然としたところが合っていない[48]」。プリズムは単純すぎて、混合物の複雑さと一致しないというのだ。

おそらくその単純さのおかげか、ヘニングのプリズムはロケット並みに急発進した。のちのにおいの研究と分類に取り込まれ、とくに、一九二七年のクロッカー゠ヘンダーソン体系は、ヘニングの六つの原臭を四つに減らし、芳香、酢臭、焦臭、カプリル臭（果物のような酸味のあるにおい）としている。[49]ラルフ・ビエンファンはさらに、方法論的ツールとしての感覚間の類似性を探った。マンセルの色体系との比較はとくに人気で、一九四一年に発表されたビエンファンの「においの次元特性」は、色とにおいの三次元を詳述し、においの（色調／質のような）基本成分を円周、（色値／明度のような）明瞭さを軸、そして（濃度／彩度のような）強さを半径として明記している。[50]

においプリズムより長く続いたヘニングによる方法論への貢献は、両方の鼻孔を一緒に検査するという主張だった。当時の人たちは一般に嗅覚能力を、片方の鼻孔だけ開放する（単鼻腔）か、または、まず一方の鼻孔を開放してから、別に他方の鼻孔を開放する（二分鼻腔）やり方で検査していた。ヘニングは人間の行動として不自然だとして、この慣習を拒んだ。彼の主たる提案だった原臭にもとづいた研究の進展は、二〇世紀が終わる前に消えることになる。

二〇世紀前半

このように当初は電撃的に進出したにもかかわらず、心理学と神経生理学における嗅覚は、相変わらずニッチなテーマのままだった。ただし化学は例外で、二〇世紀の間ずっと、においに関する研究にとってのパラダイムになった。これは意外ではない。化学的刺激は、においを測定し、数量化し、分類するための唯一の客観的で制御できる手段のようだった。それでも、生物学的モデルなしの化学は不完全だった。感覚系は何らかの方法で、刺激の因果性を支配している。化学物質のどの構造的特性が、においの原因なのか？

二〇世紀の初め、さまざまな仮説が出現した。[51] においの構造的基盤に関する憶測は、既知の物理的作用に頼っていた。一九世紀から二〇世紀初めにかけて、光、音、熱との対比が、においの振動説の試験的構築につながった。具体的なモデルも正当化の理由も、じつにさまざまだ。振動説には、色とにおいの美的類似性、エーテルのような媒体の想定、さらにはメンデレーエフの周期性の法則のような化学の原理も含まれていた。生物はどうやって、そのようなにおいの振動を感知するのだろう？　嗅覚細胞の振動とにおい分子間の通信を示唆するモデルもあれば、嗅覚細胞が化学的活性の効果として振動していると提案するモデルもあった。[52]

振動説の出現は、当時の科学の基準として物理学が優位だったことを反映している。振動はさまざまな定義を網羅し、短波長の光線、X線、あるいは電磁波としての光に似ていると考えられていた。[53]においの波動説に向けた最初の体系的概略は、一九二〇年代から一九三〇年代にかけて、マルコム・ダイソンによって考案された。ダイソンのアプローチが足場としていたのは、光回折と光子放出に対するラマン効果の発見だった。ロバート・ライトがこの考えを一九六〇年代に復活させた。[54]それでも、そのような説を裏づける生物学的機構はあいまいなままだった。仮説は多種多様である。嗅覚神経と共鳴するなんらかの媒体が、ある程度離れたところから働きかけると示唆する考えもあれば、[55]におい分子の重さと運動量によって、鼻の奥の嗅細胞に生えている嗅毛《きゅうもう》をさまざまに振動させる機械的刺激を断定する意見もある。[56]この意見は一九九〇年代、非弾性電子トンネル効果が関与する、ルカ・トゥリンの見事な量子物理学モデルによって再び注目を集めたが、そのモデルはほどなく退けられた。[57]

物理学のモデルを化学のモデルと組み合わせた提案もあった。物質の赤外吸収性のせいで、仮説上の受容体がエネルギーを失う可能性があるという推測もあれば、[58]双極性分子が膜との接触後に中和されると示唆したものもある。[59]最後に、振動の周波数は嗅覚膜内の色素粒子の直径と関係があると主張するモデルもあった。[60]

嗅覚の化学的理論は、においの分子と上皮組織の相互作用に関係している。説明は吸着（分子が膜の表面に付着する）と吸収（分子が膜の表面に浸透する、または膜表面を覆う液に溶ける）の間で揺れていた。[61] 表面張力の減少に言及している仮説もあったがそれほど人気はなかった。[62] 膜や細胞自体の内部の水相と脂質相に取り組んでいる仮説もあった。[63] 嗅覚の免疫学的理論は、組織へのインスリン注入によるにおい免疫体という考えを検証している。[64] におい刺激と麻酔薬の類似点を調べている説もある。[65] 一九五〇年代までに一部の科学者は、酵素の反応鎖が嗅覚反応を引き起こすという考えを受け入れるようになった。[66]

二〇世紀半ばまでに、嗅覚研究者とほぼ同じ数の嗅覚理論が構築されていた。こうした多様な考えを統合していたのが、特定の分子が特定のにおいを運ぶ理由を究明する、本質的な構造原則があるにちがいないという、中枢をになう確信である。その原則が何なのかは謎のままだった。

二〇世紀半ば以降

二〇世紀半ば、嗅覚に対する関心が生じるようになった。当初、嗅覚研究の進歩はまだ、あちこちでそのテーマを取り上げる個人に頼っていた。四カ所あるアメリカ農務省（ＵＳＤＡ）の研究所のひとつに勤めていた芳香化学者ジョン・アムーアは、そうした先駆者のひとりだ。コーネル大学のフレーバー化学者テリー・アクリーは、学生として彼と偶然出会ったことを覚えている。「このＵＳＤＡ研究所は、民間および軍のために、戦争や洪水のようなさまざまな緊急事態時の、食品の質を改善することにおもに関心を抱いていた。多くの時間を費やしていたのは保存だった。ジョン・アムーアは、冷凍や乾燥などさまざまな方法で保存されたときに、食品の風味がどうなるかに興味をもっていた」

アムーアの興味は、食品化学を超えたところに到達した。彼はにおいを理解したいと思ったのだ。一九六〇年代、アムーアは化学構造の発見の観点から「原臭」の考えを復活させた。[67] その体系の生物学は未知のブラックボックスだ。そのためアムーアは、化学と心理物理学による二組のデータセットを組み合わせ、五つから八つの原臭を提案した。そして生物学的研究の不足を避ける方法を、巧妙な戦略で考え出した。具体的には無嗅覚症、つまりにおいを感じる能力を失った人たちの研究だ。アムーアは特異的無嗅覚症の人たち、つまりほかの点では正常な嗅覚があるが、一種類以上の特定のにおいを知覚できない人たちを検査した。たとえば、麝香を知覚できない人もいる。当時、これは先駆的なアプローチだった。ロックフェラー大学の神経科学者レスリー・ヴォスホールが、こう述べている。「アムーアは、分子から知覚までどう進むかという問題に取り組もうとする、この分野の大家だった。彼の発想は時代のはるか先を行っていた。特異的無嗅覚症についての彼の考えは、分子がどうにかして脳に入り込むメカニズムについて、何かしら教えてくれたのかもしれない」

アムーアは無嗅覚症の基本データによって、においのカテゴリーを化学物質の構造的分類と一致させたいと考えた。さらに、原臭と相補的な受容体部位の可能性について推測するのに、当時の人びとに人気になっていたリガンド〔訳注：受容体と結合し、その反応を開始させる特定の分子〕結合の鍵と鍵穴のたとえを利用した。このモデルでは、リガンドが相補的な形の受容体と結びつくとしているのだ。鍵と鍵穴のメカニズムはもともと、一九〇二年にノーベル賞を受賞したエミール・フィッシャーが一八九四年に導入し、ライナス・ポーリングが、嗅覚の生化学的相互作用にも当てはまるかもしれないと示唆していた。[68] ポーリングの次に、スコットランドの化学者ロバート・モンクリーフが一九四九年に、同様の嗅覚の仕組みに関する仮説に取り組み、におい物質（においを放つ分子）の立体的（幾何学的）特性を評価したことで、生化学の研究にとってますます分子が説明の中心になっていった。[69] これがにおいの予備理論の始まりだった。

化学者たちは、においと化学構造を結びつける原則と詳細を見つけようと無我夢中で取り組み、その過程で、受容体の種類を示すにおいの分類を明らかにできるかもしれないと考えた。ドイツ人のギュンター・オロフも、化学構造とにおいのモデリングの先駆者だった。フィルメニッヒ社の化学者クリスチャン・マーゴットは、オロフと仕事をしたことを覚えている。「彼はさまざまな理論を構築した。[70]研究にとても熱心で、要求が厳しく、つねにみんなを励ます。誰にも頼らない、上質な研究を行なっていた」。オロフは、においの構造的規則に近いもの、いわゆるアンバーグリス(竜涎香)の三軸の法則を最初に見いだした。[71]一九七一年に公表されたこの法則は、アンバーグリスのにおいのする物質は、二環性化合物のデカリンの存在によって定義され、(指定された三カ所にある)特定の原子団が軸結合しているはずだと述べている。当初の成功後に、この法則はいくつか修正された。特筆すべき例外(カラナールのように、前記の化学トポロジーの定義をみごとに拒絶する分子)に直面したのだ。ほかのにおいと構造の法則にも、じきに同じ運命が降りかかった。[72]

ほどなく化学者たちは、におい物質の驚異的な構造的多様性を認めた。においの化学的世界に対する洞察は、ガスクロマトグラフィーのようなテクノロジーの大きな進歩と、チャールズ・セルやパオロ・ペロシのような多くの熱心な化学者の成果に助けられて、二〇世紀後半には過剰なくらいに増えた。[73]この構造的多様性は、きわめて慎重に考え抜かれた「構造とにおいの法則(SOR)」さえも挫折させた。[74]SORは鼻の中の決まりをとらえきれなかったのだ。そのような法則は、分子がそのにおいを放つ原因の原理に、十分に近いように思われた。アクリーによると「要は、リガンドの分子構造を研究しても、実際の系で溶体に含まれるリガンドに対する反応について、何もわかっていなかった」。

SORに加えて、鍵と鍵穴モデルも正確ではないことがわかった。このモデルによる成果で消えなかったのは、嗅覚をより広い生化学研究の流れに乗せたことだ。[75]まもなく生物学者がこの分野に参入し、シラキュース大学のマクスウェル・モゼルもそのひとりだった。一九五〇年代から七〇年代にかけてのモゼルの初期の嗅覚論は、当時の主要な研究戦略を具体化していた。すなわち、空間的パターン形成による選択的活性化の探求だ。エドガー・エイドリアンによる嗅球内の空間的活性の生理学的記録にヒントを得たモゼルの理論は、鼻の上皮組織をクロマトグラフ〔訳注：混合物を成分ごとに分離する技術〕の機能と比較している（「クロマトグラフ仮説」[76]）。「そこで私は、におい物質とそれが検知され拡散される方法との空間的関係が、嗅覚にもあるかもしれないという考えを思いついた――ほかの感覚系、つまり聴覚、触覚、そしてある程度までは味覚とも同じように」。モゼルは、におい物質は上皮組織全体には広がらないが、上皮組織にはにおい物質が作用するさまざまなゾーンがあるという仮説を立てた。吸収率のちがいが、受容体の感度の変動を示すというのだ。

モゼルはカエルの鼻を調べ、空気の流れのパターンを研究し、化学的刺激の組成と関係する「吸着」のグラデーションを発見した。「クロマトグラフィー効果は、人が知覚するものに大きな影響をおよぼすと考えよう。あなたが私の論文を読んだかどうか知らないが、私はガスクロマトグラフのカラム〔訳注：物質の分離に用いる円筒状の容器〕を、カエルの鼻と差し替えた。私がしたのは、通常のガスクロマトグラフ用カラムで、さまざまなにおい物質の保持時間に目を向けることだった。そのカラムをカエルの鼻に差し替えたところ、カラムの場合とほぼそっくりだということがわかった」。分子吸着の差を分析すると、それは脂肪と水の溶解性のような、分子の特性と関連していた。モゼルは自分の説を仕上げるにいたらなかったが、それが根本的に、鼻の中の気流の動態と流れの研究を導いたのだ。

一九七〇年代までに、数人の生理学者が嗅覚に参入した。それはゆっくり進歩していたものの、未知の領域である。生物学研究の成長が、その世界に変化を引き起こしたのだ。この変化は実験だけでなく社会にもかかわっていた。

現代のにおいの科学は、ほどほどの人数の非常に熱心な個人のグループで始まった。彼らはしばしば、アメリカを拠点とする神経科学会のような大規模集会の外野だけでなく、(三年に一回、においと味の化学的感覚にテーマを絞っていた)ゴードン・リサーチ・コンファレンスのような専門的会合でも、互いを見かけていた。そして一九七〇年代末までに、化学感覚に特化した二つの会合が設立されていた。ヨーロッパ化学受容研究組織(ECRO)は年に一回会議を開き、嗅覚と味覚に関する国際シンポジウム(ISOT)は三年ごとに国際会議を催していた。「しかし、どちらも実際にみんなを熱中させることはなかった」とモゼルは回想している。「心理学者は心理学の会合に、生理学者は生理学の会合に出席し……三年ごとに開かれるゴードン・コンファレンスがあった。しかし、そういう人たちとあまり頻繁には会わない。そのため、嗅覚について毎年一回会議を開くべきだという話はつねにあったが、いろいろ画策する人は誰もいなかった」

変化は必要に迫られて起きた。一九七〇年代末、全米科学財団(NSF)は資金を大幅に減らしていた。それでも、視覚系の研究が財政を心配する必要はほとんどなかった。神経科学の急成長分野で話題だったからだ。嗅覚への資金提供は、安定してもいなければ確実でもない。すでに崩壊寸前である。北米の研究者たちには資金を引き寄せるための組織が必要だった。

「私はNSFで仕事をしており、一緒に働いていた人にこう叱られ続けていた。『きみたち嗅覚の世界の人たちは、視覚や聴覚の研究者とくらべて、あまり多くを学んでいない』。彼にはうんざりだったが、その意見は正しかった。何しろ当時、ほとんど何も解明されていなかった。分子がにおいを運ぶことはわかっていたが、それ以上のことはあまり知られていなかったのだ。だから「この分野の」私たちは、生理学の会合で一緒になるといつも話をした。私たちは何かをするべきだった。何かをすることになっていた。ところがそのとき、ＮＩＨ〔国立衛生研究所〕とＮＳＦの両方が行動を起こした」。資金調達方針が変わったのだ。嗅覚には支援が必要だった。「要するに私たちも、ＮＩＨやＮＳＦと話ができて、アメリカで行なわれている研究を代表する学会をつくらなくてはならなかった」

そして化学受容学会（ＡＣｈｅｍＳ）が生まれた。「ＡＣｈｅｍＳができるまで、彼らを団結させる協会はなかった」とアクリーは回想している。「私の生涯で輝かしい出来事だった――いくつかの分野が協会の仕組みのなかで並行して発展することができる」。それは実験を比較してアイデアを練る、頻繁な公開討論会だった。つまり、ＡＣｈｅｍＳはＥＣＲＯとともに、研究者のコミュニティにある種のつながりと継続性をもたらし、研究を加速した。モゼルによると、比較するとこのコミュニティは小さく思える。「ＡＣｈｅｍＳの会員はおよそ五〇〇名。視覚は何百万だ」。二〇一八年、会は四〇周年を祝った。「ＮＩＨとＮＳＦが化学感覚ではなく視覚と聴覚にもっと多くの資金を回すべきだと決めていなかったら、私たちは組織になっていなかったかもしれない！」とモゼルは笑った。

一九七〇年代末から一九八〇年代初めまでに、この分野はついにまとまった。嗅覚はもはや化学者のためだけの遊び場ではなくなり、生物学に扉を開いたのだ。一九八〇年代、嗅覚系の分子基盤に対する体系的研究が始まった。いくつかの研究が、においの感知はほかの感覚における刺激感知と同じ分子経路に頼っていることを示した。刺激からの外部情報（光子、音波、空中浮遊分子）は、感覚神経で電気信号に変換される。この変換の原因は、いわゆる二次メッセンジャー経路、すなわち生化学反応の連鎖であり、そのさまざまな分子成分が、数人の生化学者、遺伝学者、神経生物学者によって段階的に明かされた。「嗅覚の分子生物学に向けた大きな動きがあった」とコロンビア大学の神経科学者スチュアート・ファイアスタインは回想している。「私はとくに、ジョンズ・ホプキンス大学のランドール・リード、ドイツのハン・ブリール、イスラエルのドロン・ランセット、ガブリエル・ロネットほか数人の、嗅覚の細胞分子生物学を本格的に研究していて、変換システム全体を実際に解明した人たちのことを考える。これは受容体が発見される前で、当時は多少扱いやすい問題だった」

こうした発見は、においの感覚が何か異質なものを表わしているという考えは信用できないことを示した。イェール大学の神経科学者でファイアスタインの指導者だったゴードン・シェファードは、次のように記憶している。「早い時期、私がこの分野に初めて参入したとき、嗅覚は大きく脇にはずれていた。誰も何も知らなかった。わかり始めたとき、すべてがちがって見えた。嗅覚刺激がどんなものか想像できないので、それを制御するのに苦労した。……脳の中で何が起きているのかはわからない。人びとは嗅覚が特別で、変わっているのだと考えた。視覚に関して画期的な研究が行なわれていたので、視覚が感覚の主流であって、嗅覚は傍流のような感覚だと思われていた」

分子の情報伝達に対する洞察が増えるにつれ、嗅覚もほかの感覚プロセスを支配するのと同じ、一般原則の対象になりうるのも不思議ではなくなった。この新事実は嗅覚をニッチな分野から、科学の本流の末端近くに押し上げ始める。さらに突然の競争が引き起こされた。重要だが欠けているパズルのピースには、この分子の通路を起動する膜の受容体が関与していたのだ。

こうした努力が真に報われるまで、さらに一〇年が必要だった。一九九一年、リンダ・バックとリチャード・アクセルによって、以前から予想されていた嗅覚受容体が発見されたことで、嗅覚の分野がついに大当たりした。そして結果的に、どれだけの大当たりだったことか。嗅覚受容体が発見されたことで、嗅覚はほぼ一夜にして暗がりからスポットライトの当たる場所へと押し出されることになる。

歴史がどう展開したにせよ、においの近代科学は根本的に二つの時代に分かれている。受容体発見の前と後だ。この発見はちょうど間に合ったのかどうか、疑問に思う人もいるかもしれない。ジョンズ・ホプキンス大学の神経生物学者ランドール・リードはこう考えている。「この分野にとって最も危険だと私が考えたのは、もう一〇年間、受容体が発見されずに過ぎて、人びとがあきらめてしまうことだった。リンダがこう言ったら、どうなっていたか考えてほしい。『お手上げだわ』」。しかし彼女はあきらめなかった。

ここから現在の嗅覚の物語が始まる。

第2章　現代の嗅覚研究——岐路に立つ

嗅覚の新時代を定義する飛躍的進歩が起きたのは、一九九一年のことだ。リンダ・バックとリチャード・アクセルが、やがて哺乳類のゲノム最大の多重遺伝子ファミリーと認定されることになるものを発見したのだ。(1) この発見は容易ではなかった。バックは嗅覚受容体を三年間探していた。においの化学物質は非常に多様なので、かなり大きな受容体ファミリーがあるにちがいない、と彼女は考えた。ただし、結果的に判明したファミリーの大きさは想像を超えていた。バックは当初、たくさんの異なる受容体を発見したが、どれも定義しにくい嗅覚ファミリーには属していない。ほかの研究所も成功していなかった。とはいえ、発表できる成果のない三年間は長く、研究を始めたばかりの科学者にとってはなおさらだ。

そのため、振り返ったときにバックの大胆さを忘れてはならない。バックの友人だったスチュアート・ファイアスタインは、ハーヴェイ協会の講演で賛辞を贈ったとき、バックの粘り強さの重要性を強調している。

リチャード以外誰もリンダ・バックのことを知らなかった数年間、私は嗅覚に取り組んでいました。……私がリンダを立派だと思うのは、彼女は私にとって科学における勇気そのものだからです。私は学生たちに彼女を手本として紹介します。彼女は中間成果も、発表できる代案もない結果を追い求めました。今夜ここにいて勘定を払ってくれたリチャードは、その研究を支援し、それがどれだけ重要かがわかる先見の明がありましたが、どこかほかの研究所のほかの人が嗅覚受容体を発見していたとしても、彼が世間から忘れられることはなかったでしょう。しかし、口に出せないほど長い年月を博士研究員として過ごしたリンダにとって、これは賭けでした。彼女はすべてを、おそらく彼女の科学者人生を賭けていました。ライセンス料を生みだして「有益な」ことをするトランスレーショナルリサーチ（橋渡し研究）が重視される現在の環境で、そのような科学者の勇気に出会うのは難しくなっています。リンダは私たちに、そういう勇気ある研究を思い出させてくれます。(2)

リチャード・アクセルは、研究成果を携えたバックが自分のオフィスに入ってきた瞬間を覚えている。「彼女はこのとても賢明な計画を考案し、そして結果を出した。彼女に結果を見せられたとき、私はしばらく声が出なかった。全体像が頭の中で展開し始めたのだ」

この発見の重要性を量的に表わすのが、科学技術分野の学術データベース「サイエンスサイテーションインデックス」だ。バックとアクセルによる飛躍的進歩より前の三〇年間、「におい」または「におい受容体」をキーワードにした論文検索は二九五件だったのに対し、彼女らの発表のあと五年でその数は四〇六件に増え、この二三年間で四〇三七件まで上昇している。さらに二人の最初の出版物は、『セル』誌で一連の注釈研究論文に選ばれ、過去四〇年間の生物学における根本的大躍進と称賛された。(3) そしてバックとアクセルは二〇〇四年のノーベル生理学・医学賞を受賞している。(4) 科学史のちょっとした脚注だった嗅覚が、急に研究の主流に押し出されたのだ。

ノーベル賞の鼻

嗅覚受容体の何がそんなに特別なのか？　どうしてこの発見が、現在の嗅覚神経科学の基礎を築いたのか？　この受容体の重要性を示す理由は三つある。その大きさそのもの、発見の手法、そして嗅覚脳に体系的に近づくための実験に果たす役割だ。

嗅覚受容体ファミリーの純粋な大きさは、そのファミリーが属しているタンパク質ファミリー、いわゆるGタンパク質共役受容体（GPCR）に関連している。GPCRは膜貫通型タンパク質〔訳注：細胞膜を貫通するので、物質の輸送や信号伝達に役割を果たすタンパク質〕のスーパーファミリーであり、視覚、免疫反応制御、神経伝達物質検出のような、さまざまな基本的生体内作用に関与している。このタンパク質遺伝子ファミリーは、哺乳類ゲノムの約一〇パーセントも占めていることが、現在わかっている。しかしこの遺伝子ファミリーの重要性は、一九八〇年代末に早くも明らかになっていた。デューク大学の分子生物学者ロバート・レフコウィッツが、アドレナリン受容体とロドプシンは、きわめて特異的な構造モチーフのかなりの範囲が共通しており、はるかに大きい受容体ファミリーを構成している可能性があると報告しているのだ。[5] 多くの科学者は、GPCR候補としての嗅覚受容体が、遺伝子に関する興味深い発見を少しは生み出せると期待していた。結果はその期待どおりではなかった――期待以上のことが起きたのだ。

このファミリーのメンバーであることが、嗅覚の研究に主流科学への道を開いた。嗅覚受容体の構造的・機能的特性は、GPCRの研究に適したパラダイムだった。嗅覚ファミリーの大きさは、あらゆる推定値を超えて、マウスで約一〇〇〇、ヒトで四〇〇であることがわかった。この数字を念頭に置くと、嗅覚受容体より前の最大のGPCRファミリーは、セロトニンのそれであり、当時知られていたのが一ダース未満という、やや感動に欠ける数字だった(現在、その数は一五)。この新しく発見された受容体の遺伝子構造に関して、もうひとつ興味深い新事実は、GPCRスーパーファミリーのほかのメンバーと、いくつか主要なアミノ酸モチーフが共通していることだった。それでも、におい受容体どうしでもさらなるモチーフが共通しており、そのグループのメンバー間には大きなばらつきがあるようだ。言い換えれば、嗅覚受容体はGPCRの構造的にも機能的にも最も顕著な特性を一部だけ反映し、別のファミリーを構成しているのだ。薬物設計について現在行なわれている研究の約半分はGPCRをターゲットにしていることを考えると、嗅覚受容体の分子コードを解読することの意味は、単なる鼻の問題には収まらない。分子レベルにおいて、におい感知は仲間はずれではなかった。基本モデルだったのだ。[6]

嗅覚受容体に対する遺伝学的興味は、発見の手法によっても高まった。嗅覚が神経生物学の主流派として認められた理由は、主要な遺伝子工学の応用が、その実用性の拡張も含めて成功した証拠を示したことにある。

バックの天才的発想は、実験の設計だった。その基本はポリメラーゼ連鎖反応(PCR)の前例のない応用法である。PCRは自然なDNA複製プロセスにもとづいた手法であり、プライマー対《つい》の標的DNA鎖を複製する酵素(ポリマラーゼ)が関与する。プライマーは特定のゲノム配列と相補するように結合する、短いヌクレオチド配列だ。このやり方では反応の反復サイクルによって急速に複製が行なわれ、特異的な遺伝子鎖を大量に生成することができる。この手法の発明による確かなメリットは、遺伝物質の不足という問題を解決したことだ。

PCRの発明ほど革命的なテクノロジーはめったにない。一九九三年のノーベル化学賞受賞者キャリー・マリスによるこの発明は、「事実上、生物学をPCR前とPCR後に二分した」[7]。バックが博士研究員だった間、ＰＣＲは比較的新しいツールだった。「ＰＣＲの論文が出てきたとき、私はわくわくした」とバックは回想している。「ＰＣＲはさまざまなものに対して扉を開くだろうと思った。分子生物学者が使える特効薬のようなもの！　最初の顕微鏡でどんなことができるようになったか考えてほしい。見ることができた。いろんなものが見えた。そして私にとって、すべては物事が見えるかどうかなのだ！」

　どんな新技術も初めのうちは、材料を手法に合わせ、手法の範囲を決定するのに、多種多様な課題に直面する。当時ＰＣＲは、未知の遺伝子ファミリーを発見するための最も確かなツールには見えなかった。この手法は自然のコピーアンドペーストのメカニズムに便乗して、既知の遺伝物質を増幅させるので、大規模な遺伝子研究に十分な材料をつくることができる。ＰＣＲの基本的前提条件として、増幅させようとしているゲノム配列が、少なくとも部分的にはすでに確定していなくてはならない。だが、嗅覚受容体のゲノム配列は当時まったくわかっていなかった。

　バックはＰＣＲの改良を二つ組み合わせた。まず、一定範囲の多様だがよく似ている遺伝子配列を認識して複製するために、漁網のように、さまざまな遺伝子パターンの組み合わせ（いわゆる縮重《しゅくじゅう》プライマー）を使った。ＰＣＲ中のプライマーは、配列のいくつかの位置に入りうる塩基が二個以上あるとき、縮重と呼ばれる。「たとえば、ＧＧ（ＣＧ）Ａ（ＣＴＧ）Ａプライマーでは、三番目はＣかＧで、五番目はＣかＴかＧだ」[8]。このように縮重プライマーは特異性が低く、関係はあっても異種の遺伝子配列の増幅を可能にする。

「縮重プライマーを求めて、私はごく限られた数の既知の「ＧＰＣＲの」配列すべてを集め、手作業で並べた。そして次に、組み合わせができて、どのＧＰＣＲであれ増幅させる能力をもつ縮重プライマーを設計した」。彼女はさらに一歩踏み込んだ。「一般プライマーに関しては、『ＧＰＣＲかもしれないが、ほかの種類の受容体かもしれず、核内受容体かもしれない』と考えた。そこで実際に、GPCRだけでなく核内受容体ファミリー向けにも、一般プライマーを設計した」

バックの秘訣は、すべてのGPCRに共通する既知のモチーフを探すことではなかった。彼女の組み合わせモザイクは、さまざまなGPCRで部分的な重複する類似点を探したのだ。正しい遺伝子を見つけたかどうか、どうしてわかるのか？　バックが打った第二のすばらしい手は、DNAではなくRNAを使ったことだ。この選択の結果、得られた遺伝物質のモル重量（濃度）はさまざまで、彼女は最も重いものを選び出すことができたのだ！　PCRにおける縮重プライマーの利用はすぐに、遺伝学——たとえば異種間の遺伝子比較——の標準手法に加わった。

受容体遺伝子の特定によってついに、嗅覚研究者たちは嗅覚脳へのカギを手にした。この発見で、嗅覚系における遺伝子発現に固有の特徴が明らかになった。その神経機構に直接通じそうな特徴だ。鼻上皮の感覚神経はすべて、ひとつの受容体遺伝子を発現する（つまり「細胞内に出現させる」）。その結果、実験者は一本の感覚神経の活性化信号を追いかけることができれば、受容体がどこでどうやってその信号を脳に伝えているのか、直接見ることができる。

二〇世紀末までに、鼻を解明するために必要なピースはそろった。それから二〇年の間に、いくつかの研究所が嗅覚コードを解明する激しい競争に参入した。一九九〇年代から二〇〇〇年代にかけて多くの科学者は、嗅覚脳はすぐにも内部の仕組みを明らかにするだろうと考えていた。一般的には、嗅覚系はほかのどの感覚系とも同じで、その刺激を表現するのに、特有の地図を形成するように神経空間を使うと想定されていた。未解決の疑問は、どうやって、である。この疑問はすでに、視覚系の研究で取り組まれていた。嗅覚脳も視覚系と同様にモデル化できると考える理由は山ほどあった。

神経科学のパラダイムとしての視覚系の勝利

視覚系には魅了されずにはいられない。ちょっと考えてみよう。普段あなたが見ているものは、網膜内の細胞が「見ている」ものではない。視覚は単純な光子から始まる。どうして光子の感知が、人間の顔のような複雑な視覚像を生むのだろう?

視覚系の仕組みを正しく理解することは、視覚系の細胞はえり好みするという中心原理を認めることだ。どんな入力にも活性化するわけではない。特定の特徴に選択的に反応する。このえり好みのおかげで、細胞を選び出して集団にまとめ、その集団どうしがどうやって逐次互いを利用しながら感覚特徴抽出の高度な機構をつくり上げているかを推論できる。この仕組みはじつに見事である。

視覚は、光子という形のエネルギーパターンが、網膜（さしあたって、眼の奥で二次元の板のように働いているものと考える）内の受容体に当たったときに始まる。その信号は、軸索と呼ばれる神経線維の束である視神経を通って、視床まで運ばれる。脊椎動物の頭を左右相称に切ると、視床は脳のまさに中心部に位置する。視床はさまざまな源からの入力、すなわち感覚と運動両方の情報を集め、脳上部のうちのかなり大きな部分を覆う大脳皮質の適切な領域に送るという、ルーターと同じ中継局のような働きをする。網膜からの情報は、視床の視覚部位である外側膝状体《がいそくしつじょうたい》を通過する。この情報は次に、頭蓋骨の奥にある視覚野に送られる。視覚野はいくつかの異なる領域からなり、それぞれが機能的な下位区分を示す。視床からの主要な信号が投射される焦点は、V1または線条皮質と呼ばれる一次視覚野である。そこから信号投射は、視覚野内のいくつかの（自己運動、方向、色処理のような専門機能と関連している）高次領域に分散する。[9]

視覚の研究はどんどん進んでおり、視覚経路のこの概略はあまりに単純すぎる。インディアナ大学ブルーミントン校の視覚神経科学者アイナ・ピュースは、浅薄な網膜・視床・V1モデルで視覚は説明できない、とつけ加えている。「当然のことながら、V1を迂回《うかい》して視床枕《ししょうちん》と上丘《じょうきゅう》へ、そして外線条皮質へと達する代替経路がある。それがあるからこそ、盲視の現象が起こるのだ」

視覚経路の基本原理はその表象機構である。視覚野は網膜部位対応地図と呼ばれるものにもとづいて働く。この地図は、網膜内の特定領域に対応する皮質領域を示す。皮質について調べているとき、この地図のおかげで、正確に網膜のどこから信号が入っているのかを突き止めることができる。逆に網膜を見ている場合、皮質内のどのスポットに信号が投射されているかがわかる。この原理の説明に役立つ実例は中心《ちゅうしん》窩《か》、すなわち網膜錐体《すいたい》（強力な光源に反応する色に敏感な受容体）の密度が最も高いので、網膜内でとくに視覚が鋭敏な中心部である。中心窩からの信号はV1内の個別の領域につながる。これが基準となり、次に周辺視野をになう網膜の周辺細胞からの入力を、一次視覚野のほかの部位にマッピングできる。この機構は網膜からの入力を神経系に映し出す。この考えは感覚神経科学の核心であり、さらに現代の嗅覚研究にもつながっているので、ここでその歴史への登場と技術的詳細の両方を論じよう。

二〇世紀前半、多くの脳科学者の関心を引いた謎は、外部の光源からの情報がどうやって視覚経路のさまざまな段階でコード化されるのか、だった。感覚系は、ニューロンの発火率によって記録できる空間的・時間的パターンという形で、視覚データを届ける。問題は、感覚系がどうやってそうしたパターンを識別し、まとまった視覚像へと統合するのか、である。

革命的な一連の実験が、この謎を解くための大事な入り口となった。[10] 一九五〇年代末、ジョンズ・ホプキンス大学の二人の博士研究員、デイヴィッド・ヒューベルとトーステン・ウィーゼルが、ネコの視覚野にある個々の細胞からの電気信号を記録した。ネコの後頭部のＶ１領域に微小電極を挿入し、画面上にフラッシュされるいくつかの光刺激に対する反応を記録したのだ。ネコのつねとして、最初はたいしたことが起こらなかった。麻酔を打たれたネコも、その皮質細胞も、どんな像を見せられようと、あまり関心を示さなかったのだ。科学史上有名な出来事にありがちな思いがけない偶然がなければ、実験は終わっていたかもしれない。ヒューベルとウィーゼルはたまたま、白と黒の丸い点を描いた透明なガラス製スライドで、オーバーヘッドプロジェクターを使って刺激を与えていた。ある日、実りのない検査が何時間も続いたあと、用具を片づけ始めたとき、突然、ネコの頭の微小電極がマシンガンの連射に似た細胞活動の音を立てた。

この現象の理由を解明するのに数時間かかった。彼らが使っていたガラスのスライドは縁が汚れていた。それがプロジェクターからさっとはずされたとき、画面上に細い線状――丸ではなく――のコントラストをつくり出していたのだ。さらなるテストで、ヒューベルとウィーゼルは別の現象にも気づいた。線条皮質の細胞は線に反応するだけでなく、特定の傾きの線をえり好みするようなのだ。さらに、これがカギだったのだが、そのような方位選択性の傾向を示す細胞は、集合体をつくる傾向があった。

何であれあなたが見ているものは、ただおとなしく受け取られた世界の鏡像ではない。こうした発見で、視覚像はあなたの感覚系がつくり出したものを示していることが明らかになった。ヒューベルとウィーゼルは三本の論文で自分たちの躍進を発表し、一九八一年にノーベル生理学・医学賞を受賞した。

しだいに成熟しつつあった神経科学の分野にヒューベルとウィーゼルが与えた影響には、二つの要素があった。とくに重要だったのは、脳に関する二つの一般論の間で展開されていた争いを決着させたことだ。[11]

一方の理論は、いかなる精神作用も脳全体に、または少なくともそのほとんどの領域に、ある程度均等に割り振られると考えていた。この考えは「領域説」や「脳の等位説」と呼ばれる。一九世紀には幅を利かせ、著名な擁護者にはフランスの生理学者ジャン・ピエール・フルーランや、スイスの解剖学者アルブレヒト・フォン・ハラーらがいた。異論が増えていたにもかかわらず、この説は二〇世紀前半にわたって、脳の神経・生理メカニズムに関する研究に影響を与え続けた。たとえば、アメリカの心理学者で行動学者のカール・ラシュリーの著作に見られる。

競合する理論は機能局在説であり、生理学的機能と知的能力に応じて、脳を異なる解剖学的領域に区分する。真っ先に支持した人のひとりが、一八世紀のスウェーデン人科学者エマニュエル・スウェーデンボルグだった。局在の考えは骨相学の形で広く知られるようになり、一九世紀に熱心に擁護したのは、ドイツ人神経解剖学者のフランツ・ヨーゼフ・ガルだった。当初は懐疑的な見方が主流だった。しかしその後のおもに損傷実験からの観察結果が、感覚および認知の能力は特定の脳領域の活動次第であるという、根本的な仮説を裏づけた。この仮説は、フランス人医師のポール・ブローカやスコットランド人神経学者のデイヴィッド・フェリアのような著名な人物による実験で、さらに信頼されるようになった。

転機が訪れたのは新世紀の幕開け、発明者のイタリア人医師カミッロ・ゴルジにちなんで名づけられた、ゴルジ染色法のおかげだった。この染色法は、脳が相同の実体ではなく、分化した神経細胞と層がからみ合う複雑なネットワークからなることを、エレガントに実証した（ゴルジは反対のことを熱心に主張していたので、当然これは皮肉な話だ。彼は脳全体が合胞体であり、共通の細胞質を共有する連続的な組織の塊であると考えていた。ラモン・イ・カハールのニューロン原理に対する彼の反論は伝説的だ）。ゴルジの手法によって実現した視覚化は、脳の解剖学的分化に関するかけがえのない知識をもたらした。そしてヒューベルとウィーゼルの発見は、はっきり異なる細胞層がまさに機能分化していることを示すのに必要な証拠を提供したのだ。

もうひとつヒューベルとウィーゼルの発見がほのめかしていることは、最初の影響さえもしのぐ。彼らの研究は、感覚処理の神経基盤をモデル化するまったく新しい方法を開発したのだ。それは時代精神に合っていた。ヒューベルとウィーゼルによる研究の時代に、生物科学において勢いがおおいに増していた主要な考えは、情報の概念だった。生体系は情報をコード化するマシンのように働くという前提に取り組み始めた研究がいくつか、とくに遺伝学だが、感覚系の研究にもあった。生物学的観点から情報について考えることの重要性は、一九五四年のジェームズ・ワトソンとフランシス・クリック（そしてある程度までロザリンド・フランクリン）によるDNAの二重らせんの発見によって理解された。この考え方は、ノーバート・ウィーナーやウォルター・ピッツらが擁護したように、生体系のサイバネティックス（人工頭脳研究）でも始まった。[12] こうした状況で探究されるようになったのは、感覚系でどんな情報が伝えられるのか、である。この情報が眼のような一次感覚器官から脳までの間に処理されるコード化システムの原理は、どういうものなのだろう？

一九五〇年代初め、ヒューベルとウィーゼルが働いていたジョンズ・ホプキンスの研究室を率いていたスティーヴン・クフラーが、視覚情報コード化の第一段階は、網膜の細胞内ですでに起こっていることを実証した。[13] この発見はささいなことではなかった。なぜなら、眼はたんに光のパターンを記録するのではなく、積極的にフィルターにかけて整理するということだからだ。クフラーの結論は、同時代のほかの研究とも一致した――とくに、ジェローム・レトヴィンが一九五九年に発表した親しみ深いタイトルの著名な論文「カエルの眼がカエルの脳に教えること」と。[14] クフラーがヒューベルとウィーゼルに伝えていたカギは、受容野という概念である。受容野は光刺激の範囲とその空間内の位置を知らせ、それに網膜細胞が反応する。

クフラーの研究は、網膜細胞は「中心・周辺細胞」と呼ばれるようになったものの配列によって、円形に視覚信号を構築していることを示した。一部の細胞は光エネルギーに反応して活動を増やす。この興奮性細胞が、刺激されたときに抑制反応を示す細胞に取り囲まれている。そのような円形構成は「オン中心型」と呼ばれる。「オフ中心型」と呼ばれる別の細胞群は、逆の構成になっている。つまり真ん中に抑制性細胞があって、その周囲に興奮性細胞が並ぶ。ある意味で、あなたの眼の細胞が描くものは光点と暗点の世界だ。当然、これは私たちに見える像ではない。私たちはどうやって、そのような白と黒の点の吹雪から、輪郭のはっきりした物体の知覚にたどり着くのだろう?

これこそ、ヒューベルとウィーゼルがネコの皮質の研究で解決しようとした謎だった。彼らがネコの皮質細胞で見つけたのは、階層統合の高度に分化した手順である。感覚処理のレベルが高ければ高いほど、細胞は選択的に反応する。シナプス伝達を数回仲介する間に、網膜内にある白黒の点の受容野は一次視覚野の線に変わる。同様に、そうした線がつくる縁《ふち》はさらに輪郭線へとまとまり、といった具合だ。視覚系の一次野からより高次の皮質領域に移動することによって、(方位を感知する)いわゆる単純型細胞から(動きを感知する)複雑型細胞へ、さらに超複雑な、つまり(長さを感知する)端点停止型細胞までの推移がわかる。細胞の入力選択性が増すことは、像の複雑さが増していることを反映している。

この進歩は、脳がその内容を個々の神経細胞すべての入力から均一にではなく、分化した細胞群の集合体から生成するという仮説を実証した。脳について理解されつつあったのは、逐次整理される階層的な段階をなす神経集団によって動いている、ということだ。そのような秩序だった段階的な情報処理統合の認識が、新たに出現していた脳の配線構成の計算論的概念化の基盤となり、脳によって何がどういうふうに計算されるかという疑問を引き起こした。

神経情報伝達の研究に対する計算論的理解の導入は、神経科学という若い分野に大きな影響を与えた。そのおかげで感覚処理を、少なくとも原理上は、それぞれ別々にある程度分析できる複数の段階に切り分けることができた。そして、神経系のハードウェアのみから入手できる限定的な条件付きの見識とは別の、知覚処理における個別のステップに関する理論的展望が促進された。

神経地図形成の基本形式

感覚神経科学のパラダイムとしての視覚系の勝利は、その神経構造にあった。その計算処理の整然とした外観と共鳴しているのは、機能遂行のための緻密な組織だ。視覚経路全体は、神経地図をつくって体系的に接続されているニューロン群またはニューロン集団によって働く。そうした接続の根底にあるのは、確実なトポロジーの原理だった。そして皮質における神経分化のトポロジー解釈を促した主要な考えは、コラム（柱）の概念である。[15]

皮質コラムとは、同じ刺激特性に反応する細胞の縦型の集まり、または帯を指す。視覚系を統制しているそのような分化細胞は二種類ある。眼優位コラムと方位選択性コラムだ。眼からの信号は源である網膜で始まり、外側膝状体（視床）の交代層を通り、皮質までたどり着くが、左眼と右眼の信号を分離させておくのが、薄切りパンに似た眼優位コラムである。その結果、皮質に微小電極を挿入すると、どちらの眼からの入力を受けるか確認できる。微小電極を皮質表面上で水平に動かすと、記録は左眼と右眼を順々に一定間隔で入れ替わり、そのパターンはチェス盤のそれとあまりちがわない。それにひきかえ、微小電極が表面と垂直に挿入されると、記録は左か右かどちらか同じ眼から続く。

もう一種類のコラムは、方位選択性細胞を表わしている。前に見たように、皮質細胞は照らされた線のコントラストに対してきわめて選択的である。この細胞はさらに、驚くほどの一貫性で均一な集合体を形成する。「電極が〇・〇五ミリ（五〇マイクロメーター）進むたびに、選択される方位が平均約一〇度、時計回りまたは反時計回りに変化する」[16]。したがって、細胞内の解剖学的位置が近いことは、入力される空間内の近さを表わす。

解剖学的に非連続的な機能単位というこの考えは、体性感覚皮質の基本的な発見から生まれた。神経外科手術によって、脳内の局所的に分化した部位が明らかになったのだ。たとえば、体性感覚野内の特定の部位を電気刺激すると足がピリピリする感覚が生じ、別の部位を刺激すると腕の運動が妨げられる。この分野の先駆けは、マギル大学の神経外科医ワイルダー・ペンフィールドによる研究だった。一九三〇年代、ペンフィールドは脳表面ではっきり区別されている機能領域の配置を、みごとな人間の形をした皮質ホムンクルス（小人）として描いた。この考えは神経生理学の原理と神経外科の実践をうまく統合している。

一九五〇年代、ジョンズ・ホプキンス大学のヴァーノン・マウントキャッスルが、体性感覚野内の受容野の詳細な神経生理学的検討を行なった。彼は体性感覚野のコラム機構の考えを支持している。これらのコラムは接触、圧力、関節位置のような、異なる刺激特性の表現に分化している。しかしすぐに受け入れられる考えではなかった。彼の提案は当初、激しい反対に遭った――あまりに激しかったので、彼の共同研究者でさえ、一九五七年の最初の発表文献から名前を削除してほしいと言ったほどだ[17]。

マウントキャッスルの見解は、ヒューベルとウィーゼルの想像力を刺激した。ネコの皮質に関する彼らの発見は、皮質コラムの話を正当化したのだ。まもなく、皮質コラムについての似たような観察結果が、聴覚系の研究からも出てきた。たしかに、一次聴覚野にコラムがあるという仮説は、一九二九年に早くも、オーストリアの神経学者コンスタンティン・フライヘル・フォン・エコノモによって提唱されていた。しかし確かな生理学的証拠が見つかったのは、ようやく一九六五年以降のことだった[18]。皮質コラムは重要性をまだ疑われているが、神経系作用の統一モデルに向かう研究を促進したことはまちがいない[19]。

成熟分野としての神経科学の成長は、トポロジーによるモデル化の出現と密接に関連している。この進歩は、一九八〇年代の機能的磁気共鳴画像法（ｆＭＲＩ）――とその空間処理データの認知訴求力――や、二〇〇〇年代のカルシウム信号の二光子画像のような、光学的画像技術の飛躍的発展によって加速した。この急成長パラダイムを構成する概念が三つある。

第一の概念は情報、感覚信号の計算構造である。わかりやすくするために、細胞がほかの細胞に伝える入力範囲を示す細胞の受容野によって、神経メッセージへと変えられる視覚信号を考えよう。感覚系の受容野の構成にとって重要なのは、興奮と抑制二つのプロセスである。この相補的な細胞機構がもつ役割のひとつは、受容野を鋭敏にして皮質を振動させることである[20]（機能的ネットワーク状態に関連して、第8章参照）。

この情報理解は必然的に、別の中心的概念である計算、すなわち、こうした神経信号が情報パターンにまとめられるプロセスにもとづいている。感覚情報が何を引き起こすのか、その機能が何かは、根底にあるニューロン結合の配列を見ずには推論できない。

とくに地図のような表象に典型的な前提は局在性、おおむね非連続的な機能単位へのモジュール構造である。これまで、視覚系が同様の刺激特性に選択的に反応する細胞をどう統合するかを見てきた。分化した集合体間のトポロジー結合を最も顕著に示しているのが網膜部位対応地図であり、網膜内の位置と共振する一次視覚野の部位を示す。

感覚運動野および感覚野両方の地図を形成する投射は、脳が一般原則によって働くという考えを裏づけている。視覚系の階層的組織は計算論的な理論化に役立ったのだが、とくにパラダイムとしての神経地図形成を確かなものにした。

鼻神経から嗅覚脳へ

視覚系の神経マッピングが、どうして嗅覚系に応用されることになったのか？　視覚系との類似点は、すでに受容体の発見で十分に考え出されていた。二次メッセンジャー機構と嗅覚受容体の発見は、視覚の信号変換に対する洞察の進歩と、細胞表面受容体としての視紅《しこう》（ロドプシン）の研究を、おおいに活用していた。そして、同じようにモデル化すればさらに進歩すると期待された――受容体の発見がすぐに、「鼻のコード」のようなものにつながると期待されたのだ。そのようなコードが、においの神経相関を検討するのに不可欠と考えられていた。したがって第一歩は、新しく発見された膜貫通型タンパク質ファミリーの受容野を究明することだった。そうした受容野がわかれば、どんな特性が抽出され、集められ、トポロジー的に表象されるかが明らかになると、科学者たちは考えたのだ。

しかし楽観論はくじかれた。嗅覚の分子機構の複雑さは、あらゆる予想を超えていた。受容体ファミリーの大きさそのものが、既知の評価基準すべてを超えていただけでなく、バックと教え子の博士研究員ベティーナ・マルニックが一九九九年に報告したとおり、この受容体は組み合わせコード化で機能する。[21]嗅覚受容体は、たとえば環構造の麝香分子のような、特定のリガンドや均質のリガンド群にだけ反応するのではない。一個の受容体がさまざまな機能によって、一定範囲の多様な分子を感知することができ、逆に、一個の分子がさまざまな原子団をもつ多数の受容体と結合する。考えられる刺激の相互作用の数は急上昇した。そのうえ、この認識は「原臭」がありそうもないことを決定づけた。[22] 原臭という考えは、ごく一部の色が混ぜ合わさるとさまざまな質と幅を生み出すという、視覚における原色によく似ている。しかしにおいの組み合わせコード化は、原臭の総数を確定するのは無益だと証明した。

組み合わせ論は課題のひとつにすぎなかった。もうひとつやっかいな問題は、嗅覚受容体の繊細さだった——とくに、その細胞内での発現反応だ。バックとアクセルによる大躍進の歴史で、しばしば見過ごされるささいな話が、この点を説明する。厳密には、一九九一年にバックとアクセルは、自分たちが発見した多重遺伝子ファミリーが実際に嗅覚受容体を発現することを実証していない。論文のタイトルを「新種の多重遺伝子ファミリーが嗅覚受容体をコード化する可能性——におい認識の分子基盤」としたとき、バックとアクセルは控えめだったわけではない。「可能性」という言葉を使ったのは意図的だった。バックとアクセルが発見した遺伝子は嗅覚ファミリーのそれであるはずだということは明らかに思えたが、決定的に確認されてはいなかった。この遺伝子ファミリーの正体を確認する標準的手法は、異種発現だっただろう（この場合の異種発現には、受容体を発現させるように遺伝子を酵母細胞のような非嗅覚細胞に注入し、そのあと本来は反応しない細胞の中で、ある範囲のにおいに対する細胞の反応性をテストする必要がある）。

このシンプルな戦略は非常に骨の折れる課題であることがわかった。嗅覚受容体遺伝子は、嗅覚神経の細胞以外の細胞になかなか現われなかったのだ。これを実現するのに一五年かかった。一方、一九九八年、スチュアート・ファイアスタインと元教え子の院生だったハイキン・チャオが、この問題を回避する賢明な方法を見つけた。[23] ファイアスタインはチャオがピンときた瞬間を覚えている。「ある日、彼が私のオフィスに駆け込んできて言った。『嗅覚遺伝子を発現させるのに使える細胞がわかりました。嗅覚ニューロンですよ！』」。ファイアスタインはすぐにこのアイデアの難点を指摘した——具体的には、「これは元からずっとまさに問題だったことだ。いいかい、この受容体遺伝子を発現した細胞は嗅覚ニューロンだけなんだ」。マウスの上皮にはこの遺伝子が約一〇〇〇個あるので、受容体を発現している単離遺伝子が、厳密ににおいに反応していると、どうすれば——はっきりと——言えるのか？　言い換えれば、単離されたXがほかの何でもないYに厳密に反応しているかどうか、知るのは不可能に思えた。

チャオとファイアスタインは問題を逆手にとって解決策に変えた。嗅覚ニューロンだけがにおい受容体を発現するのだから、嗅覚ニューロンを使って、一個の受容体遺伝子の発現を増幅し、結合範囲を判断することにしたのだ。彼らはマウスの上皮を、単離受容体遺伝子を運ぶウイルスに感染させた。その感染で、上皮内の一個の特定の受容体が過剰に発現し、出現率が約一パーセントから三〇パーセントに上がった。結果として、どんなリガンドがこの受容体を活性化させたにせよ、ひどく不釣り合いな反応が起こり、その結合範囲を確定することが可能になった。[24]この実験は原理の証明だった。ただ、あまりに手間暇のかかる手順だったので、一〇〇〇以上の遺伝子と数十万以上のリガンドに応用することはできなかった。

受容体発現は相変わらず扱いにくい。以前バックの研究室で博士研究員だったデューク大学の松波宏明は、二〇一一年に初めてにおい受容体の異種発現を実現している。[25]松波は、におい受容体の脱オーファン化（受容体が反応するにおい物質の特定）に注目し始めた。一方、二〇一四年、モネル化学感覚センターのジョエル・メインランドが、松波の手法を精緻化して、初めてヒトの嗅覚受容体発現を行なった。[26]においの解読に関する期待は下がったが、断ち切られたわけではない。

すぐに別の認識が襲った。鼻上皮における受容体のコード化は網膜のプロセスと同等には見られなかった——そもそも、中心・周辺細胞がない。さらに、網膜部位対応地図に似た「嗅覚部位対応地図」がどんなものかも不明だった。最終的に、上皮の嗅覚部位対応地図の想定は具体化しなかった。当初、一九九三年にバックとケリー・レスラーはたしかに、上皮が遺伝子発現の別々のゾーンにおおまかに分かれることを発見した[27]。しかし視覚の中心・周辺細胞とちがって、このゾーンは空間的に別個の受容体パターンにはつながらなかったのだ。

地図が形成されるのは、もっとあとの段階かもしれない。明白な場所は嗅球、嗅覚経路の次のステップだ。すでにカハールがそのことを示唆していた。「前述［嗅覚系］の中枢の構造、位置、そして結合を、視覚系、触覚系、聴覚系のそれと注意深く比較すると、私たちは、最初の嗅球が網膜に相当し、（網膜全体ではなく、内部の網状層、神経節細胞層［そして視神経線維層］）、延髄の腹側《ふくそく》および外側《がいそく》［蝸牛《かぎゅう》神経核］、そしてこの同じ中枢の脊髄後索核《こうさくかく》に相当することを理解できる[28]」

カハールの比較を理解するために、眼を見直そう。嗅覚経路とちがって、視覚情報は皮質にたどり着く前に、数え切れないほどのシナプス接続と、さまざまなタイプの細胞による多層のニューロンに仲介される。網膜内だけでも感覚ニューロンが三層あり、それぞれが特定の機能をもつ。とくに、受容体細胞が二種類と網膜ニューロンが四種類、すなわち双極細胞、神経節細胞、水平細胞、無軸索細胞がある。まずは網膜裏の第一層にある受容体細胞だが、その種類は桿体《かんたい》と錐体に大別される。桿体細胞は細長い構造で、すべて同じ視色素をもち、あまり強くない暗めの光源に反応する。この細胞は暗視をつかさどる。一方、錐体細胞は明らかに厚みがあり、通常三種類の視色素が存在し、強い光と共振して色覚を促す。この分化した受容体細胞の第一層に続くのは、双極細胞と水平細胞からなる第二層だ。ここでは、受容体細胞からの情報が水平細胞によって収集され、細長い双極細胞まで運ばれる。双極細胞は網膜細胞から直接入力を受け取ることもある。第三層では、球形の網膜神経節細胞が、双極細胞からの情報を集め続けたあと、情報は網膜から視覚神経線維で送り出される。水平細胞に似た無軸索細胞の層もあって、双極細胞と神経節細胞間で一部の情報を仲介する。このような多層的プロセスの目的は、信号伝達の中心周辺構成がずっとはっきり維持されることで、受容野の分解能を上げることである。このような多種の細胞が相互接続している様子を検討することで、嗅覚系の二個のシナプスの単純さをある程度正しく理解できる。

　嗅球の構造は、視覚系と圧倒的な類似性を見せている。網膜と同じように、嗅球は異なる層に分布する異なる種類の細胞によって働く。大ざっぱに言うと、次のような構造になっている。上皮からの嗅覚神経が、嗅球の第一（外）層にある球形の神経構造、いわゆる糸球体《しきゅうたい》層内で合流する。糸球体は二種類の細胞、すなわち僧帽《そうぼう》細胞（司祭の帽子に似ていることから名づけられた）と、それより小さい房飾《ぼうしょく》細胞に支配されている（支配されるとは、これらの細胞が信号を嗅覚脳に投射する神経につながり、嗅覚経路における最初のシナプス接点になっていることを意味する）。網膜受容体と同様、この糸球体も水平に相互接続していて、隣接する細胞の側方抑制を可能にする（つまり、細胞が隣接する細胞の興奮を抑えられる）。この観点からすると、嗅球の構造は解剖学的にも機能的にも網膜の構成と似ているように思える。この仮説の証明は当初うまくいっているように思えた。ロバート・ヴァッサーとアクセルはほどなく、嗅球内の刺激活性化について空間的に非連続的なトポロジーのパターンを記録したと報告した(29)。

　この嗅球地図は、ある人物にとってそれほど驚くような知らせではなかった。ゴードン・シェファードは、受容体の発見前に嗅球の地図を形成する組織を支持していたのだ。「嗅球には側方抑制があって、運動神経に見られたものと同じ電気生理学的特性があることが明らかになったとき、私は納得した。最終的に、私たちはにおいを表象するパターンを発見したのだ。体性感覚系、視覚系、運動系などで示された基本的な主流の特性である。それは嗅覚にも当てはまって当然だったと思う」。シェファードは、「視覚経路が網膜から始まって視床を通り、視覚野にいたるのと比べて、嗅覚ではそうした構造すべてに相当するものが嗅球に詰め込まれているかのようだ」と述べている。[30]

しかし当時、分子生物学者と生理学者は、必ずしも同じ議論に参加しているわけでも、同じ文献を見ているわけでもなかった。そのため、バックとアクセルの遺伝子発見が広く注目されても、嗅覚系とくに嗅球に関するシェファードの以前の説や実験がすぐに解釈されたわけではない。本書の第1章で、一九七〇年代以前はずっと、嗅覚の生物学に取り組むまとまったコミュニティがなく、むしろ、さまざまな専門分野の学際的な集合体だったという話をした。現在もなお、においに関する研究では、なんらかの分野間断絶が続いている。

シェファードは一九七〇年代に、イギリスの生理学者エドガー・エイドリアン卿が一九四〇年代から五〇年代にかけてケンブリッジで行なった研究[31]に触発されて、嗅球内に局所的に分布する活性化パターンを発見していた。一九三二年にノーベル生理学・医学賞を受賞したエイドリアンは、細い針金への磁気録音で嗅球ニューロンの発火を研究していたのだ。反応はさまざまなにおい物質に対して選択的だった。「いままでのところ、アセトン分子が生み出す興奮は、おもに器官の前部からと、その部位にあってアセトン分子に特異的感受性をもつ特定の受容体群から来るようだ」。エイドリアンはこの局所的パターンが、刺激の集中など別の要因で変化するが、核となる活性化の固有性は維持することに気づいた。「その結果、一連のこうした記録を見ている電気生理学者は、それぞれを引き起こす特定のにおいを突き止めることができた」。ただしエイドリアンは急いで警告している。「同じ基準で脳がにおいを特定すると結論づけてはならない」

シェファードはエイドリアンのことを知っていた。「一九六二年にオックスフォードで博士号の研究を終えようとしているとき、エイドリアンを訪問して、嗅球における僧帽細胞の活動の空間的パターンによるにおいの表象に関する彼の考えと、私の研究結果がどう関係するかを議論した。空間パターンの根底にあるメカニズムは何なのだろう？　会話の詳細は覚えていないが、彼の最終的な助言は覚えている。糸球体を調べろというのだ[32]」

シェファードはカハールとエイドリアンがやめたところで再開した。生化学者のルイス・ソコロフによって新たに考案された光学画像手法が、彼の意図にぴったりだった。この手法は、2デオキシグルコース（2DG）法という舌を噛みそうな名前がついていて、オートラジオグラフィー（放射線写真法）によって細胞を標的にし、目覚めて作用している脳内の局所的な代謝活動を測定することができる。一九七五年、シェファードと博士研究員のジョン・カウアーは、この手法の先駆者だったフランク・シャープと協力し、刺激による嗅球内の活性化の明確な局部パターンを写した、鮮明な画像を初めて報告した[33]。糸球体のパターンが活性の焦点も示し、さまざまなにおい物質濃度の処理の核となるパターンを示唆していることが明らかになった。直後にほかのいくつかの研究所が、嗅覚地図の手がかりに取り組み始め、糸球体モジュールは機能的に網膜内の受容野に相当する地位を獲得した（第7章参照）。

こうした嗅球のパターンをどう解釈するべきなのか？　もっと具体的には、嗅球はどうやって上皮内のランダムな活動を、整然とした体系的な地図に変えるのだろう？　神経遺伝学者のピーター・モンバエルツはアクセルと協力し、一九九六年にこの謎の答えにたどり着いた[34]。モンバエルツらは、嗅覚系のみごとな遺伝子トリックを確認したのだ。思い出してほしい。受容体の発見により、すべての嗅覚ニューロンは（だいたい）ひとつの受容体遺伝子だけを、ゆえに単一の受容体タイプだけを、発現することが明らかになった。実験では、感覚ニューロンが受容体の機能的挙動に関する研究の潜在的代用として役割を果たしていた。もし感覚ニューロンを刺激するリガンドを特定すれば、どのリガンドがその受容体を活性化するかもわかる。遺伝子マーカーを使って、嗅球内のどの場所まで、受容体が神経経由で情報伝達するかをたどることができる。これこそモンバエルツがやったことである。同じ受容体遺伝子を発現しているニューロンはすべて、ひとつの糸球体に集束し、そこで受容体信号は空間的に別々の小球として現われることを発見したのだ。そのような感覚ニューロンの集束は、分子が特定範囲の受容体を活性化すると、信号は嗅球で非連続パターンになることを実証した。麝香分子は柑橘《かんきつ》類や果物のにおい物質とは異なる活性化パターンを引き起こす。におい物質はそれぞれ、指紋のような固有のパターンを生み出すのだ。[35]

嗅覚の受容野の探究は、上皮から嗅球へと移った。受容体発見から一五年後、嗅覚神経科学は、受容体と脳のつながりに的を絞った道筋を確保したのである。

嗅覚研究はどこへ?

二〇〇〇年代半ば、嗅覚系はほかの感覚系のものと似た地図を形成する組織によって働いているかのように思えた。そして嗅球内の活性化パターンの空間的分布は、嗅覚皮質でも維持されると予想された。それから一〇年、そうではないと示唆するものは何もなかった。ついにパズルのピースが急速にはまる気配があった。直感で理解できないのは、におい地図にはどんな情報がコード化されるか、だった。

嗅球の地図形成はにおいを体系化しなかった。ここで実際に何が照合されてマッピングされるのか? においのどんな特性が、このような神経相関とつながるのか? 神経地図の内容は根本的に意味のある入力のモデルで決まり、環境の特性を映し出すように思える。視覚の場合、環境の空間的特徴をコード化するのに脳が神経空間をどう使うかを想像するのは、直感で理解できるかもしれない。しかしこの考えは、においには当てはまらない。このことを本書でこのあと探究していくつもりだ。

計算論的神経科学者やウェットラボ〔訳注：動物や細胞を用いて実験を行なう研究〕神経科学者から分子生物学者、神経遺伝学者や感覚心理学者からフレーバー化学者まで、ほぼ全員が、嗅覚は現在、解明されていると言うにはほど遠いと口をそろえる。

神経科学者のメインランドは、この分野に参入した経緯を語っている。「基礎がわかっていない。実際、受容体の働き方がわかっていない。強度がどうコード化されるのかわかっていない。こうしたことはすべて視覚ではわかっている。原色があり、それを混ぜ合わせたときにどんな色になるか予測できる――そんなことは嗅覚ではできない。大きく重要な未解決の疑問はたくさんあったので、研究しがいのある分野に思えた」

ストックホルム大学の認知科学者ヨナス・オロフソンは、嗅覚に関して実験のほかに、もっと優れた理論が必要だと強調している。「嗅覚の役割が何かについての哲学的、心理学的理解は、進化した生物学的反応として、生物学の解釈にとってもきわめて重要になると思う。それは局所的な環境の作用だ。背景の特性、状況の機能特性に対する理解なしでは、どんな種類の生物学的活動がなぜ進化したかを理解することはできないだろう」

「では、私たちに足りないのはデータか、それとも理論か？」とアリゾナ州立大学の神経情報科学の研究者リチャード・ガーキンは問いかける。「機械学習の観点からすると、たしかにデータが不足している。なぜなら、機械学習モデルはすべてを利用できるデータから絞り出すからだ。唯一の改善方法はデータを増やすことである。しかし理論的な観点からすると、まだ理論が不足している。〔現在のモデルは〕嗅覚の仕組みを説明していない。そのため誰かほかの人が――同じデータから――受容体やニューロンや何であれ盛り込んだエレガントな理論をたずさえて現われ、これが嗅覚の仕組みだと言うかもしれない」

ＭＩＴの生物物理学者アンドレアス・マーシンは首を横に振る。「多くの問題を解決するのに膨大なデータが必要だという考えそのもの……『ああ、脱オーファン化した受容体が十分にありさえすれば、構造の遺伝子と主要区分について十分わかってさえいれば、いい線行くのに！』という考えは、破綻している。今現在の科学の段階では、私たちがデータに制限されているというのは事実と異なる。データが不足することはあるが、嗅覚であれ、薬物の発見であれ、私が取り組んでいることすべて、より多くのデータが利用できるかどうかによって制限されることはない」

オロフソンは強調する。「たしかに、嗅覚の役割と軸索パターンの解釈――そしてそのように組織化されている理由――について、もっと優れた理論化が必要である。それには、実証的疑問だけでなく理論的疑問も、たくさん必要ではないかと思う」

嗅覚を深く調べる機は熟している。私たちに必要なのは、実際にもっているデータについて考えることだ。マーシンは同意している。「嗅覚については、『いや、ちがう。すべての仕組みが正確にわかっている！』という大きな圧迫感を覚えることなしに、物事について語ることができる。視覚の仕組みはわかっていない。わかっているというのは誤った通念だ。もし私が声に出してそう言っても、あなたがそう発表しても、たくさんの教科書があるのだからわかっているのだと人は考える……嗅覚は同じようには表現されないので、少し遊ぶ自由が許される。しかし嗅覚系は私にとって完全に包括的だ。神経生物学にとってのモデルであり、神経物理学にとってのモデルである。創発特性を理解する方法であり、進化生物学を理解する方法であり、構造と機能の関係についてのこの誤解を理解する方法だ。そして必要なのは現象学である」

その本質的に学際的な見地は、この分野にとっての課題と機会の両方を示していると、レスリー・ヴォスホールは言い、既存の枠組みを超えて考える必要性を強調している。「私は還元主義者！」と彼女は笑う。「私はまさに〔単純化に〕反対するのに適した人物だ。なにしろ、こうした物事を最も単純な数の要素に分解しようとする、還元主義者として教育を受けている。ところが、重要と思われるこうしたものすべてが放り出される……」

何が見過ごされてきたのだろう？　テリー・アクリーにとって、それは知覚というテーマだ。「嗅覚の疑問は、知覚についての用語が決定されるまでは解決できない。……こう言えなくてはならない。においとは何を意味するのか？　同じにおいに異なるレベルがあるのか？　それを私たちの用語で明確に区別できていない」

嗅覚神経科学の最新の傾向は、真に哲学的な研究を受け入れている。そもそも私たちは何を測定し、神経空間にマッピングしようとしているのだろう？　実際、においとは何なのか？

第3章　鼻を意識する——においの認知

嗅覚にまつわる仕事をしている六人に、においとは何かと尋ねたら、六通り——またはそれ以上——の答えが返ってくる。化学者は分子がもつにおいの性質について、その原因を詳細に語るだろう。[1] そこのヒドロキシル基がわかる？　生物学者は首を横に振り、においは単なる化学構造ではなく、生体内の情報伝達機能だと強調するだろう。[2] 嗅覚は行動にかかわる役割を果たすのだ。神経科学者はうなずいて、そうした行動にかかわる機能は脳内で発火するニューロンの活動に行き着くのだと言う。[3] この時点で認知心理学者が割って入り、そのような厳密な行動主義や神経からの視点は、においを認知作用の文化的景観にはめ込む、心の仕組みを理解するには不十分だと言うかもしれない。[4] においの経験に果たす記憶や言語や学習の役割を考えて！　哲学者ならさらにこう言うだろう。においはリンゴやバラのような世界にある物の心的イメージを伝えるように思えるが、その経験は意識的知覚と無意識知覚の細い境界線上にあると言える。[5] においは一時的なはかない性質として一瞬で意識を通り過ぎる。知覚するものが現実だと、どうして確信できるのか？　調香師は、わけがわからないと言わんばかりに背をそらせ、においに特有の美的経験と快楽的魅力について話している人がいないのはなぜかと不思議がる。[6] なんだかんだ言って、人は香りで物語を語り、大勢を誘惑することができる。こうした観点のすべてが正しいが、どれもにおいの本質のすべてをとらえてはいない。そのようにさまざまな観点があることで、におい物質の基盤と、それがどのようににおい知覚の特徴と結びつくかについて、議論が組み立てにくくなる。

においの本質はひとつの科学的見解に限定されない。その理由は、におい経験の知覚内容が二重とも言えるからかもしれない。においの感覚はつねに内向きと外向きのプロセス両方に向けられる。

たしかに、人は何かのにおいを知覚する。物はにおう。そしてほとんどの物は特有のにおいがする。おばさんの家の台所や、お父さんのガレージを思い出してほしい。全世界のさまざまな食べ物のにおいとスパイス、じつに多種多様な香り高い花や植物、さらには人とその体の部位の特徴的なにおいを考えてほしい。考えられるにおいの対象は無限に思える——香料製造業が生産する無数の、ときに風変わりな製品は言うまでもない。嗅覚がしっかりした物質的経験であることは明らかであり、世界について何かを教えてくれる——人、場所、物についての何かを。においの感覚は物事の目に見えない核心をつく重要な信号を伝えるのだ。

においは世の中の物事について伝えるだけではない。におい経験は通常、あなたにも影響を与える。においの感覚は個人の評価に縛られているようだ。その基準になる判断のベクトルがいくつかある。そのにおいは好き？　快い？　強い（強すぎる）？　そのにおいは何だろう？　ブラックベリーかチェリーに近い？　それは食べるもの？　それとも、その芳香はどちらかというと花のようで感性を喜ばせる？　それを肌につけたい？　こうしたにおい知覚にかかわる数え切れない判断が、その質の経験に影響する。

においの知覚はその作用の価値評価と結びついており、知覚者としてのあなたの状態を反映する。このように、知覚の判断は生理的・精神的要因と結びついている。考えてみてほしい。あなたが空腹か満腹か、退屈か忙しいか、楽しいか怒っているか、妊娠しているか二日酔いかで、物のにおいは異なる傾向がある。

ふと食べ物のかすかなにおいを感じてはじめて、自分がどれだけ空腹かに気づくこともある。鼻は世界についてだけでなく、自分についての情報も伝えるのだ。

嗅覚は外受容性でも内受容性でもある——観測者の外と内の現象に向けられる感覚なのだ。哲学者は嗅覚の外受容的役割を「志向性」と呼ぶ。つまり、においは世界の物事にかかわるものである。食べ物のにおいは、料理が食べられることやその質について教えてくれる。同時に嗅覚は、この情報にどんな相対的価値があるかについて心の中で考える要素でもある。食べ物のにおいによって、たとえば自分がその日三度目のラーメンをどうしても食べたいかどうかを意識する。ニューヨークの神経遺伝学者で哲学者のアンドレアス・ケラーは同意している。「私たちは同じにおいや同じ触感でも、状況によってまったく異なる反応をすることがあるが、視覚についてはあまりそういうことがない」(ただしケラーに異を唱える視覚科学者もいる。場合によっては、見たいものだけを見ることもあるのでは?)

ほかの感覚とちがって嗅覚の経験は、環境の物質的変化の観測結果を、自分自身の生理的・心理的状態に応じて伝達する。これはとても珍しい。鼻は環境のとても微妙な化学的変化をとらえることができると同時に、二種類の嗅覚経験の動的な相互作用を含めて、具現化された自己の状態を中継して伝える。

嗅覚は人間の心の一部として、深い哲学的疑問を投げかける。そうした疑問に対する直観的な答えがないので、一般に容認されている哲学的見解への挑戦が受け入れられる。感覚についての一般的理解を方向づけた理論化の過程を、再検討するチャンスなのだ。鼻を通して世界を「見る」とはどういう意味なのか? 鼻は物質的状況をどうとらえるのか? どんな種類の活動が、におい知覚の形成を支配するのか? この問題へのアプローチには二通りある。認知から始めるか、行動から始めるか、である。現実には両者は切り離せない。わかりやすくするために、嗅覚の精神面を探ることから始めて、行動の役割は第4章で取り上げることにする。においの精神生活には「心の眼」に見えるよりずっと重要なものがある。

二つの嗅覚

あなたにはいくつの嗅覚があるだろう？　「なんておかしな質問だろう」とあなたは思うかもしれない。「もちろんひとつだ」。鼻はひとつであり、においを一種類の感覚として経験する。しかし生物学者に――または料理長に――言わせると、あなたには少なくとも二つの嗅覚がある。

料理は人類文化の中心である。新しい風味を探すことがグローバル化の原動力だった。香辛料貿易はほかのどんな人間の営みにもまして、近代世界の社会経済的景観を形づくった[7]。二〇世紀の間、食料生産の工業化と人工調味料の発見によって、食は変化した[8]。味覚を喜ばせるもののほうが、ピカソよりも人類を魅了したのだ。

内観、すなわち「心の眼」は、食に関してまったく誤った考えを伝える。ほとんどの人は、食べ物の風味は口の中にあり、それが味わう経験だと思っている。しかしそうではない。あるいは少なくとも、そうでない場合もある。あなたは鼻で食べるのだ。この考えはまちがっているように思える。味は口の中にあると感じるのでは？　しかし「味わう」というのは、味蕾《みらい》だけの問題ではない。ひどく鼻が詰まっているときのことを考えてほしい。すべてが味気なくてつまらない。さらに、経験するすべての風味にくらべて、味覚受容体の数は少ない。舌の味覚受容体が反応するのは、食べ物の酸味、甘味、苦味、うま味、塩味……そして最近の研究によると、おそらく脂っこさの感覚だ[9]。これは風味の質の豊かさを考えると、きわめて限定的な味覚である。舌の上のどこにイチゴの受容体があるのだろう？　ミント、チェリー、チョコレート、スモーク、そしてニンニクの受容体は？　どこにもない。これらはすべて、鼻を経由して脳でつくられる質である。[10] そのため国際標準化機構は、「風味」は味覚および三叉《さんさ》神経の刺激のほかに嗅覚刺激を含み、「アロマ」はレトロネーザル（後鼻腔性）のにおいを指すと言明している。[11]
フロリダ大学の有力な味覚研究者リンダ・バルトシュクは、鼻は食べ物の強度知覚にまで影響すると説明している。「麻酔で鼓室《こしつ》神経を機能停止することができる。チョコレートやケチャップのような、スーパーで買えるようなありふれたものをテストしているとき、鼓索「味蕾に端を発する顔面神経の枝」を機能停止すると、こうしたありふれた食べ物の風味は五〇パーセントも落ちる！ 風味の強度が半分になるのだ。

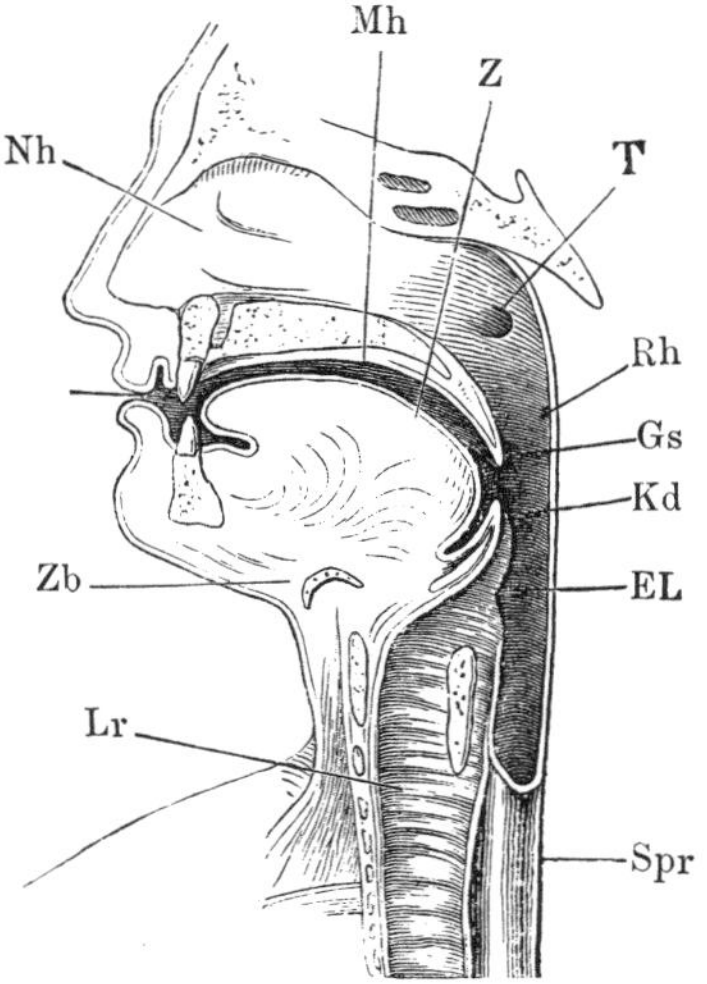

Vordere Hälfte des Kopfes, nebst Hals im Längsschnitte. *Spr* Speiseröhre; *Lr* Luftröhre; *Zb* Zungenbein; *Nh* Nasenhöhle; *Mh* Mundhöhle; *Z* Zunge; *T* Mündung der Ohrtrompete; *Rh* Rachenhöhle; *Gs* Gaumensegel; *Kd* Kehldeckel; *EL* Eingang in den Atmungsapparat.

図 3.1 レトロネーザル嗅覚の構造を示す歴史的図。咽頭（Rh）が口（Mh）を鼻腔（Nh）とつないでいる。気管（Lr）からの温かい空気が咽頭にたどり着き、食べ物のにおい物質を鼻上皮まで押し上げ、そこで感覚ニューロンにある嗅覚受容体と相互作用を行なう。出典：Quagga Media/Alamy Stock Photo

もしそのとおりなら、脳内におけるレトロネーザル嗅覚と味覚の相互作用は、存在する最も重要な現象のひとつである」

鼻でどうやって味わうのだろう？ においの化学物質の感知には二つの経路がある。「オルソネーザル過程」は、鼻から息を吸うときに起こる――これが私たちが嗅覚について語るときにふつう思い浮かべるものだ。そして「レトロネーザル過程」は、揮発性の分子が喉の奥から鼻上皮まで移動するときに起こる。図3・1を見てほしい。通路になっている咽頭が口と鼻をつないでいるのがわかる。この空間のおかげで、口の中で咀嚼《そしゃく》中に放たれる食べ物の分子が、喉の奥にたどり着くことができる。嚥下《えんげ》（飲み込む動作）のあと、肺から来る温かい空気によって、口腔内の風味分子が鼻上皮にたどり着き、相互作用を行なう。嚥下がエアポンプのような役割を果たして、肺と上皮をつなぐのだ。自分でこのメカニズムを試してみよう！ 指を鼻孔の真ん前に立てる。次に唾を飲み込んで。指に感じるのは、鼻から出てくる軽い空気の流れだ。それは肺から来ている。

このレトロネーザル経路は、嗅覚の鋭い種も含めたほとんどの動物とヒトとの差である。マウスにレトロネーザル経路はないし、イヌにもない。こうした動物はにおいを嗅ぎ出すことに長《た》けている。しかしおいしい食べ物を味わうのがどういうことか、けっして知ることはない。動物たちの世界はコーヒーの体験のようなものだ。コーヒーはオルソネーザルのにおいがすばらしく、あなたを朝、ベッドからおびき出す。すばらしい香りだが、その経験は残念な味で終わる。コーヒーはだいたい苦い（レトロネーザルのアロマは必ずしもオルソネーザルのにおいと一致するわけではない。そのことについては後ほど）。それほど多くの動物にはできないのに、どうしてヒトは風味を体験できるのか？ ヒトとほかの動物とでちがっているて、レトロネーザル嗅覚を可能にするのは、なくなった骨である。

進化の途中で、ヒトをはじめとする霊長類は鼻の中を横ぎる薄い骨を失い、結果的に一次鼻と二次鼻と呼ばれるものが形態的に分化した。[12] この骨はイヌのような「嗅覚鋭敏な」動物で、嗅覚のための道と呼吸のための道を分けている。この進化の結果、ヒトの嗅覚系の奥と呼吸系のそれとの区別がなくなり、鼻咽頭空間ができた。鼻の中の骨の消失が口を第二の鼻に変えたのだ。イヌとマウスはにおいを嗅ぎ出す鼻がひとつなのに対し、私たちは二つの鼻を発達させたと言える。

レトロネーザル嗅覚を提供する第二の鼻があるからこそ、食べ物の味はおもしろい。臭いチーズも耐えられるどころか、美味しくさえ感じられる。ひどい悪臭にもかかわらず、人びとがフランス産チーズを食べるのはなぜなのか、考えたことがあるだろうか？ あるいは、なぜコーヒーはすばらしい香りなのに、味は残念なのか？ オルソネーザルで経験することは、レトロネーザルで受け取るものから知覚する質と異なる場合がある――というか、そうであることが多い。この差異の一部は生理学的なものだ。肺からの空気の流れだけでなく、その温かさの変化のせいでもある。空気の流れによって、どの分子がどのくらいのスピードで最初に鼻上皮にたどり着くかが決まるので、受容体が認知するものは、時間的コード化の活性化パターンがその都度異なる（第5章、第8章参照）。したがって、同じにおいの源でも生理的な到達経路によって、かなり異なる質的体験を引き起こす可能性がある。これはきわめて興味深い現象であり、刺激を理解する感覚系なしでは説明できない。チーズをどう体験するかは、オルソネーザル経路とレトロネーザル経路とで異なるが、どちらの知覚も対象であるチーズの正しい感覚表現である。

オルソネーザルかレトロネーザルかで、運ばれるにおいの快楽性も異なる。臭いチーズはにおいを嗅ぐときより食べるときのほうが快い。逆にコーヒーの香りは、そのレトロネーザルな風味より快い。この相違は潜在的な報酬体験につながる可能性がある。コーヒーの味がそれほど残念になりうるのは、その風味の複雑さが、とても思わせぶりなオルソネーザルの香りと一致しないからである。チーズは経験を重ねるとさらに美味しくなることが多く、そのレトロネーザルな特徴がオルソネーザルのにおいではわからない快さを帯びている。心理学者のダナ・スモールらによる最近の研究で、におい物質のオルソネーザル処理とレトロネーザル処理で、神経系の反応が実際にちがうことが明らかになっている。[13]

なぜ風味は鼻でなく口の中で感じるのか？　風味は鼻から出ていることを知っても、それが現象として口の中にあると感じられることは変わらない。「オーラルリファラル」と呼ばれる現象だ。[14]どれだけ努力しても、認知力で風味のオーラルリファラルを見破り、その方向を変えることはできない。なぜなら、作用が起こる場所は口だからだ。統合された感覚としての自覚は、自発的行為の中心に能動的に結びつく。テリー・アクリーはこう強調している。「それは口の中で起こることである。ワインを――口当たり、質感、成分どうしの相互作用、そして甘味と酸味――をじっくり味わうと、それが実際にわかる。……あなたが満足するには、こうした口の中のプロセスすべてが望ましくなくてはならない」

おまけに、食べ物に毒や腐った成分を感知した場合、すばやい反応が必要不可欠である。「それは生物学的に理にかなっている。その風味が何か吐き出す必要のあるものなら、口の中にあると感じなくてはならないからだ」と言って、ペンシルヴェニア大学の神経科学者ジェイ・ゴットフリートは笑った。「もし風味が鼻の中にあると思っていたら、鼻から噴き出させたくなるだろう」

レトロネーザル嗅覚は、肺からの温かい空気のような、オルソネーザル経路のそれとは異なる生理的決定因を必要とする。生理学が知覚を支える仕組みより大きく寄与する――におい知覚が実際に何であるかを説明するのだ。知覚に対する理解を裏づけるのに、生理学的な細部に注意を払うことで実験データ以上のものが得られる。そしてそれが私たちの基本的な理論の前提に疑問を投げかける。経験される現象がその実際の質料因（事物を生む材料）と一致しないかもしれない（というか明らかに不一致である！）ことがわかると、意識に上る感覚の経路にさらに踏み込む、新しい哲学的思考が必要になる。

バルトシュクが指摘するのは、知覚の可観測性と内観経路は、私たちの活動経験につながっていることである。味わうことは味の知覚における自発的行為であり、嗅ぐというのはオルソネーザル嗅覚における吸入とつながる行為動詞である。ところが、レトロネーザルに経験される風味のための行為動詞はない。なぜならそこに自発的行為は関与していないからだ。風味は、味わうという意識的行動と同時に起こるのを経験されるのであって、独立した動きとして行なわれるのを経験されることはないので、経験としては味わうことと結びついている。そのため、内観すると経験の種類についてさえ惑わされることがあるのだ。

それでも、風味経験そのものは志向的であり、世界の事物について重要なことを教えてくれる。ロンドン大学の哲学者バリー・C・スミスは強調する。「ひとつの区別をはっきりさせるべきだ。風味知覚というものがあるのなら、知覚は何かの知覚でもある。人の知覚する状態は正しいか正しくないかのどちらかであり、あなたは正しく知覚しているか誤知覚しているかのどちらかだと言いたい。しかし、風味だと表現されているものがあることとはかかわりなく、風味だと言えるものが何もないなら、風味知覚はそれ自体のほかは何とも一致しない。それは表象力がいっさいない状態である。風味経験が脳によってつくられたときに存在する状態にすぎない。これはむしろ、かゆいとか痛いのに似ている」

この観点から考えて、哲学者はにおいの感覚には（オルソネーザルだけでなくレトロネーザルでも）表象力があると言うだろう。知覚が表象であるということは、何らかの方法で世の中の外的特徴にかかわる心的イメージを表現しているということであり、その表現が成功している、つまり正しいと言える条件があるにちがいないということである。しかし成功の条件を定義するのは容易でなく、とくに嗅覚では難しい。特定のにおい知覚がにおいのする物体の正しい表象であるとは、どういうことなのか？　なにしろ、においの経験はつねに観測者によってばらつきがある。においに対する知覚者の反応が一貫していないなら、どうしてにおいが現実の表象として役目を果たせるのか？　この疑問に答えるには、ばらつきの根源について考える必要がある。

意識的に知覚されるにおい

嗅覚とその認知とのつながりは、長いあいだ無視されてきた。知覚を命題形式で示される概念内容のある意識的現象として扱う、哲学的な先入観のせいだ。そのような先入観は、非概念的で意識されない多くの基本的な知覚能力を排除してしまう。そうした能力は、においオブジェクトの構成の分析にきわめて適しているのだ。

意識的知覚はつねに「概念内容」の形で分析される。私たちが世界について抱く信念は、感覚によって生成される概念内容を表現する。そのような内容は必然的に精巧さにばらつきがある。たとえば、「この二枚の靴下は色がちがう」とか、「ワグナーのオペラ『さまよえるオランダ人』の冒頭は調性破壊の初期の例である」などと私たちは言う。私たちの信念の精巧さのレベルは異なるかもしれないが、その内容の命題的態度は似ている。命題形式の知覚内容は正確さの条件の根底にあり、それが物理的実体の特徴とつながっている。色の感覚表象を電磁スペクトルの計算を用いて測定したとき、二枚の靴下の色がほんとうにちがっていれば、「この二枚の靴下は色がちがう」は正しい。

こういうふうににおいについて語ることは、三つの理由から容易でない。第一に、におい知覚が世界にある物体の「正しい表象」であるとはどういうことなのか、直観ではまったくわからない。たとえば、あなたはコーヒーがどんなにおいなのか知っているだろう。ところがコーヒーの香りに強い排泄物臭《はいせつぶつ》のある分子、インドールが存在することを知覚しない。インドールは立ちのぼるコーヒーの香り全体の一要素である。知覚にインドールがないのは正しくない経験なのか？　しかし、コーヒー知覚にインドールが入っていないのはその香りの正しい心的表象だ、と主張する前に、特定のにおいへの嗅覚感度が強くなっている妊婦に訊いてみよう。彼女はそれを知覚している可能性が高い。誰の知覚が「正しい」のか？　こう問いかけること自体がまちがっているようだ。

わからないのは表象の正しさだけではない。においの概念内容が何なのかはおろか、私たちがにおいを感じるとき、何を自覚しているのかさえ明らかではない。源を見ずに何かのにおいを嗅いだ場合のことを思い出してほしい。それが何かを言えないことが多い。においが何かの判断は、その源が見えるか見えないかで大きく変わる可能性がある。におい感覚の概念的な正体をとらえられないときでも、何かはっきり異なるもののにおいを感じる。このことから、次の疑問がわく。においの心的表象とは、実際のところ何を表わしているのだろう？

さらに、におい物質によって引き起こされているのに、においだと認識しない感覚に遭遇することもある——食べ物のにおいを思い出してほしい。

人は自分の精神生活や意思決定ににおいがおよぼす影響を過小評価している。たいていの人は、どの感覚をあきらめるかと訊かれると、ためらうことなく嗅覚を選ぶ。現代文明は視覚と聴覚に処理される情報に大きく依存しているので、これは妥当な選択に思える。しかし鼻に対する一般人の関心の薄さは気がかりなほどで、しばしば見当ちがいである。マッキャン・ワールドグループによる二〇一一年の調査は、若い人たちに、コンピューターや携帯電話のような電子機器をあきらめるか、それとも嗅覚を失うか、どちらがいいか訊いている[15]。すると一六歳から二二歳の回答者の半分以上が鼻に不利な票を投じたが、いまならもっと多いだろう。この考えをちょっと心にとめてほしい。ハイテク機器のような交換可能なものをあきらめるより、永遠に障害を負うつもりの若者が大勢いるのだ。

なぜ私たちは嗅覚を軽んじるのだろう？　それを意識することはほとんどない。ここで言っておきたいことがある。においはつねにはっきり自覚されるとはかぎらないが、そのように無自覚だからといって、嗅覚が意識経験に不可欠でないということではない。私たちの心は、年がら年中、意識してにおいをたどったり、においに注意を払ったりしていないだろう。だからといって、嗅覚の影響によって、ほかの感覚を含めた意識経験全体が変わらないわけではない。スミスは心から同意している。「においが処理されることで、人の経験はたえず変調されている。意識の背景のようなもので、人はそれに照らして変化や出来事を心に刻み、それに照らして自分の感情に、記憶に、食べ物探しに、あるいは人や場所や物事への関心や嫌悪に、影響する物事を選び出す」

嗅覚は、哲学者が「意識的気づき」、すなわち具体的に言及されうる明瞭な心的状態（「ボールのこの赤い色」や「この高い音」のような）として論じるものの一部とは限らない。においは嗅覚経験として前景になることとなく、世界の意識経験に埋め込まれることが多い。ある場所の空気がじっとりしているとか、新鮮だとか、眠くなるようだと感じるとき、あなたはその印象を嗅覚として引きずることはないだろう。あいまいな音や曇った空も含む一場面の、一般的な多感覚認識の一部にすぎない。ゴットフリートは次のようにつけ加えた。「嗅覚を失うことは一種の時空の収縮だということについて、哲学者が話すのを聞いたことがある。たとえば、もし私たちがいま海水のにおいを感じられたら、そのおかげで世界をより深く感じられる。嗅覚が使えないと、限られた時間と空間に閉じ込められた感じが強くなる。それはじつに説得力のある物の考え方だった」

今日、意識にのぼったにおいを直近のものから五つ思い出してみよう。その五つを正しい順序で覚えているどころか、意識にのぼった五つ、あるいは三つでさえ覚えていると、ほんとうに言えるだろうか？　最初は朝食のコーヒーかトーストのにおいだった？　おそらくあなたがいま急いでたどっているのは、今朝の直感像による記憶であって、嗅覚の記憶ではないだろう。よほど印象的なものでないかぎり、嗅覚が遭遇したものを覚えていることはまれだ。調香師などのにおいの専門家なら、はっきりしたにおいの知覚が日常的な認知風景の一部なので、覚えているかもしれない。しかし嗅覚が遭遇するものにほとんど注意を払わない普通の人にとって、ついさっき自覚したにおいでさえ思い出すのは難題である。ここで話しているのはおもに生物学的な制約ではなく、私たちが感覚によって伝えられる世界と、どれだけ注意深くかかわっているかである。

これは記憶形成と比較条件における注意の問題だ。この事実は嗅覚でも視覚でも同じである。ケラーはこう主張している。「これは記憶の問題である。何度も視覚で証明されている。画像が表示されていて、それが変化すれば誰もが言う。『あ、変わった』。しかしもし画像が表示され、変わってから覆い隠されたら、人びとはその変化を見つけるのに苦労する。自分が見た景観全体を覚えられないので、差がわかりにくいからだ」。それでもにおいとちがって、視野にあるものはつねに意識的に自覚している。同じことはヒトの嗅覚には言えない。においはとくに、知覚処理の意識と無意識の細い境界線上にあるようだ。

どうやって無意識の知覚が意識経験をつくるのか？　環境にある多くの嗅覚刺激は、閾値《いきち》または感知レベルに達しない。それでも、閾値下レベルの（意識的には知覚しない）刺激は、閾値を超える化合物の意識知覚に影響する。知覚におよぶ閾値下の影響は、難しくても測定できるし、純粋に興味深い現象である。

閾値下の力がおよぶのは、感覚内（嗅覚のさまざまな特徴や強度）に限定されず、クロスモーダルの相互作用（複数の感覚の相互作用）にも影響する。感覚系をレコーディングスタジオにあるコンソール上のスイッチのようなものと考えよう。ある感覚の増幅が知覚の複合全体に影響するので、ほかの感覚を弱めたり強めたりする調整が必要になる。[16] 嗅覚はあなたの心のレコーディングスタジオにおける、きわめて重要なスイッチなのだ。

アクリーはこう強調する。「閾値下の分子が閾値を超える分子［知覚閾値を超えるくらい高い濃度範囲の分子］に、その作用の仕方に、影響をおよぼしうることを示す実験の証拠はたくさんある。あらゆる種類の刺激の閾値下レベルが、ほかの刺激の閾値以上の境界に対する反応を変えることを示す、信頼できる実験はとても多い」。こうした発見は、視覚系と聴覚系に関する研究と一致する。同じように意識的知覚に対する閾値下の影響が発見されているのだ。[17]

「だからこそ、意識とは何かというそもそもの疑問が問題の中心になる。行動を測定する場合、被験者に意識経験について質問することができるからだ」。アクリーはこう続ける。「ある意味で、私たちは無意識の経験について被験者に質問することはできない。混合物中の閾値を超えるたくさんの化学物質がすべて、こうした受容体すべてを発現させていることを考えれば、無意識の経験は膨大であるはずだ。意識のレベルまで届かないことがたくさん進行している。あるいは、意識のレベルまで届くものに影響を与えるかもしれない」

このことが、におい経験の掘り下げた研究に難題を投げかける。それでも嗅覚に関する実験研究は、（とうとう！）におい経験のばらつきを身体的原因——たとえば受容体の遺伝的性質——と結びつけられるところまで到達した。どの刺激がどの濃度で閾値に到達するのかは、受容体の発現と感度しだいである。

鼻の受容体発現のパターンは個人によって変わるので、あなたの受容体発現パターンは私のものとちがう。そのうえ、においに対する感度も異なる。したがって、一定範囲の受容体と組み合わさって相互作用するにおい物質は、ちがう受容体レパートリーをもつ人では、ちがうように知覚されることがあっても不思議はない。このことは原理上、検証可能である。

二件の最近の（アンドレアス・ケラー、レスリー・ヴォスホール、松波宏明、ジョエル・メインランドがかかわった）研究で、嗅覚の遺伝基盤のちがいは、におい知覚の個人差に影響することがわかっている[18]。遺伝は嗅覚と密接につながっているのだ。さらに、ヒトゲノムには膨大な数の嗅覚受容体遺伝子があるので、多くの突然変異が生じうる。そのような突然変異が、におい経験の顕著な差異につながることもある。たとえば、パクチーがほんとうに嫌いな人もいる。成分のアルデヒドを、果物のような緑の香りではなく、石鹸《せっけん》のようで鼻につんとくると知覚するのだ。この知覚のちがいは、嗅覚受容体遺伝子の *OR6A2* に遺伝的差異があるせいだ[19]。

こうした例から、（私の青色の心的表象があなたの青色の心的表象と同じかどうか考える）クオリア（感覚質）のような従来の哲学者の関心事が、嗅覚の実証的検討につながるようになったことがうかがえる。バラのブレンドを与えられたとき、あなたも私もそれを「バラ」と呼ぶかもしれないが、二人の受容体レパートリーがちがえば、あなたの質的経験は私のものとはちがう（クオリアがどう食いちがうのか、それが心のレベルで何を意味するかは別の問題であって、評価がはるかに難しい。その理由のひとつは、「クオリア」とは実際に何なのか、ついでに言えば、それが存在するのかどうか、意見が一致していないらしいことにある[20]）。

知覚を明らかにする分野は生物学だけではない。心理学もある。そういう意味では、状況や学習行動の影響がきわめて重要だ。たとえば、感覚能力に関する異文化間研究は、においのなじみ深さがその閾値に影響するという事実を示している。においがなじみ深いほど、それを感知するための閾値は低くなる。[21] 嗅覚は個人間でばらつきが多いが、そのばらつきは無作為ではない。基本的な原因因子やメカニズムとつながっており、そうした因子は研究できるようになっている。

嗅覚のために私たちは「既知の事実という社会通念」を乗り越えなくてはならない。においは直接考察するもの、あるいは合理的に認知構造に統合するものとして、心に示されるわけではない。それどころか、内面の精神生活の一部として、わかりにくいが多様なにおいの存在を明らかにするには、かなりの努力と意識的熟考が必要な場合もある。嗅覚に注意を払ってはじめて認識されるにおいもあり、注意を向けて嗅覚経験の内容を分析するには、かなりの努力が必要だ（第9章参照）。

ゴードン・シェファードは、研究者仲間である感覚科学者のエイヴリー・ギルバートとのやり取りを記憶している。「人間はにおいを嗅ぎつけることがそれほど苦手ではないとわかってもらうために、何かをする必要があると私は気づき始めた。それでこの短い論文『ヒトの嗅覚——私たちが考えるより優れている？』を書いた[22]」。そしてシェファードは笑った。「するとエイヴリーがメールを送ってきて、こう言った。いやいや、あなたはタイトルをまちがえている。こうするべきだ……『ヒトの嗅覚——私たちが考えるから優れている？』」

そうなると、においを感じているとき私たちは何を自覚しているのか、という疑問が生じる。心と脳は鼻からの情報をどう処理するのか？　そしてそのような情報は何のためなのか？　この目に見えない壮大なにおい生活への最初の一歩は、文字どおり、心にとめておくべき意義あることだ。なぜなら、意識のある心に見えるものは、その謎のほんの一部しか明らかにしないからだ。意識経験に入ってくる嗅覚すべてが、概念対象として、というかはっきりと嗅覚対象としてさえ、扱われるわけではない。だからといって、それらが意識的気づきにとって実在しないということではない。意識経験にとっての感覚背景として、においの知覚は景観の認知表象全体に能動的に貢献する。しかし同時に、においの意識的な気づきには再考が必要である。

認知対象としてのにおい

においの意識経験は首尾一貫した一律の説明を受けつけない。「においは知覚の中でも非常にあいまいだ。視覚の場合、あなたは対象を見て、対象をたどり、対象を知覚できる。においはこっそり入ってくる。突然そこにあるのだ。あるいは、たどることはできる。しかし一般的に、においについて起こるのは『あっ、何かがにおう！』という感じだ。でも、それはすでにそこにある。私はこのことにだいぶ前から気づいていたが、いまようやく、それを意識している」とケベック大学トロワリヴィエール校の臨床科学者ヨハネス・フラスネリは述べている。自然に意識にのぼるとき、香りは不意を突くことがある。嗅覚の対象が概念化しにくいのは、嗅覚は（視覚とちがって）つねに意識的な精神生活の最前線にあるわけではないからなのか？

二つの香りが同じかどうかを判断することのほうが、その名前を言うことより簡単だ。ふと気づくと、あのにおいは何だろう、と考えていることがある。においの心的イメージの意味は、つねにあいまいなのだ。においの源が目に見えない、またはわからないときはいつも、このことを実感できる。嗅覚の知覚内容は、目に見える源に影響を受けるが、縛られてはいない。

においだけで示されると、目に見える源とともに示されるときとは、かなり異なる心的イメージと連想を引き起こすことがある。ハンス・ヘニングは、においの意味論におけるこの固有の文脈性を、一九一六年に早くも発見した（第1章参照）。ヘニングはにおいの特定に視覚の手がかりがおよぼす影響を実証したのだ。これによって、根本的な方法論的区別を導入することになった。それは「真のにおい（Gegebenheitsgeruch）、つまり観測者が目を閉じて嗅いでいて、においの性質を知らずに感じるものと、対象性のにおい（Gegenstandsgeruch）、つまり（色のように）対象に投射され、その対象から発していることが知られていて、連想による補完でゆがめられがちなもの」との区別だ。

ワイツマン科学研究所の神経化学者ノーム・ソベルは、この区別を単純なテストで疑い深い人たちに実証したがる。[23] キッチンに行くだけでいい。こんど冷蔵庫の前に立ったら、目隠しをしてその中味のにおいを嗅いでみてほしい。友だちに頼んで食材をランダムに選んで、においを嗅がせてもらい、試しにその名前を言ってみよう。これが驚くほど難しい。その食材はあなたが知っているものであり、あなた自身が買って冷蔵庫に入れたものだ。したがって、特定のにおいとその性質をよく知っているかどうかだけの問題ではない。この経験では二種類の処理、すなわちにおいを知覚することと、においの名前を言うことが切り離される。あなたは確かに何かのにおいを感じ、その何かをほかの何かのにおいと区別することはできる。だがその名前を言い当てることが、いまいましいほど難しいのだ！

そういうわけで、原因となるもの（におい物質）は、においの源とその心的イメージの意味との単なる橋渡し役ではない。これは実務的にも重要である。ドレスデン工科大学の臨床科学者トマス・フンメルは言っている。「これは私たちがにおい特定キットで臨床検査をするときの問題点だと、心得なくてはならない」。この検査は「通常、においを示す。あなたはそれを嗅ぎ、その正体を突き止めるのにかなり苦労する。たとえそれがパイナップルのように、いかにもありふれたものでも関係ない。だからこそ、秘訣はにおいを提示するだけでなく、記述語〔訳注：物事の検索や分類に用いる対象の特徴がわかるキーワード〕のリストも提供することだ。記述語のリストには、たとえばタール、草、皮革、パイナップルが入るだろう。それなら、もし嗅覚があれば、パイナップルを特定するのは容易だ」

においと言葉のやっかいな関係はしばしば論じられ、嗅覚の認知基盤に対する哲学者と一般の無関心を助長した。名前を言うことの難しさが、嗅覚に認知基盤があることをあからさまに否定し、動物のような本能的感覚としてしか理解できないとする、おもな理由なのかもしれない。なぜなら、人間の心を観察できる――目に見え、耳に聞こえる――形で表現する役割を果たすのが言語だからだ。その意味論は、認知、意志、そして意図の伝達手段であり鏡である。言語にとらえられないものは扱いにくく、研究に慎重を要する。しかし、においは言い表わせないという通念は、全面的な見直しが必要だ。

一般的には、嗅覚のための適切な用語集はないと考えられている。それは事実ではない。色との比較を考えよう。もちろん、私たちは虹の基本色を挙げることはできる。しかし、色の専門家でなければ聞いたこともないような色の名前もある――ミカド（派手な黄色）、グローカス（淡い青緑色）、ザナドゥー（グレーがかった緑色）、等々。これは嗅覚の場合と似ている。一般的分類の通称（花香、果実香、木香）と、使うのには訓練が必要なより具体的な用語（ブルーベリーやイランイラン）がある。重要なのは単に言葉があるということではなく、それをうまく使うことである。名前を挙げられる風味（レトロネーザルのにおい）をすべて考えてみよう。

具体的な訓練なしでは、においの独特な性質を定義するのは難しい。しかし複雑な視覚対象の中にも、顔のように同じく表現の難しいものがある。シェファードはこう応じている。「におい知覚と風味知覚の言葉による表現の問題が難しいのは、それがまさに、目に見える視覚パターンについての問題だからである。においは不ぞろいであり、そのため私は顔との比較を用いる。[24]誰かの顔を、その人を知らない他人に対して正確に説明するための用語集はない。なにしろ顔は不ぞろいなものだ。……垂直とか水平とか何だとかとは言えない。そう、ただ眼が二つあって、鼻があって、口がある。しかし、誰かの顔をほかの一〇〇〇の顔から探し出せるように、その特徴を述べるにはどうすればいいのか？　ほぼ不可能だ。そしてそれはにおいについても同じである」。用語集自体が問題ではないのだ。

においの認識と視覚対象のそれの何がちがうかというと、嗅覚を適切な名前――すなわち固有の識別名――と結びつける難しさだ。たとえ嗅覚の表現を思いついたとしても、それは人によって大きく異なる。ルモイン・カレッジの心理学者テレサ・ホワイトが、点と点をつないで全容を明らかにしている。「正直言って、人は固有の識別名を考え出すのが下手くそだ。名前を言い当てることができず、二つ三つのものを続けてリコリスだと言うが、実際にはそれぞれ異なる。その理由のひとつは、においを知覚するためには多くの受容体が必要であり、その中にはとても活動的なものもあれば、そうでもないものもあることだろう。多種多様なにおい物質の知覚に用いられる受容体もある。ひょっとするとそのせいで、自分が嗅いでいるものが正確に何であるかを混同し、そのために、それを厳密なラベルと結びつけられないのかもしれない。世の中にあるオレンジすべてについて、ラベルはひとつだと考えている場合、ミカンのようなものでも、オレンジのにおいだと感じるかもしれない。レモンに近いものでも、オレンジのにおいだと感じるかもしれない。その一方、［ほかの感覚系では］さまざまな種類の刺激について、何に特定のラベルをつけるかという割り振りはとても厳密だ。においの場合はパンケーキの形のようにまちまちである。とても幅があって、関与する受容体の数を反映しているのではないかと思う。それは言葉にともなう難しさではないだろうか」。そのような受容体から先のにおいコード化の決定不全性が、実際に、におい知覚のあいまいさにつながっているのだろう（第6〜9章参照）。

人がにおいに識別名となる固有の一般的な単語を割り当てることが、ひどく苦手なことは知られている。これは内因性の生物学的な特性なのか、それとも、においの認知作用を軽んじる文化的要因がかかわるのか？　まず、この現象は進化的発達における経済的トレードオフに思える。もっともらしい科学的な説明もある。嗅覚と言語の処理が神経によるコード化で皮質資源を共有しているというのだ。つまり、ヒトでは言語処理が増えた結果として、嗅覚作用が縮小した可能性があるということだ。においに言葉を当てはめることの難しさは、このトレードオフ仮説のさらなる証拠とみなされる。においの名前を言うときの言語能力の乏しさは、ヒト生物学の一般的な状態を映し出しているのだ。ホワイトはこうつけ加えている。「タイラー・ローリッグなら、特定のにおいを言葉に結びつけることに関しては、脳の限界があると言うだろう[25]」。いまのところ、この説明が決定的かどうかは定かでない。

人類学の研究によると、においを表わす言葉の範囲が限られているのは、生物学的事実ではない。文化的または行動学的な無関心に根ざしているのかもしれない。嗅覚にまつわる習慣や風習の豊かな文化と関係する、においの広い語彙を用いる社会もある、と（元ラドバウド大学、現在ヨーク大学の）認知科学者アシファ・マジドは強調している。彼女の言語に関する研究は、南アジアの地域社会も取り込んでいる。マジドの説明によると、タイの先住民族の「ジャハイ人にとって」、においは社会的に最も重要だという[26]。「二種類の肉をひとつの火で料理してはならない。ジャハイ人は肉のにおいが混ざらないように、ある程度距離をあけて、火を二カ所で別々におこす。もしにおいが混ざったら、天の雷神が嗅ぎつける。それは悪いことだ。もしそうなったらタブーを破ることになる。さらに、特定のにおいは病気の原因になるが、別のにおいを使ってそれに対抗できる。また、兄と妹は近すぎる場所にすわってはならない。なぜなら、二人のにおいが混ざることは一種の近親相姦であって、起きてはならないことだからだ」

言語と行動の異文化間研究は新鮮な洞察をもたらし、知覚と認知をつなぐ条件に広い範囲から注意を引きつける可能性がある。言語の文化的差異にマジドが注目したのは、もともと認知の原理に興味があったからだ。「私は心の仕組みに興味がある。私のアプローチ方法は、多様な異言語・異文化のサンプルを調べ、多様な文化を超えて似ているのは何か、異なるのは何か、さらにはそこからヒトに特有のものと人びとが共有しているものについて何がわかるか、理解することだ。私は言語が得意とすることだけでなく、苦手なことについても考えるようになった。人はたいてい、言語がとくに適していることを見つけようとする。しかし私としては、言語が役に立たない場面や、私たちが苦労する場面、そしてそのことから、言語が何のために発展したのか、私たちの知覚系にどうつながるのかについて、何がわかるか考えることが有益だと思った」

ジャハイ人に加えて突破口を開いたのは、マジドが院生のエヴェリナ・ヴヌクとともに発表した、マニク人のにおいに関する語彙を記録した二〇一四年の研究である。[27] マニク人のにおい用語は、目に見える対象から派生した――ニンニク臭やバラの香りのような――言葉だけではなく、嗅覚の概念上の分類も明らかにしている。その分類はにおいを発する物ではなく性質に関係しており、異なる種類の物を包括的な用語にまとめている。認知のルール――いかにして知覚対象が概念対象に変わるのか――は文化によって伝えられるのか？

こうした結果とそれを一般化できるかどうかの解釈については、意見が分かれている。ヨナス・オロフソンはこう述べている。「この問題に切り込む方法はたくさんある。文化がもたらすにおい用語の習得は、普遍的な言語制約の見解と矛盾すると考えるのは、根本的な誤解だろう」。彼はこうつけ加えた。「においを言葉で表現できないのは……私たちにできることに生物学的限界があるということだとは言っていない[28]。しかし私たちにとって、視覚素材のようなほかの種類の素材を言葉にするより、難しいように思える。この限界は、ほかのいかなる生物学的限界とも同じで、つねに量化される」。においの言葉のあいまいさとばらつきは、認知作用の限界ではないかもしれない。においのコード化が受容体レベルでどう分配されるかの結果かもしれない、とホワイトは述べている。

そのうえ、においの言葉をどう使うかには重要なちがいがある、とオロフソンは補足した。「私たち自身の文化にも、においの専門家がいる。彼らはにおいの表現がすばらしくうまい。においの言葉に普遍的な限界はないが、制約はあるかもしれない。この種の言語知識は習得するのが難しい。ある意味、これは二つの別々の問題と考えなくてはならないと思う——学習と、その種の生物学的限界だ」

嗅覚学習における言語能力を理解するには、においの語彙が多様であるという事実を考慮しなくてはならない。においや風味の素材の範囲が広大であるため、専門家の語彙も必然的に特定分野のものになる。たとえば、ワイン鑑定家のアロマに関する語彙は、ビールやコーヒーの専門家のものとは異なる。重要なちがいは「苦み」のカテゴリーだ（厳密に言うと苦みは味であり、それで要点が理解しやすくなる）。ワインテイスティングでの苦みは、悪いワインの特徴である。ビールとコーヒーでは、さまざまなスタイルやブランドを区別する質的特徴である。ビールとコーヒーでは苦みの分類を明確にする必要があるので、その専門家は、苦みのさまざまな差異と分類に取り組む。ワイン鑑定家はこのステップを飛ばす。ひとつの微妙な苦い香りを別のものと区別できない。このカテゴリーで知覚を区別するよう訓練されていないからだ。分野特有の語彙は、同じ分野でも実践する人によって大きく異なる。カリフォルニアのナパヴァレーにあるコルギン・セラーズのワイン醸造家アリソン・トージアが、このことを裏づけている。「私たちはつねにワインについてあらゆる表現を使っている。そして自分自身の会話に磨きをかけている。しかし別のブドウ園に足を踏み入れたら、……あなたたち、何の話をしているの？　という感じになる」。においの言葉は慣習化のルールに大きく左右される。マジドはこう結論づけている。「慣習化された語彙がある場合、それはコミュニティの中で話をする人全員が共有するものである」

言葉の使用がどうして知覚を認知に結びつけるのか、逆に認知を知覚に結びつけるのか、明らかにはほど遠い。また、経験を表現するときの説明が難しいからと、従来、嗅覚を認知的に単純な感覚として脇に追いやっていた知識人の態度は、三つの誤った思い込みにしたがっていることがわかった。内観は知覚分析のための確かな情報源である（風味の場合はそうではなかった）、意識経験は知覚機構の主要因である（この経験を左右する無意識の影響を無視している）、言葉は経験を映し出す（言葉での表現は認知と文化の産物であり、意識的知覚内容を分析するための「独立した道具」にならないことを無視している）――この三つの思い込みすべてが、認知対象としてのにおいに対する理解の見直しを促す。

におい知覚を、「心の内なる眼」とその命題形式での表現によって、十分に説明することはできない。意味論に重点を置くことは人をまどわす。意味論的なラベルは、においの原因を一義的に表現するものではない。この点は哲学的な話にとどまらず、実験設計にも影響する。ヴォスホールはこう主張する。「この分野は言葉を脱する必要があると思う。物事を意味記述するのをやめなくてはならない」。知覚内容を言葉に置き換えることで、歴史的および文化的な意味論の文脈性を見落としてしまう。ヴォスホールが言及しているのは、アンドリュー・ドラヴニークスの『におい特性プロファイルの図解書（*Atlas of Odor Character Profiles*）』、一九八五年からのにおい記述語の一覧であり、いまも嗅覚心理物理学者が日常的に使っている。[29]「この一四六の記述語は……いまから五〇年後、半分が人びとに理解できないものになる。なぜならきわめて特定的であり、その文化にある製品や材料にもとづいているからだ。一五〇〇年代の料理本を読んでいるようなものだろう！　材料がどんなものか、食べ物がどんなスタイルなのか、まったくわからない。誰かをよみがえらせずに、それがどんな料理なのか、どんな味がするのかを知るために……時間旅行をすることはできない」

だからといって、言葉の使用からはにおいの認知作用について何もわからないということではない。内容をつくり出すにおい経験の心理学的ルーツを、言葉の表現から推測することはできないだけである。「心理物理学の未来は意味論ではなく、分子がどれだけ似ているか、それを区別できるかを、人はどうやって判断するのかを調べることだと、私は思う」と、ヴォスホールは結論づけている。

言葉は内的経験を伝える認知的手がかりとして役に立つ。しかしにおいの分類プロセスは、においの名前を言うことと同じではない。ギルバートは首を振った。「まるで言葉による特徴描写は、分子の軌道構造にコード化されているかのようだ。哲学的に、それはまちがっている」。ゴットフリートはこう応じた。「人間は物事に名前をつけずにはいられない。対象と、名前と、現実と、そういうものすべてにまつわる、興味深い哲学的伝統がある。マグリットがうまいことを言った。『これはパイプではない』」[30]〔訳注：ルネ・マグリットの絵画作品『イメージの裏切り』のこと。写実的に描かれたパイプの絵の下に、「これはパイプではない」という一文が書かれている〕

代案は、におい経験の対象を中心に知覚を定義する、もっと物質主義的な見方なのか？　結局、におい知覚は私たちの外にある何か、目に見えない分子情報の世界に対する反応だ。しかし、知覚内容をその源泉である物質と照合することには、それなりの注意が必要である。

におい知覚の内容は原因となる物体とイコールではない

におい知覚で意識が向けられる標的が何であるかは、直観ではまったくわからない。パラダイム感覚としての視覚は、おもに物体認識という観点で組み立てられる。視覚対象には形と色があり、対象の心的表象がそうした特性と相関しているかどうかを確認できる。聴覚の場合、対象と関係する事象が側頭葉《そくとうよう》で聞こえる。触覚は異物との相互作用を直接感じさせる。こうした感覚による遭遇では、物質の存在、位置、そして境界や離散性のような、客体性と広く関連する特性がもたらされる。

においも同じように有形物を伝えるのか？　もしそうなら、どれを？　ノースカロライナ大学チャペルヒル校の哲学者ウィリアム・ライカンによると、ありえるにおい知覚の対象には三つの選択肢があるという[31]。第一に、揮発性物質を放つ物体がある。火にかけられてグツグツいっているシチューのような、マクロな有形物だ。第二に、揮発性物質そのものがある。つまりにおい物質と（空気の流れのような）独自の原因特性である。第三に、シチューのにおいやバラの香りのような心的イメージがある。この三つの分析レベル間のつながりは線形ではなく、分野横断的である（第9章参照）。

その物質的基盤が、多くのにおい知覚の特性を説明する。分子は光子とくらべて、かなりゆっくり移動する。マクロな発生源が消えたずっとあとも、揮発性物質の一部は残る。タバコ休憩のあと部屋や繊維製品に残っている冷煙、立ちこめる強い香水、夕食後の食べ物のにおい。鼻は目に見える源に縛られない感覚信号を、心に送ることができる。さらに、におい感覚はさまざまな物体から生まれる可能性がある。臭いチーズのエポワスについて考えよう（そのにおいがあまりに強烈なので、パリでは公共交通機関への持ち込みが禁止されている）。別の源でこのにおいの経験を引き起こすこともできる。チーズがある必要はまったくない。悪意ある調香師が、顧客をびっくりさせるか、辞表を出すために、合成混合物をつくり出したのかもしれない。

分子から知覚へ、または逆に心的イメージから物質へという推論は、誤った発想だ。原因となる物体（におい物質）は、におい発生源とその心的イメージの意味との単なる橋渡し役ではない。この考えは、心と脳がどうやって分子からにおいをつくるのか、そしてにおいのイメージは何なのかを説明するプロセスを避けている。さらに、知覚の原因としての刺激の役割を誤って伝える。におい知覚の内容は、におい物質の微細構造を参照することでは説明できない。

視覚との比較が役に立つだろう。色覚は波長の計算である。この点で、においは刺激の化学成分の感覚表現を示している。色を電磁スペクトルと関連づける光物理学者と同じように、分析化学者のように考えて、においオブジェクトの集団を分子基盤に割り当て、においの質につながる官能基、ベンゼン環、そして二重結合を調べるのはもっともらしい。ネヴァダ大学リノ校の哲学者ベンジャミン・ヤングは、この考えを「分子構造理論」として受け入れた[32]。

しかし、あなたが合成化合物を設計する化学者でないかぎり、これはにおい知覚の内容を分析するモデルを提供するどころか、嗅覚を理解する助けにもならない。においの質と刺激の化学的構造の関係は、きわめて複雑である。刺激の化学的構造によるにおいの説明には、分子情報をコード化するシステムのモデルが必要だ。ついでに言えば、この原理は同様に視覚その他の系にも当てはまる。

システム理論の観点からすると、嗅覚における刺激のコード化は、いくつかの重要な点で視覚系とは異なる[33]。色覚では、波長が受容体細胞によって一定範囲に細分化され、色カテゴリーを個別に算出し、知覚の質を物理特性に一貫して割り当てることが可能である。嗅覚の場合、構造とにおいは一様に直線的には対応しない。においのタイプでにおい物質間に構造的相同性が生じることはないのだ。かなり異なるにおい物質が、同じ知覚の質をもたらし、逆に、似たようなにおい物質が、かなり異なるにおいの質をつくり出す——この点は刺激単独ではなく、システムのコード化の原理に関連している。刺激は知覚の原因であり、知覚イメージがその内容だ。この二つの因子がどうつながるかが問題なのである。

視覚系からもそのことはわかる。波長としての色について、その感覚系の仕組みに関するモデルがなければ理解できない。ピンクを考えよう。ピンク色は電磁スペクトルと関係がなく、そのため私たちは物理的対象の性質としてピンクを経験することはできない。ピンクの知覚は脳のでっち上げなのだ。具体的には、物理的にありえないものの感覚表現である。矛盾しているように聞こえるが、私たちはピンクを見ているとき、刺激の「隙間」を知覚している。この隙間は「白い光マイナス緑の光」の感覚計算をしている脳に頼っている。ピンク色は刺激のないところに心が「色を塗る」結果であり、世界の物理的特性の直接的表象ではなく、それを神経が計算したようなものなのだ。言い換えれば、物理的特性ではなく計算による特性である。知覚内容の物理的基盤は、コード化システムの観点から分析されなくてはならない。

においの知覚計算を示す絶好の例は、ソベルによる「嗅覚の白」の発見である。[34] 嗅覚の白は、多様な重複しない化学特性をもつ分子を三〇種類以上混ぜ合わせると生まれる、特徴のないにおいの質である。嗅覚の白について注目に値するのは、その質である。それには関連する（たとえばリンゴというような）普通の意味ある物体はない。そのにおいに自然界で遭遇することはない。当てはまる普通の物体はないので、どんな種類の物体にその内容が対応するのかを問うのは無意味だ。

さらに、嗅覚の白には固有の確定された微細構造がない。混ぜ合わせるのは、微細構造が重複していないかぎり、どんな三〇種類の分子の集合でもかまわないことに注意してほしい。嗅覚の白は、特定の分子または分子特性のセットによって生まれるのではない。物理的刺激情報の洪水に対処せざるをえないとき、脳は嗅覚の白の知覚をつくり出す。ほかにどうするべきかわからないとき、脳は嗅覚の白をつくり出すのだ。色覚の白と同じである。視覚の場合、脳は可視光スペクトル全体に直面すると、過剰な情報で対処できない。だから白をつくり出す。

嗅覚の白と視覚の白は、コード化システムによってつくられる計算特性である。

嗅覚の白の実験研究は容易でない。混合物には、におい物質が等しい強度で含まれていなくてはならない。しかし、揮発性物質の蒸発速度が変化するせいで強度はすぐに変わり、嗅覚の白の組み合わせが別のものになって、知覚される質も変化する。クリスチャン・マーゴットが詳細を説明している。物質は蒸発する。「揮発性物質はどれも通常の状態で蒸発する。閉鎖系であれば、一定の圧力と温度での液体と蒸気の平衡分配は定数である。便宜上、この定数は蒸気圧と呼ばれる。しかし普通に芳香やアロマを経験するとき、平衡が実現することはまれである。なぜなら、必ず開放系があって、そこでは通気が分子をこっそり奪っていたり、拡散作用で分子が少しずつ薄れたりするからだ」。蒸発速度は重要な意味をもつ決定因である。「蒸発速度は、蒸気圧や蒸発のエンタルピー［熱力学系の計算できる特性］と関係する可能性がある。さらに問題になることがある――なぜなら速度は平衡のことではなく、どれだけ速く平衡に到達するかだからだ」

マーゴットは目の前のビールを指さして、日常生活で化学がどう物事を支配しているかを示した。「アルコールは水にとらわれている。だから苦労するが、つねに液体の相と蒸気の相の平衡を構築しようとする。そのために一部の水と協力する。しかし閉鎖系ではない――風があるし、ときどき私がグラスを傾けている――ので、アルコール相は消えてしまう。このように蒸発のプロセス、つまり変動は、液相にあるものに――さらに相互作用や、気相にあるものにも――大きく影響される。パラフィン溶液にアルコールを入れたら、相互作用は最低限になる。アルコールはかなり容易に消える。混合物に含まれる香料も同じだ。強く作用し合う成分もあれば、反発し合うものもある。だからもしオイルがあれば、アルコールを追い払って安泰だ。消えてくれ、私を疎水性溶液のなかに放っておいてくれ、というわけだ」と彼は笑った。コネチカット大学の化学者トマス・ヘッティンガーは、別の難題をつけ加えた。混合物間の強度を合わせることだ。「強度を合わせるなど、そもそもとても実行が難しい！」。すべての成分が等しい強度で混ぜ合わされているものは、実験用の人工物であって、自然の混合物とは異なる。ヘッティンガーはこうも言っている。「三〇種類のものが等しい強度で合わさっていることを確認しても、それは自然界ではけっして起こらない。三〇のものが等しい強度になることはない。強いものと弱いものがあり、ほかよりはるかに強いものもあるのが普通だ。そのため、単一の化学物質がにおいや物を支配することになる」。こうしたことは嗅覚心理物理学にとって、嗅覚の白の場合はさらなる検討が求められるので、原理の証明としてきわめて重要な考慮事項である。ギルバートによると、材料ごとの蒸気圧の差異が知覚結果（嗅覚の白）にあまり影響しないかもしれないという事実は、現象が安定している可能性を示している。マーゴットはこう推断する。「概念的には、それを行なったことはとてもすばらしい」

色知覚だけでなくにおい知覚の内容も、物理的特性を神経信号としてコード化して計算する感覚系によって決まる。したがって、嗅覚系が視覚系と異なるコード化原理をともなうことは重要である（第6～8章参照）。なぜなら、こうした原理は知覚の分類プロセスを決定するからだ（第9章参照）。さらに、嗅覚における刺激と反応の線形モデルの難しさは、ここで終わりではない。

においの化学はおそろしく複雑だ。嗅覚における特性のコード化は、多次元刺激を扱う。約五〇〇〇個の分子パラメーターが、受容体結合で原因となるにおい物質を決める。これを視覚系と比較すると、視覚では波長の低次元パラメーターが色の可視スペクトルを定める。あとの章で、システムによって刺激コード化のアフォーダンス〔訳注：環境がヒトや動物に影響を与え感情や行動を促したり抑えたりする性質〕がどう異なるかを、詳しく説明する。さしあたって、刺激の知覚計算が異なるという事実そのものを探ろう。

物のにおい

二〇世紀の間ずっと、化学者は分子構造からにおいを予測したいと望んでいた。しかし、彼らを突き動かす関心はにおいの知覚ではなく、香り高い合成物質の商業生産にあった。「そういうことをしている化学者が大勢いたと言わざるをえない」とギルバートは言った。「そしてその一部は業界内でのことだった。人びとは新しい分子を開発し、それが商業的に再現できるかどうか確認するためにテストしていた。そういう人たちが解明しようとしていたのは……ヒドロキシル基はにおいをもっと香ばしくできるか？　何らかの化学的コードがあるのか？　それは無駄足だった。においはここにあるからだ」と言って、彼は頭を指さした。「においはどんな構造にもコード化されない」

香料化学は分子構造とにおいの関係の研究を続けているが、たいてい生物学を考慮していない。この戦略には実利的な理由がある、とヴォスホールは述べている。「彼らはすばらしい香水を生み出す香りの材料をつくる必要があり、基礎化学にはあまり関心がない。実業界にいるので、金を儲ける必要がある。だから材料をつくる必要があるので、〔生物学的詳細を研究する〕時間がない」

しかし化学は知覚空間と一致しない。スミスは警告する。「におい物質の構造すべてがわかれば、知覚の種類がわかるというのは、化学者の幻想だ。そううまく行かない。多少は無理に合わせられるが、それが限界だ。におい知覚や、分子と知覚者の橋渡し役としてのにおいの本質に対して、深い洞察は得られないと思う」

　それにしても、構造においモデルの類似性を決めるのは何なのか？　マーゴットはこう言っている。「なぜ二個の分子が似ているのか、なぜちがうのかを徹底的に考えれば、見方はたくさんある。二個の分子が似ている、または似ていないと知る、あるいはそう主張するための絶対的なルールはない。なぜなら、理論上はよく似ているように見えるかもしれないが、その間には底知れぬ深い溝もある。エナンチオマーと呼ばれる鏡像体の場合と同じように、よく似ているように見えるが、結局まったくちがう」

　嗅覚における分子構造とにおいの関係は、まさに不規則だらけである。[35]　等比体積分子のように、かなり異なるにおいを生成するのに、ほぼ構造がそっくりのにおい物質の例がいくつかある。逆に、構造的に異なる分子が、驚くほど似たにおいを発することもある。その好例が麝香《ムスク》だ。多くの香料に見られる材料のムスクは、図3・2でわかるように、ガラクソリドのような多環状ムスク、ムスコンのような大環状ムスク、ムスクキシレンのようなニトロムスク、ヘルベトリドのような脂環式ムスクと、とても変化に富んでいる。鼻はどうやって、すべて麝香の香りがすると知るのだろう？

　さらに、単分子混合物でもつねに一貫した知覚反応を起こすわけではない。いくつかの注目すべき例では、濃度の変化が本来均一な溶液のにおいを変える。エチルアミン（$CH_3CH_2NH_2$）を取り上げよう。高濃度では、その性質は「アンモニアのよう」で、薄められると「魚のよう」になる。同じように、ジフェニルメタン（$(C_6H_5)_2CH_2$）は高濃度では「オレンジ」のにおいがして、薄められると「ゼラニウム」のにおいがする。[36]

　しかしケラーの主張によると、こうした例が知られているのは公表バイアスを反映しているという。「においの九九・五パーセントは、知覚される質がまったく変わらない。それを引用できる？　いいえ、

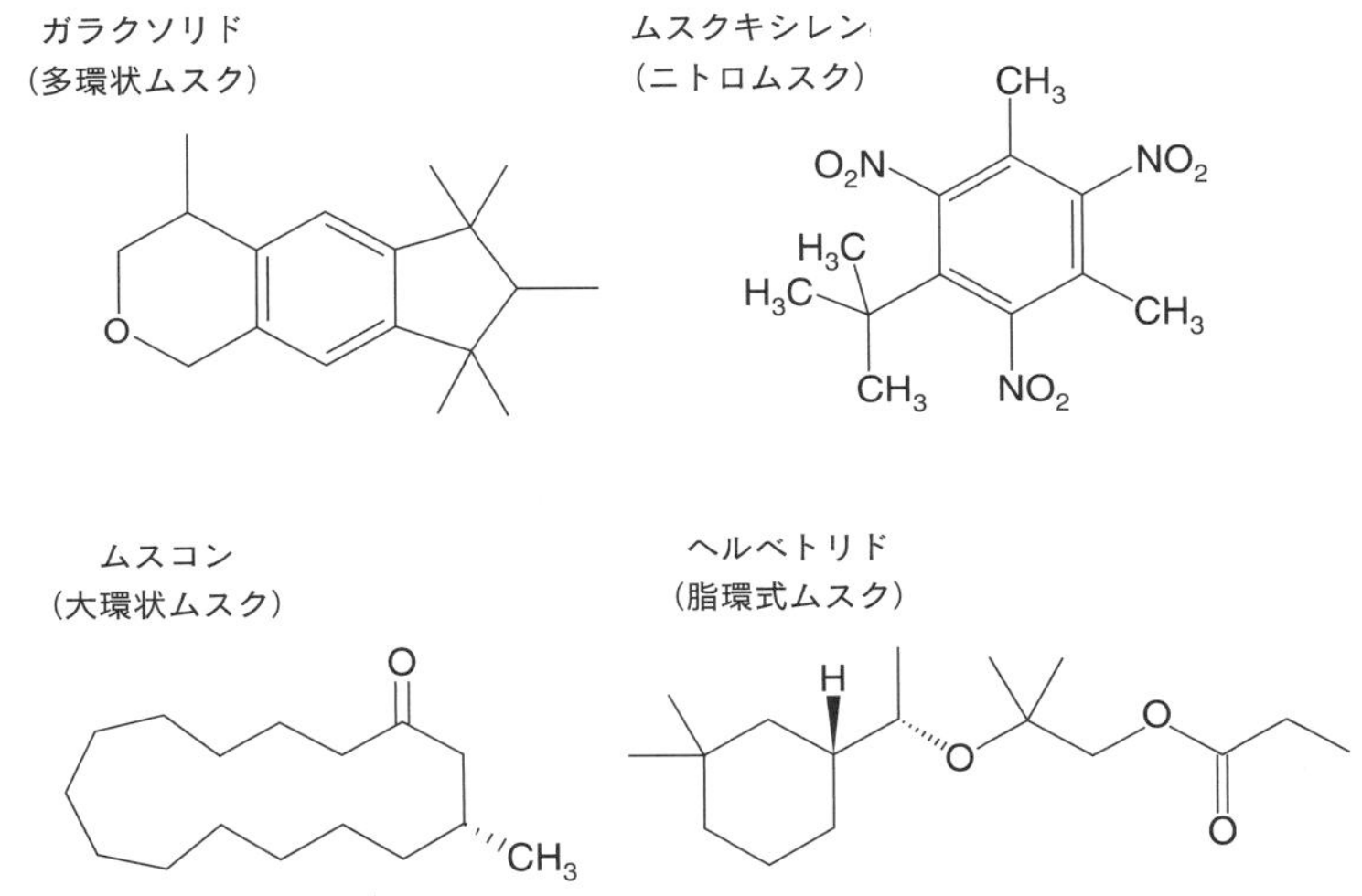

図 3.2 構造的に多様なムスク分子の例。出典：© Ann-Sophie Barwich

そんな実験を実際に行なうほど退屈で愚かな人はいないからだ。しかし濃度で質が変わるにおいを発見したら、それを実証し、それについての論文を書くので、私は希釈による質の変化を引用できる。変化しないことは引用できない。においに取り組む人はみな、九九パーセント以上が変化しないことを知っている。においに取り組んでいないが、彼らの文献を知っている人たちは、あらゆるにおいの質が濃度で劇的に変わると考える。しかしそれは異例のケースだ」

濃度による変化は異例だが、いくつかの例がたしかに存在する。そのような不規則性に対する答えは、そのような効果を生み出すシステム内で探さなくてはならない。アクリーの説明によると、濃度で質が変化するにおい物質のそうした事例は、（一つの抗原に二つの異なる抗原決定基があるように）一つのにおい物質に二つの異なるにおい活性点があることに起因するという。たとえば、2－メチル・イソボルネオール（$C_{11}H_{20}O$）は低濃度で土のにおいがするが、高濃度では樟脳《しょうのう》に似たにおいがする。ある角度からその構造を見ると、樟脳（$C_{10}H_{16}O$）に似ている。別の角度から見ると、ゲオスミン（$C_{12}H_{22}O$）に似ている。ゲオスミンのにおい閾値は樟脳の一〇〇〇分の一である。両者の分子が同じ閾値であるなら、差異は感知されないだろう。したがって、におい知覚の安定性とばらつきに関する説明には、単独の刺激ではなく、結合反応のような感覚メカニズムに対する理解が必要だ。

におい化学の謎は、混合知覚によって深まる。通常の嗅覚経験にかかわるのは、管理された実験室の条件下で研究される単一のにおい物質ではなく、複数の成分を含む混合物である。あなたの日常生活にあるほぼすべてのにおいは、ブレンドと呼ばれるものである。ブレンドは数十、ときに数百の分子で構成されている。コーヒーの香りには約六五五の揮発性成分が含まれ、紅茶には四六七が存在する。イチゴには約三六〇の芳香族化合物が含まれ、トマトのにおいには四〇〇だ。コメのにおいのようなそれほど香り高くない場合でも一〇〇の化合物が関与し、ジャガイモでは一四〇である。[37]

ブレンドは単分子混合物とは挙動がまったく異なり、相加的には作用しない。その質は単なる分子要素の総和ではないのだ。マーゴットはこうつけ加えた。「つまり、同じ条件下で特定の二種類の物質に起こる反応が、ほかの二種類には起こらない可能性がおおいにあるということだ。分子がどういう香りを放つか、それを知る直観力を開発できるかどうかの問題だ」。におい物質の性質は、（調香師が裏づけているとおり）異なる化学溶液では予想外に変化することがある。

さらに、刺激の組成を決定する環境条件がある。鼻はいつも不安定な組成物に対処している。自然界のにおいは、しょっちゅう組成を変える。庭園を訪れれば、花の日周および年間リズムによるにおいのちがいを経験する。朝のバラは、夕方のバラとくらべて、分子成分が大きく異なるのだ。

それでも私たちは、そのにおいをバラのにおいと知覚する。ランドール・リードは言う。「においの知覚を識別する能力は、桁ちがいに安定している。私たちはバラのにおいを感じる。三メートル離れていてもバラのにおいがする。鼻から五センチのところでもバラのにおいがする。バラを知覚するのに感知しているはずの化合物は、たとえそれが一種類の純粋な化合物でも、濃度がまったく異なるだろう」。彼はにおいの神経表象について、その意味するところを説明してくれた。「要するに、嗅球内で活性化するものは、ある濃度の場合と別の濃度の場合でまったくちがうのだ。どうやってすべてをフィルターにかけ、それでもそれをバラと呼ぶのだろう？　私たちはどうやって知覚の恒常性を得ているのか？」

最後だが大切なことを話そう。構造とにおいの法則を化学が直接導いているという夢を、生物学が打ち砕く。ブタのフェロモン、アンドロステノンについて考えよう。初めて特定された哺乳類のフェロモンだ。においのコード化を説明するのに、生物学が最重要であることの好例である。マーゴットは、アンドロステノンの性質が受容体の感度に左右されることを述べている。「感度が高い人にとっては、ムッとする尿のようなにおいを放ち、嫌悪反応を引き起こす。感度が平均的な人なら、それを木のような香り、または草か花のようとさえ表現する。そして感度がごく低い人もいて、はっきりしないし、においはないと言う。そのことを研究した優れた人物がゲーリー・ビーチャムである」。ビーチャムはアンドロステノンへの感度は年齢によって変化しうることも発見した[38]。

ばらつきの原因のひとつは遺伝である。マーゴットは、ケラー、H・チュワン、ヴォスホール、および松波による二〇〇七年の（前出の）論文に言及し、「アンドロステノンとアンドロスタジエノンに顕著かつ選択的に反応するひとつの受容体として、7D4のことを報告している。残念ながら、彼らはこのことをほかの構造類似体に拡大適用しなかった。その論文は、受容体に見られるいくつかの遺伝子変異を記述しており、集団内には、突然変異のあるなしで二種類の変異体が存在する。そして突然変異のあるものと同型であれば、「アンドロステノンのにおいが」わからない可能性が高い。もし自然の、または原型の受容体と同型であれば「つまり両方の染色体に同じアレル（対立遺伝子）があれば」、「アンドロステノンの」においを感じられる可能性が高い」。こうした発見は物語の一部にすぎない。「［においを］感じない人びとにも、アンドロステノンに対する感受性を誘発することができる。彼らはやがてそれを木の香りだと表現し、長い時間が経過すると極端な感度を獲得して、尿のようなにおいだと言う」。この時点で、マーゴットはこう結論づけた。「このことでわかる答えより、生じる疑問のほうが多い」

鼻はひどく不規則な刺激に対処するだけでなく、鼻それぞれが同じ刺激で異なる「におい」をつくる。これは驚きだ。そこで問題は、感覚系はどうやって安定した全体的知覚を発展させるのか？　におい知覚は分解していく刺激にさらされる（においの組成が弱まっていく）ときでさえ、きわめて恒常的であることが、行動学的研究からわかっている。

そのようなにおいの恒常性は、学習されたパターン認識にもとづいていると、ニューヨーク大学の神経科学者ドナルド・ウィルソンが実験で確認した。[39] 混ざったにおいを認識するようマウスを訓練したあと、成分をひとつ取り除いても、刺激に対する行動は変わらなかった。ところが、混合物にたったひとつの成分を加えるだけで、行動が変わった。「私たちはこの生物測定法研究を行なった。成分一〇個の混合物でマウスを検査する。そして成分を取り除くか、または混入物質と呼んでいる成分を追加する。どちらでも一〇種類あまりの混合物を調べた。それが何であれ、マウスにはわかっていた。マウスは追加されたものがあることをすばやく学習できたのだ。逆の場合、何かがなくなっていることに、なかなか気づかなかった」。さらなる研究で、嗅覚のパターン認識の仮説が裏づけられた。[40] これはシェファードにとってうれしいことだった。「システムによって処理されるパターンだ！」

最終的に、そのような複雑な刺激と反応の相互作用の例から、においが何であるかがはっきりわかる。においの知覚は、生体による物理的情報の解釈なのだ。知覚内容を生成するこの解釈は、刺激をコード化して認知パターンを決める、生体メカニズムによってモデル化されなくてはならない。認知には物理的刺激と学習された行動の両方がかかわる。

においオブジェクトについて刺激の表象として話すのは紛らわしい。なぜなら、におい物質がそのにおいを放つ原因を明らかにする、生物学的および認知的な基本プロセスをごまかしているからだ。生物学と心理学は、物理的情報がにおいカテゴリーに整理される経緯を解明する因子である。知覚コード化のプロセスをブラックボックスにすることはできない。ギルバートが再び強調するように、「においの質がどうにか分子構造にコード化されることを期待するのと同じ誤謬《ごびゅう》である。相変わらず、においの質は外部に存在して、知覚者とは独立した物的関係の中でコード化されると期待しているのだ」。刺激の化学的性質は、知覚カテゴリーとしてにおいオブジェクトを簡便に定義するのに役立たない。

心の要素としてのにおい

嗅覚は、哲学者が心の問題を論じるときに使う、型どおりの内と外の区分のどちらかに、都合よく存在するわけではない。この章では、物理的な刺激空間に言及しても、知覚内容の説明は縮められないことを明らかにした。においの知覚経験は、においの化学作用に単純化することはできない。なぜなら、においの知覚経験は物理的刺激のアフォーダンスに左右され、それは物理的特性の抽出、結合、統合を行なう生体の状態によって決まるからだ。そうでなければ、私たちは「表象の伝達手段と内容を混同してしまう」

と、スミスは要約している。

においは心の要素である。そして心を理解しようとするなら、心の断片を分析するよりも、その動的処理の観点からとらえるほうがいい。そう考えると、においは一定範囲の意識的および無意識的な知覚活動で、複数の意味を伝える。

たとえば、私たちが知覚内容を意味オブジェクトと関連づけると、においは認知の対象になる。その概念化のおかげで私たちは、自分の経験について考え、伝え、それをほかの状況での知覚経験と直接比較できる。たとえ嗅覚としてにおいをはっきり自覚するとは限らないとしても、認知対象としてのにおいは、意識経験の中に多感覚の知覚イメージで現われる可能性がある。あるいは、そのような印象に必ずしも簡潔な概念内容がなくても、嗅覚を自覚するとき、それが注意の対象となる。

嗅覚に多くの層があることは、その内容を感覚処理の理解なしには説明できないことを示している。心の背景のないものとして、においだけについて話すのは、おおいに誤解を招く。においに意味を与えるものは、知覚が起こるプロセスに結びついている。こうしたプロセスが、経験の対象としての嗅覚を定義する。においは、生理および認知の継続的作用に照らした、物理的情報の解釈である。最終的に、同じ刺激がさまざまに解釈され、異なるにおいのイメージに処理されることがある。

例として、スルフロール（C_6H_9NOS）という化学物質について考えよう。熟練の調香師クリストフ・ラウダミエルは、コロンビア大学で二〇一七年四月に行なわれた「ヒトのにおいの感覚」と銘打った公開シンポジウムで、スルフロールを使った[41]。ラウダミエルはスルフロールに浸したにおいのする紙切れを配り、それを嗅いで、そのにおいについて考えるよう、聴衆に促した。反応はさまざまだった。このにおいが何なのか、わからないという雰囲気が部屋中に広がる。有機的な感じで、少し汗っぽくて、なんとなく甘くて脂っこい。不快ではなく、とても快くもない。何だろう？　ラウダミエルは聴衆に温めた牛乳の写真を見せて驚かせた。そうだった、温めた牛乳だ！　聴衆の間につぶやきが広がった。ラウダミエルは画像をハムに変えた。すると突然ハムのにおいがした！　同じ化学物質、同じにおいの紙切れなのに、その知覚は画像が切り替わっただけで変わったのだ。ラウダミエルが画像を交互に映すと、その画像とともにスルフロールの経験も変わる。ハムから牛乳へ（ハムは消える！）、そしてまたもどる。ケラーの報告では、「画像を変えるとにおいも変える、という感じだった」

「私にも効き目があった」と、ラウダミエルは笑った。「私はそのにおいを記憶していた。示そうとする写真も記憶していた。ところがなんと毎回画像を見るたびに、つまりハムを見るたびに、ハムのにおいを感じた。どうすることもできないのだ」。そこで一息ついてから言った。「脳はあっという間にそうすることを学習する。一般の人は訓練されていないし、その分子を前に嗅いだことがなかった。そして実のところ、温めた牛乳のにおいは誰もが知っているわけではない。知ってはいるが、よく知っているようなにおいではない」

この作用は混合物にもある。ラウダミエルは同様の目的で別のにおいをつくり出した。「そのときの画像のひとつは、黒っぽい木の梁《はり》と赤いビロードのある書斎だ。これにはスパイシーな香り、ビロードの質感などが感じられる。次に別の本棚の写真を見せる。その木材はすべすべしていて、まさにベージュ色で、節もなく、単純な色合いだ。すると突然、あなたにはスパイシーさが『見えなく』なる。妙だ。突然、本の内側の古い紙のにおいが感じられる」。この種の錯覚にはさまざまなバージョンがある。別のバージョンでは、初め森と果物の香りを感じ、そのあとラウダミエルがシカの写真を見せると、「あなたはこんなふうに思う。信じられない。すぐ目の前にいるあの動物をどうして見逃していたのだろう？　突然、見えていなかったシカが見えるのだ」。

においのイメージはそれが起こるプロセスによって具体的に決まる。このことは知覚の表象説にとってどういう意味をもつのか――どうしてにおいのイメージがその源の正しい表象になるのか？　答えは、においのイメージをつくる生理的・心理的メカニズムに関係している。物理的刺激からの情報をある知覚の枠組みに分類するのが正しいかどうかは、その情報が役立つプロセスしだいである。

スルフロールのようなにおい物質の多くはあいまいで、複数の意味属性がありうる。スルフロールのような刺激を知覚が解釈して意味オブジェクトにするには、さまざまな概念化がかかわる可能性があり、この点でラウダミエルは温めた牛乳とハムを使った。さらなるにおいイメージはマメを指し示したかもしれない。このように表象の「正しさ」は刺激を解釈する状況だけでなく、刺激のアフォーダンスにもよる。

知覚表象にもち込まれる正しさの概念は、普遍的な知覚結果の概念とつながっているとしたら、おおいに誤解を招く哲学的概念だ。たとえば、ラウダミエルは人びとにバラの写真を見せ、彼らはバラの香りを感じた。そのとき彼らの知覚は誤った方向に導かれていた――もちろん、嗅覚受容体遺伝子付近に（パクチーのにおいと感じる場合のような）ひどく奇妙な突然変異がないかぎり。におい物質には複数の解釈がありえるが、でたらめに解釈できるわけではない――その傾向は刺激の化学特性に根ざしている。しかしその知覚は、個人の受容体レパートリーにもとづいている。ラウダミエルがバラでなくハムの写真を見せていたら――そしてあなたが牛乳のにおいを感じていたら、どうなのだろう？　答えは調べるプロセスによる。表象の正しさを検証するときのベースは、意味の一致（嗅覚の手がかりについてのクロスモーダルな統合）なのか、それとも連想（同じ嗅覚の手がかりで得られた以前の経験に結びつく潜在的イメージ）なのか？

においの知覚は単に物理的特性から感覚が抽出するものではなく、いくつかの方法（精神的および生物学的）による能動的解釈である。ほんとうに難しい問題は、嗅覚処理をモデル化するための適切な方法を特定することだ。そうした手法には、においの行動的価値（第4章）と、さらにはさまざまなレベルの生体によるコード化と刺激からの情報の計算（第5〜8章）が関係している。刺激の化学的性質による嗅覚の心的内容を確定しても、心理的活動としての嗅覚の動的経験は説明できない。あるいは、ダニエル・デネットの言葉を借りれば、「リンゴの木の最終成果はリンゴではないことを忘れるようなものだ——それは、リンゴの木の数が増えることである[42]」。

第4章　行動はどうして化学を感じるのか——においの感情的性質

においのおかげで、私たちはさまざまに物事を選んで反応することができる。周囲への態度が変化し、相互作用も変化する。嗅覚は意思決定の道具である。においは文字どおり人を動かす。人を追い払い、引き寄せ、奮起させたり停止させたりする。あなたはベーコンの香りに振り向き、糞便のにおいに後ずさりする。ラベンダーのようにリラックスさせる香りもあれば、ミントのようにリフレッシュさせるものもある。バリー・スミスは、嗅覚の理論化では行動と知覚のつながりが重要だと強調している。「そういう見方をするようになったほうがいい。私たちがこの一〇年か一五年に、いやむしろ一九世紀のテオドール・フォンターネまではるかさかのぼって、何かを学んだとしたら、知覚の理論は環境から情報を受動的に取り込むばかりの一方通行の知覚がすべてではないことに気づく。私たちはありとあらゆる場所に知覚と行動のつながりを探すのだから、においについてもそうしよう」

産業界は「芳香の魅力」を知っている。あなたはシャンプーやローション、石鹸、洗剤——すべて体や住まいと関係しているもの——を買うとき、いいにおいのものを選ぶ。ひょっとすると、特定の機会（デート？）にふさわしいにおいのものを手に取るかもしれない。店内で人びとが製品を選ぶときに最初にやることは、決める前に開けてにおいを嗅ぐことだと、すぐに気づく。シャンプーがどんなにおいでも、ふけを取り除く効果はあるかもしれないが、より多くの人びとに買ってもらうには、五種類以上の香りで売る必要があることを、業界は知っている。人びとはとにかくいいにおいがするから買うのだ。

現代社会には香料製品があふれている。そういう製品を開発して販売するだけの会社もある。アメリカだけでも年間二八〇億ドル以上が、高級香水から香りつきゴミ袋まで、香りのする製品として生み出されている。(1)「信じがたいかもしれないが、この数字はとてつもない」と、名調香師のハリー・フレモントが明かしている。「柔軟剤市場は一二億ドル、そして比較的新しいカテゴリーである香りづけ剤の香料でもすでに五億ドル近い。考えてみると驚きだ」

においが人間の行動に与える影響は現実であり、それは香水などの商品を買うときだけではない。鼻はつねに周囲に関する価値判断を導く。私たちは鼻を使って能動的に選び、決定を下す。においが心に与える影響を過小評価している人が多い。においにもとづく意思決定のすべてが、自覚されて起こるわけでも、概念イメージをもたらすわけでもない。においは意識の最前部に出ることなく、行動を指示できる。

たとえば、鼻の延長として習慣的に手を使い、周囲の化学情報をサンプリングしていることに、あなたは気づいているだろうか？　しばらく人びとを観察してみよう。どれだけ頻繁に手で顔を触り、そのにおいを嗅いでいるかに驚くだろう。この無意識の習慣がノーム・ソベルの注意を引きつけた。彼のチームは、被験者が研究の目的を知らされないまま、実験者と握手をしたあと、その手のにおいを嗅ぐ様子を記録した(2)（被験者が独りですわっている時間の約二二パーセントは、少なくとも片手を鼻に近づけており、においを嗅ぐ行動が増えていることも発見した）。「自分がそうしていることに気づいたことがある？」とスチュアート・ファイアスタインは問いかけた。「ええ。もちろん」とドナルド・ウィルソンが認めた。ファイアスタインはこう続けた。「ほんとうにいやになる。そのうち半分は、なめてさえいるので、まったく……」。彼は口をつぐんで笑った。

鼻は本人が意識しないたくさんの信号を処理する。だからといって、そういう信号が意識経験の閾値に到達しえないということではない。意識にのぼる特性だけに焦点を合わせると、非概念的内容を含めて、認知行動の基本をとらえられない。知覚の理解はその事実を反映すべきである。知覚の理論化を、「オレンジのにおいを感じる」とか「これはバラのにおいだ」というような命題文に限定すると、嗅覚が何をするか理解できない。無意識の非概念的プロセスを知覚分析から除外することは、知覚の理論化を、意識経験をもたらす状況や要素から人為的に切り離すことになる。

においの感覚は周囲の事物の性質について何かを伝えるが、それは具体的な表象や概念対象を生み出すとは限らない。嗅覚の知覚認識は学習された連想によって働く。ある範囲の感情や感情的印象は、こうした連想をともなう可能性がある。産業界はいち早くこれに気づき、投資した。たとえば多くのホテルチェーンは調香師を雇い、顧客が自社のブランドを連想するようになる快い感覚背景として、自家製の香りをつくり出している。

ケンタッキー大学の哲学者クレア・バッティは、においをおもに現象学的感覚、つまり「漠然とした」または「対象のない」「感じ」として推測する。[3] 彼女の主張によると、においは意識の発露、または意識経験の変形として現われるが、原因を正しく表象している必要はないという。この見方には正しく思える部分もある。しかし、完全に納得がいくわけではない。においがもたらすまさしく質的な層は、何かがあなたにどう見えるか、それが経験としてどう感じられるかを伝えることはまちがいない。それでも嗅覚は人間の心に、漠然とした感じ以上のものを伝達する。嗅覚経験は具体的な物質経験を伝えるのだ。そのような経験をすると、私たちは明確な環境の信号に直接反応して行動し、ときにその源を突き止めたくなる。

心にとめてほしい。遺族がいちばん手放したくないもののひとつは、故人の衣服である。その布地にその人のにおいがまだ残っているからだ。

感情の内容は、周囲にあるものに意図的に反応して動き、ふるまうことを強いる。刺激の評価では、知覚された物質が何であるか、それをどう分類するかが重要だ。ジェイ・ゴットフリートは次のように述べている。「私たちは物事を価値判断する。こうした感覚系の多くは、ただ事物を特定するよりもっと重要な機能を果たすのだ。これで何かを特定することの重要性が軽視されていいわけではないが、最終的に、こうした環境内の感覚刺激は人の行動を変える。『どこ』の疑問は『何』の疑問を組み込んではじめて、合理的に答えられる。言い換えれば、あなたはにおいのするものを追いかけて、ただきまようのではない。あなたは物のにおいを示すものに近づこう、またはそれを避けようとしている。源に向かって進むためには、自分が探しているもの、つまり『何』の疑問について、内面の表象を保つことができなくてはならない。その表象は『どこ』の疑問、その源に近づいたりそれを避けたりする方法と、重なっているのだ」

感情（affect）は生体の志向的状態の一部である。[4] 外部にあるものの価値を伝える。対象のない感じではなく、世界にある何かに向けられている。その何かについての判断をともなう。この価値判断の基準は知覚者に根ざしている。知覚者の体質や経験、そして生理的状態（妊娠、疲労、二日酔い、空腹）だけでなく精神的状態にも左右される。感情は関係を示すのだ。

関係を示すということは気まぐれではないということである。嗅覚における感情は、多層の生理的・心理的処理の統合から生まれる。状況や曝露条件に加えて、個人の発育や文化の発展で決まる。嗅覚はさまざまな方法で世界との相互作用を仲介する。感情の本質は何か、それが何をするか、直観ではけっしてわからない。においの評価は刺激がもつ特定の物理特性に縛られるわけではなく、選ばれた要素を、知覚して行動する生体の内部で起こっているさまざまなプロセスに照らして解釈したものである。嗅覚はどんな行動をもたらし、活気づけるのか？　この疑問から本章では、ヒトの嗅覚の核心に迫る。すなわち、においに対する行動反応は状況で決まり、習得されるのだ。そのような獲得された関連性は、記憶を呼び起こす強力なきっかけになる可能性があり、情動的ラベルをともなうこともある。そこで次に嗅覚の記憶の話をしよう。

においの記憶――プルーストが言い忘れたこと

一般的なイメージでは、においは記憶と結びついている。昔からずっと、においが個人の記憶や情動に与える影響は知られていた。フランス人哲学者ジャン＝ジャック・ルソーは、こう明言したと言われている（引用文献は示されていないが）。「においは記憶と欲求の感覚である」。ルソーはさらに言う。「においは想像力と密接に関連している感覚である」[5]（こちらは引用元が明らかにされている）。同じように、アメリカの医師で詩人のオリヴァー・ウェンデル・ホームズ・シニアは、「記憶、想像、昔の心情、そして連想には、ほかのいかなる経路よりもにおいの感覚によって容易に到達できる」ことに言及している。[6]この考えは、調香師ジャン＝ポール・ゲランの美学に生きており、彼はこう言っている。「芳香は最も強い形の記憶である」[7]

においと記憶の複雑な結びつきについて、最初に心に浮かぶのは、フランスの作家マルセル・プルーストによる有名なエピソードである。『失われた時を求めて』（高遠弘美訳、光文社古典新訳文庫）の中でプルーストが回想している自伝的出来事は、ヒトの嗅覚に関する通説とほぼ同義になっている。プルーストは、マドレーヌ（フランスの小さな焼き菓子）を紅茶に浸すと、幼少期の記憶がよみがえった様子を再現している。

やがて私は、陰鬱だった一日の出来事と明日も悲しい思いをするだろうという見通しに打ちひしがれて、何の気なしに、マドレーヌのひと切れを柔らかくするために浸しておいた紅茶を一杯スプーンにすくって口に運んだ。とまさに、お菓子のかけらのまじったひと口の紅茶が口蓋に触れた瞬間、私のなかで尋常でないことが起こっていることに気がつき、私は思わず身震いをした。ほかのものから隔絶した、えもいわれぬ状態が、原因のわからぬままに私のうちに行きわたったのである。人生の苦難などどうでもよくなり、災難などは無害なものにすぎず、人生の短さなど錯覚だと思われた。それは恋愛の作用と同じで、私を貴重な何かの本質で満たしたのだ。あるいはむしろ、その本質は私のなかにあるのではなくて、私自身だったと言うべきだろうか。私はもはや自分が平凡な、偶然に存在するだけの、死すべき存在だとは感じていなかった。この力強い喜びはどこから来たのか？(8)（高遠訳）

プルーストはあいまいだが魅惑的な感覚を思い出した。最初、その感覚は具体的なイメージとは結びついていなかった。そこで彼は、内なる感覚をその場の源と切り離し、経験の心理的ルーツを探り続けた。

それは紅茶とお菓子の味に関係があるものの、それをはるかに超えたもので、同じ性質のものではあり得ないと私は感じた。それはどこから来たのか？　何を意味しているのか？　それをどこでとらえたらいいのか？　私は二口目を飲む。だが、そこにはひと口目のとき以上のものは何もない。三口目がもたらすものは二口目より少ない。いったんやめるべきだ。紅茶の効き目はあきらかに衰えている。

私が求めているる真実は紅茶にあるのではなくて、私自身にあることは明らかだ。（高遠訳）

においは記憶を呼び起こす力を生み、それは意識を圧倒して人間の想像力をとりこにする。「におい知覚」は過去につながる心の窓をこじ開けることもある。心理学者はそのような巡り会いを、いみじくも「プルースト効果」と呼ぶ。[9] エイヴリー・ギルバートは、プルーストの人気にあまり感嘆していないようだった。長々とした散文体で知られるプルーストは、自分の記憶の回想についてうんざりするほど知的な熟考を報告している。ギルバートは『匂いの人類学——鼻は知っている』でこう述べている。「プルーストのふやけたマドレーヌの悩みは、ほとんどの人が経験する、においによって記憶が呼び起こされる様子とは明らかに異なる。ほとんどの人にとって、こうした回想は容易に心に浮かぶ。においの感性の詩人という彼の評判とは一致しない」。さらに、「マドレーヌのエピソードには別の注目すべきことがある。感覚の記述がまったくないのだ。四ページにわたる本文の中で、『においの快楽にふける人』のプルーストが、においや味の形容詞をひとつも示さず、クッキーや紅茶の風味に関する言葉をまったく書いていない」。[10]

プルーストの謎はまさにそこである。マドレーヌのエピソードは、この経験の実際の質に対して、なんの洞察も示していない。何が嗅覚の要素を定義するのか、プルーストの回想に答えはない。マドレーヌの経験は嗅覚内容についての話ではない。においの話でさえないと言える。マドレーヌのにおいは、記憶を——必ずしも世界の具体的な物を表象するのでなく、知覚者の精神状態を表わす記憶を——心理的に再構築するためのプレースホルダーになっている。プルーストの経験は彼が食べているマドレーヌのことではなく、前にマドレーヌを食べたと思っている場面の記憶のことである。

この場合のにおいは、経験の記憶につながるあらゆる表象への入り口として作用する。嗅覚経験は何かを対象にしているが、既知のいまある刺激が対象ではない。このことはにおいが行動に果たす役割の手がかりである。脳は過去の時間や事物を呼び起こすために、どうやってにおい記憶を解明するのか？　嗅覚の思い出はほかの感覚の記憶より意味深長なのか？　ブラウン大学の心理学者レイチェル・ハーツはそう考えている。「におい記憶のほうが心を揺さぶる。元の時間と場所に連れもどされる。たとえば、あなたはおじいさんと一緒に映画を見に映画館に行ったときのことを思い出した。ポップコーンのにおいが、それを引き起こすきっかけだったかもしれない。視覚的な引き金、あるいは言葉や触覚その他の感覚でも、同じように記憶の内容を思い出す。しかしにおいは、そのときおじいさんと一緒に感じたことにまでおよび、その記憶とつながる情動は、嗅覚によるきっかけのほうがはるかに強い」

テレサ・ホワイトは、自伝的記憶における強い情動反応は、嗅覚だけに限られないとつけ加えた。「音楽もそうだろう。ずっと聞いていなかった楽曲を耳にする。それは人生のある時点であなたにとって重要だった。それにはたくさんの情動がともなう。あなたをその場所に引きもどす。においにもそれができる」。彼女はこう言っている。「たしかに、いつもではない。それはありえない。しょっちゅう遭遇するので、エピソードと結びつくのではなく、意味的側面を帯びるにおいもある」

におい記憶が魅惑的なのは、別の場所や時代に文字どおり運ばれる感じがすることもあるからだ。においは存在を、直接の物理的実体を、まざまざと再現する。「ここには哲学者や科学者向きのものがあるにちがいない。においで場所や人を思い出すとき、なぜ私たちはそれがそんなに鮮明で、そんなにリアルだと思うのだろう」。クリストフ・ラウダミエルはこう提案している。「あなたがその場にいるのは、その分子が鼻の中にあるからだ。だから脳はあなたがその場にいると考える。同じ分子だ。もちろん当時とは別の分子でも、あなたは自分が『その場に』いるのが見える。あなたはその場所に、まさしくその場所に運ばれるのだ」

この心中の実体ある存在の次元で、嗅覚はほかの感覚と区別されるようだと、ラウダミエルは続ける。「ある歌を思い出したら、ベルリンのこのクラブの中にいるように感じる？　いいえ。教会で育てられた人が、教会から流れてくる曲を聴いたら、自分が教会の中に見える？　でも、もし乳香のにおいを嗅いだら、自分がその修道院にいるのが見える。その教会のにおいを感じたら、自分が教会の中にいると感じるだろう」。におい記憶には具体的な存在感がある。ただし、そのような感情に訴えるにおい記憶は、日常的に私たちの周囲にあるすべてのにおいと比べてまれであることを、ホワイトは強調している（なじみのあるにおいを嗅ぐたびに、心の中で後もどりさせられると想像してみてほしい。しまいには、嗅覚デジャブの無限ループにはまってしまう）。

一九六〇年代から七〇年代にかけてさまざまな研究が、におい記憶は独特であり、ほかの感覚とつながる記憶とはちがうという考えを広めた。この分野の傑出した研究者はトゥリッグ・エンゲンだ。[11]におい記憶は生涯、個人的体験にもとづく結びつきをつくるというのが、最有力の仮説だった。エンゲンの主張によると、においの記憶はいったん固定されると不変だという。この考えは、プルーストのマドレーヌの知的魅力と一致している。ただし批判者はそれを「マルセル・プルースト症候群」の症例だと言った。

ギルバートはエンゲンの考えの盛衰を、その広範な影響とともに覚えていた。「彼はブラウン大学にいた。そして六〇年代初め、におい記憶の不変性を示すと思われる実験を行なった。そして例のプルーストは正しかった」。しかしエンゲンの研究は時間の試練に耐えられなかったと、ギルバートは続けた。「その本質はすぐに解明された。およそ一〇年後、なんというか……私たちはもうそれを信じていない。におい記憶は衰え、時とともに変化し、だまされることもある。でもエンゲンは偉大だった」

エンゲンは早いうちから、感覚——視覚であれ、聴覚であれ、嗅覚であれ——の記憶機能がいくつかの因子に左右されると気づいていた。たとえば、被験者が刺激をよく知っていること、被験者の年齢、記憶を助けるものの利用、という具合だ。

イェール大学からのちにカリフォルニア大学サンディエゴ校に移ったビル・ケインもまた、におい記憶研究の傑出した先駆者である。ケインはその後の検証で、なじみ深くて環境と関係するにおいの記憶は、不変ではなくとも定着率が高いことを明らかにした[12]。その定着率は、ほかの感覚刺激の記憶よりかなり高かったのだ。しかし、神経基盤を含めたにおい記憶の正確なメカニズムは、引き続き研究するべき問題をもたらした。

記憶は一様な現象ではない。複数の認知および神経のメカニズムを包括する用語だ。したがって、におい記憶についての話には区別が必要である。一方にはにおいの記憶があり、他方にはにおいから連想される記憶がある[13]。

においの顕在記憶、つまりにおいをにおいとして思い出すことは、とくに秀でたヒトの能力ではない。ほとんどの人は訓練を受けない限り、においを思い出すのに苦労する。示されたにおいをよく知っているときでさえ、その名前をすぐには思い出せない（第3章参照）。よく知っているにおいを識別できるかもしれないが、適切な名前を思いつくことができないのだ。エンゲンはこれを「鼻先」現象と一九七七年に名づけている[14]。この概念は「舌先」現象に通じる。よく知っている雰囲気はあるのに、言葉や名前を思い出せない現象だ（似たような「目先」現象はない）。

においを短期的に鋭く識別して学習しても、それが自動的に長期記憶や想起に変わるわけではない。においとしてのにおいの長期記憶には、努力と訓練が必要だ。人間の行動におけるにおいの短期記憶と長期記憶の機能は異なる。嗅覚の短期識別には、刺激間の質的差異、必要に応じてごく小さな差異を感知する必要がある。「私たちがにおいに関して短期的にやらなくてはならない最も重要なことは、二つが同じかちがうかを知ることだ」とホワイトは明確にした。「それはごく短期的なにおい記憶であり、重要なにおい記憶である。あなたが理解しようとしているなら、二つを同じとするか、最後に嗅いだものは何で、これは同じ種類のものか、といったことは、においについてとても簡単にできる有益なことである」

においから連想される記憶はどうだろう？ 嗅覚の手がかりは、人間の行動における体系的な記憶補助道具として、主役にはならない。情報にアクセスするのに、視覚的な記号と同じように、においを使うことはない。「正直言って、食料品店で何を買うのか思い出したい場合、牛乳や卵のにおいを嗅いだりしない」とホワイトは笑った。「何を思い出さなくてはならないか、どうやって思い出さなくてはならないか、それしだいでにおいが記憶にとって重要になる。人びとがにおいは記憶にとって最善の感覚だと言うとき、示そうとしているのはそのエピソード性だと思う。経験に実際に引きもどされているというあの感じだ」。においのエピソード記憶の基盤は、個人が習得したにおいと記憶の関連性がもつサリエンシー〔訳注：注意を引きつける顕著な特性〕である。

サリエンシーは刺激で直接決まるのではない。においが記憶されるのは、人が偶発的な出来事にもとづいて、そのにおいが特有の質を超えた何かを意味すると学習したときだ。ハーツはこう結論づけている。「進化の観点からすると、何が食べ物で何が捕食者かについて意味をもつことになる——そして嗅覚が不可欠な——信号への反応が、先天的に備わるようになるとは考えにくい。むしろ経験をもとに学習すること、とてもすばやく学習すること、一回の経験をもとに学習することのほうが筋が通る。そしてその最初の経験がまさにカギになる」。その一方で、最初の経験は一定不変ではない。におい処理の内面の状態

（知覚者の心理）と外部の状況（環境の特性）は必ず変わる。におい経験とその内容の評価は、再学習と再コード化が可能である。具体的な効果と最初の曝露しだいで、ほかより長続きするにおい記憶もある。最終的ににおいと記憶のつながりを特徴づけるのは、文脈に即した固有のコード化である。

においの記憶は、経験を主観的に想起するだけではない。記憶反応は一般的な知覚と認知のプロセスにもとづいており、そのプロセスはそれぞれ研究できる。特定の効果は一般化できないかもしれない――が、問題となっている行動原理は一般化できる。よく言われるおばあちゃんの台所のにおい、愛する人の香水やコロン……これらは、さまざまな物理的要素からなじみ深いカテゴリーへの学習された連想であり、社会的動物としてのヒトの行動世界にとって重要である。私の父のガレージやプルーストのマドレーヌのにおいを経験しなくても、あなたにはそれが、幼少期の記憶を思い起こすために参照する感覚として機能することはわかる。今後、ヒトの嗅覚は、外部信号が分類されて行動に対する意味を獲得するメカニズムにもとづいて、研究する必要がある。

変化する経験対象としてのにおい

感情はきっちり計画されるものではない。刺激構造によって自動的に引き起こされる、既定の反応ではない。動物の腐敗臭の元となるカダベリンのような数少ないよく知られた例を除いて（それもばらつきはあるが）、ほとんどのにおいは人間による快不快の評価が著しくあいまいである。あいまいとは、同じ刺激でもどういう状況で遭遇するかしだいで、場面によって異なる訴求力をもちうるということだ。興味深い未解決の問題は、（カダベリンのような）変化しにくいにおいと、（たとえば脂っこいにおいのような）状況に応じて変わるにおいとでは、システムが快不快を処理する方法がちがうかどうか、である。とくに、快不快評価に対する文脈の影響は、反応が抑制されることのないにおい物質だけでなく、性的興奮や吐き気のような、もっと強い生理的反応と関連するにおいにも当てはまる。体臭について考えてほしい。地下鉄に乗り合わせた客の腋《わき》の下からにおうものは不快で、胸が悪くなるとさえ思われる。ところがロマンチックな出会いでは、官能的で快い刺激になる場合もある。

快不快は刺激の構造に刻み込まれているわけではない。快不快の反応は、感覚系による文脈に即した処理から起こる。ハーツは次のような比較を示している。「嫌悪感は、学習される必要があるという点で、においによく似ている。私たちが嫌だと知覚するものも、文脈に合わせて学習され、さまざまな因子に完全に左右される。すべてはあなたがその刺激にどういう意味を与えるかしだいである。刺激そのものは基本的に快か不快かはわからない。あなたが刺激にどんな意味を当てはめるかで、良くも悪くもなる。それは、嫌悪感やにおいがどう連携するかという観点から、とても重要な特性である」

文脈を定義するのは何だろう？　主要素は文化だ。人びとは日常的に、においに特定の意味をあてがうことを学習する。その意味はにおいの効果を決めるが、文化的状況で変わるかもしれない。たとえばレモンは、中央ヨーロッパでは洗剤に広く使われているため、さわやかなものとされている。消費者はレモンと清潔感という二つの概念を、互いに結びつけて考えるようになったのだ。大量の汗とさらには蚊がつきものの夏の酷暑の中で、レモンが栽培されている国では、レモンの香りがもつ意味合いは清潔とは限らないかもしれない。一方、レモンは広く洗剤を連想させるせいで、香水の材料とは無縁になった。そんな香水は売れないだろう。みんなに磨きたての浴室を思い出させるような香りを、あなたは身につけたい？

においと文化の関連性は時代と場所によって変わる。そのため当然、万人に魅力的な香水の企画は不可能に近い。フレモントが認めている。「全世界的な香りを受け入れてもらうのはとても難しい。幾層にも重なった香りが必要だ」。歴史上、香水はスタイルが大きく変わってきた。[15] 一九世紀と二〇世紀初めには、女性向けの香りと言えばかなり動物的な麝香だった。これは現在、窮屈で混雑した公共交通機関や、清潔な都会のライフスタイルでは、鼻につくと思われるものだ。多くの伝統的な香水には、かなりスキャンダラスなにおい物質が含まれていたと、ハーツは言っている。

シャネルの五番は「フローラル（花の）アルデヒド」というにおい分類に入り、アルデヒド、ジャスミン、バラ、イランイラン、アヤメ、琥珀《こはく》（アンバー）、パチョリで構成されている。しかしシャネルの五番には、ジャコウネコの会陰腺《えいん》からの分泌物も含まれる――強い麝香のような糞便のにおいのする分泌物だ。ヒマラヤジャコウネコ、ジャコウジカ、およびビーバーの肛門分泌物、そしてマッコウクジラの嘔吐物（竜涎香）は歴史的に、香水定着剤として使われてきた。注目すべきは、動物の権利擁護団体からの圧力を受けて、シャネル社が一九九八年以降、天然麝香を合成代替物に替えると断言したことだ。人気の高い香水の多くが、インドールのような合成の糞便臭を含んでいる。カルバン・クラインによるエタニティ（一九八八年）は、とくにインドールの強い香水だと言われている。……一九五〇年代は嗜好が保守的であり、現代人は体臭を消すことにこだわっているのに、糞便と体のにおいのする香水の台頭が再び起こったことは、興味深い社会現象である。とはいえ、そうしたむかつく動物的なにおいの成分が含まれていることは、めったに宣伝されない。[16]

もうひとつ文化的な流行の相違を示す好例が沈香《じんこう》だ。きわめて動物的で麝香のような濃厚な香りのする素材である。香料の高級材料で、しばしば「液状の金」と呼ばれる。特殊な菌に冒された東南アジア原産のアガル（ジンチョウゲ科）の木から採取される。沈香の快さと魅力については意見が分かれることで知られている。沈香はとくに中東で人気だが、ヨーロッパや北アメリカの人たちはきつすぎると感じる。あるいは冬緑樹《ウィンターグリーン》のにおいを考えてほしい。一九六〇年代から七〇年代にアメリカで育った人なら、このにおいからガムやキャンディを連想し、おそらく快いと思うだろう。イギリスでは鎮痛用の軟膏に使われてきたので、イギリス人はそのにおいを不快に思うかもしれない。

文化のほかに生物学も、においの快不快評価がばらつく原因である。生体が刺激に対してどんな反応を条件づけられるかは、短期的および長期的な発育でかなり決まる。トマス・フンメルによると、嗅覚の学習は誕生前に始まるという。「何が好きで何が嫌いかは、たとえば、子宮内でどんなにおいにさらされていたかにも左右される可能性がある。赤ん坊は母親の子宮内ですでに、特定のにおいにさらされ始めるのだ。それも好みを決める。フランスのあるグループがすばらしい研究を行なっている。ブノワ・シャールのチームは、母親が妊娠最後の二週間で食べたものしだいで――アニス風味のものを食べた場合――新生児が実際にアニスへの好みを示すことを明らかにした[17]。食べていない女性の新生児は、その好みを示していない」

嗅覚学習は生体が生きているあいだずっと続く。そういう意味で、生物学と認知の学習メカニズムはより合わさっている、とホワイトは言う。「嗅覚における学習の役割はとても大きい。私たちは遭遇したにおいの大半について情報を習得していることを示す証拠はごまんとある。細かい分類という点ではそれほどではなくても、快不快という点では確実にそうだと思う。小さな子どもを見ていると、成人と比べてにおいとのかかわり方が現実にちがうことがわかる」

「ヒトのにおい知覚の特質は、においの行動価〔訳注：何かが人を引きつけたり避けさせたりする性質〕を変えられることだ」とギルバートは同意した。カクテルのオリーブを考えよう。「いきなり好きな人はいない。子どもは大嫌いだ。マティーニを好きになると、カクテルのオリーブを『うん、よく合う』と知覚する」。逆も起こるとギルバートは続けた。「においを嫌いになる場合もある。後天的な嫌悪感はにおいではよくあることで、人は知覚を変えられる。柔軟なのだ。再コード化できる。これはより高度な認知プロセスである」。フンメルは応じた。「毎日あることだ。好みは毎日変わる、あるいは変わる可能性がある」。嗅覚が機能を果たすのに、柔軟性は不可欠である。化学環境も身体状態も変わり続け、状況に応じた反応が求められるなかで、私たちが選択するのを助けるためだ。

においはほかの対象の行動価を変えるのにも使える。リンダ・バルトシュクがこう説明している。「評価条件づけについて聞いたことがあるだろうか？　感情が行動価をもつ対象から中立の対象へと移されるルールに取り組む心理学の一部門だ。嗅覚はその主要な舞台だが、さまざまな分野に当てはまる。何かとても良いにおいのするものを選んで、それを中立の対象があるところに置くと、その影響で中立の対象への評価がポジティブになる」

嗅覚で生まれる感情はさらに意欲につながり、意欲がどう習得されるかにも結びつく、とバルトシュクは考える。「かつて、意欲は習得などできないものとして扱われていた。しかしそれは習得できる。嗅覚はその好例であり、味覚もそうだ。なぜなら私たちは物事を、つまり物事への好悪を条件づける。学習の歴史上、多くの人がこれはばかげていると考えた。自分たちの理論に入れようとしなかった。そのため、興味深い歴史が展開している。意欲に関連する感情は、この分野で無視されたのだ。しかし注目されるようになると、評価条件づけのようなものが現われた。ポール・ロジンがここでの本物のヒーローだと私は思う」。ペンシルヴェニア大学のロジンは、軽蔑、怒り、嫌悪のような反応におけるにおいの評価機能に関する先進的研究にとってきわめて重要だった。[18] バルトシュクは、嗅覚の行動価に対する理解の転換を強調している。「あなたは自問するようになる。感情を獲得するためのルールは何なのか？」

快不快の判断に影響するもうひとつの因子は強度だ。同じ刺激でも濃度がちがえば、快不快が変わることもある。濃度が低いと快いのに、高濃度ではひどく不快なものもありうる。さらに、同じにおいの（同じ濃度の）混合物でも、さらされる時間が長いと、快から不快に変わる場合もある。感情の原因を確定的な刺激特性だけに求めることは難しく、快さの分子特性を予測することについて話すのは単純すぎる。快さを分子の測定基準に単純化することはできない。感情は化学でなく生物学的現象であり、生物学はそのように作用しない。

嗅覚系の生物学（第5〜8章参照）は、におい情報に対して強い反応を促すようにできている。しかし情報には、文脈に即した手がかりとして遭遇することになり（したがって同じ化学物質でも環境がちがえば異なる解釈になり）、しかもそこには知覚者の変わりやすい生理的状態がかかわっている（そしてそれに応じて刺激は測定され理解される）。嗅覚は感情的性質を利用しながら、近づいていいものや避けるべきもの（たとえば食べ物、人、毒物など）について、情報にもとづく選択を促す。生体が形成されるうちに、においに対する感度の変動が進化したのには正当な理由があった。遭遇するにおい物質はほとんどどれも、高濃度だと人を死にいたらしめるかもしれない、とマクスウェル・モゼルは言う。「においを感じるものの大半は……飲んだ人を死なせるかもしれないという説だ。そういうものは有毒である」

嗅覚評価と快不快の変化は、あなたの感覚系によってつくられた反応であって、気まぐれな主観的感覚ではない。そのような変化は、あなたの内側の生理的・心理的状態に応じた外部情報への反応である。したがって知覚分析において重視すべきは偶発的表現ではなく、行動般化〔訳注：条件づけされた刺激だけでなく、類似の別の刺激でも同様の行動が起こること〕の論拠となる基本メカニズムである。

嗅覚信号の知の枠組み機能

固有の文脈依存性があるからこそ、嗅覚には知の枠組み的（epistemic）能力がある。浮遊する分子の目に見えない現実について、どうして鼻が判断を保証するのか理解するためには、分子に意味を与えることを学ぶプロセスを含めて、システム論的な考え方をしなくてはならない。

人間の行動に対してにおいがもつ知の枠組み的機能を説明するのに、医療は好例である。医療における嗅覚の手がかりには長い歴史があり、きわめて重要な役割を果たし続けている。医療は悪臭のする仕事だ。病気は腐敗と感染のにおいを発し、錠剤になる前の治療薬は独特のにおいがした。とくに植物の薬効力は、そのにおいと結びついていた（第1章で話したリンネを思い出してほしい）。

数世紀前に広まった毒気《ミアズマ》説のような昔の病気観では、においが感染の媒体になっていると考えられていた。独特のにおいは特定の病気に付随するというのだ。ミアズマ説は正しくなかったが、病気の広がりを防ぐために、いくつかにおいに関連する社会政策強化につながった。この考えはなかなか消えず、一八世紀から一九世紀にかけても、大気浄化が突出した関心事だった。[19] たとえばニューヨークのセントラルパークは、産業化による有毒な悪臭に対抗するため、都市の肺として設計された。[20]

体臭はいまでも人の健康について、さまざまなことを伝える。[21] 代謝や皮膚の機能不全を示すにおいもあれば、酵素欠乏や感染を示唆するにおいもある。診断に関係するにおいがすべて不快とは限らない。「メープルシロップ尿症」は、罹患《りかん》した赤ん坊の尿からにおう特有のにおい（甘ったるいメープルシロップ）から名づけられている。すぐに治療しないと、取り返しのつかない神経障害、脳卒中、昏睡《こんすい》、最終的には死につながる。魚臭い体臭をともなう遺伝性の病気もある（「魚臭症候群」、またはトリメチルアミン尿症）。こうした例の要点は、においが人間の行動において一定の知の枠組みの機能を果たす様子を示すことである。嗅覚の手がかりは、基礎疾患について症状発現前の仮説を立てるため、信頼できるツールであることを証明している。正しい判断は、文字どおり生死にかかわる場合がある。

一般診療のほかに、においは基礎研究、具体的にはアルツハイマー病やパーキンソン病のような神経疾患、あるいはがんの研究に役立つ。皮膚がんその他の上皮性悪性腫瘍に関する最近の研究は、体臭の化学組成の変化を探すようになった。人の体臭の分析表に見られる特定の変化が、隠れた病気を知らせることがありうるのか？　医療探知犬の利用で、それがわかっている。医療探知犬は、がん細胞に冒された組織サンプルを選び出したり、人の息で肺がんを探知したりする訓練を受けている。いんちき療法として長い間ばかにされていたが、いくつかの画期的研究によって、早計に退けることに待ったがかけられたのだ[22]。

イヌはよく鼻が利くことで知られている。しかしヒトも病気に特有のにおい手がかりを見つけ出すことができる。イギリスの看護師ジョイ・ミルンの興味深い事例がある。彼女の夫はパーキンソン病で亡くなったのだが、彼女は自分が患者の汗にまみれたシャツから、病気のにおいを嗅ぎ分けられることに気づいた。

医長で麻酔医の夫が診断を下される約一〇年前、ジョイは異常な麝香のようなにおいを感知できることに気づいた。ジョイはこう言っている。「けんかが絶えない時期がありました。彼が三四か三五歳くらいで、私は彼に『シャワーをしていないでしょう』とか『ちゃんと歯を磨いていないでしょう』などと、しょっちゅう言っていました。嗅いだことのないにおいで、それが何なのか、私にはわかりませんでした。私は文句を言い続け、彼はそれにひどく気を悪くしたので、私は黙るしかありませんでした」。看護師を引退した彼女がそのにおいを病気と結びつけたのは、パーキンソン病のイギリス支援団体で、同じ独特のにおいのする人びとに会ったあとだった。彼女は会議で研究者に話し、その後エジンバラ大学のティロ・クナスによって行なわれたテストで、彼女の能力が確認された。[23]

研究者たちは特別に鼻が利くミルンと協力して、彼女が嗅ぎ分ける化学成分を特定し、初の体臭にもとづくパーキンソン病診断テストを開発し始めた。[24]訓練と選択的注意によって、鼻が強力でごく正確な道具になる可能性がある。

生物学的な鼻に何がわかるかを知ることは、人工知能の開発にも役立つかもしれない。MITで学際的な構想をもっている生物物理学者のアンドレアス・マーシンは、がんを見つけるバイオ電子鼻のモデルとして、医療探知犬を使っている。マーシンはクレア・ゲストによる『デイジーの才能（*Daisy's Gift*）』〔訳注：がんのにおいを嗅ぎ取る能力を持ち、飼い主である著者の命を救った犬デイジーについての実話〕という本を読んだあと、この考えを検証するために、イギリスの医療探知犬機構と協力するようになった。[25]マーシンにとって、はっきりしていることがひとつあった。バイオ電子鼻を成功させるためには、その基礎を考え直す必要がある。生物組織は私たちが機械に教えたい仕事をするように進化しているのだから、機械はもっと忠実にそれにならうべきだ。その過程で、生物学的プロセスについてもっと学べるかもしれない。

においを感じることそのものも、診断のツールである。[26]においを識別する能力の衰えは、アルツハイマー病、パーキンソン病、レビー小体病のような、深刻な神経変性疾患の始まりを知らせている可能性がある。フンメルはこう言っている。「最初の研究は七〇年代に行なわれ、次の〔八〇年代の〕主役はドーティ博士だった。彼はほかの研究者とともに、神経変性疾患の患者の嗅覚には機能障害が非常に多いことを明らかにした」。リチャード・ドーティは一九八四年に初の臨床においテストである、ペンシルヴェニア大学におい特定キット（UPSIT）を考案した人物だ。[27] 彼はこう説明している。「パーキンソン病のような病気で、嗅覚喪失が典型的な臨床運動症状の何年も前に起こる。嗅覚系はこうした病気のプロセスの非常に早い段階で冒されるのだと考える。実際、たとえば、何らかの化学物質が環境から嗅覚系を通って脳に入り込む。それが嗅球内部で、アルツハイマーやパーキンソンの病変を開始するのかもしれない」

ドーティの次にはフンメル自身が、嗅覚喪失の臨床的作用とその認知力低下とのつながりについての研究を率いていた。[28] フンメルは一九九七年、別のテストキットであるスニッフィン・スティックの開発に関与した。[29] UPSITとちがってスニッフィン・スティックは、三種類の嗅覚機能を区別する。つまり閾値、識別、特定だ。[30]

フンメルはこう述べている。「パーキンソン病でも、アルツハイマー病で見られるのと同じ、嗅覚機能の低下が見られる。外からはすべて同じに見える。もちろん、パーキンソンの患者とアルツハイマーの患者では症状がちがう。さらに、ハンティントン病やほかの神経障害でもちがう。ただ嗅覚テストをするだけでは、その人の嗅覚が弱い、嗅覚がない、または嗅覚が正常であることしかわからない。どの病気なのかはわからない。しかしにおいテストは臨床的にはとても有効だ！　たとえばひとりの患者が来院して、パーキンソン病の兆候が見られる。しかし嗅覚は正常だ。それなら私たちは診断をやり直すよう、彼を送り返すだろう。なぜなら、おそらくこの人はパーキンソン病ではなく、別の種類の神経障害だからだ」

ドーティとフンメルは、嗅覚が臨床診断にきわめて重要な役割を果たすことを、実証しようと力を尽くしている。ドーティはこうつけ加えた。「まだハードルは高い。いくつかの団体は興味をもっているが、医学界はいまだに、神経内科でにおいテストをすべきだという考えを完全には取り入れていない」

鼻は世界や自分自身について多くを学べる精密な道具である。嗅覚は真理関数的である。そうする訓練を受け、それが行動として重要であるとき、世界の真の特性を感知するための知の枠組みを人に与えるのだ。人生を決める万事において、鼻はあれやこれや重要な役割を果たす。たとえば危険、食べ物、喜び……そしてセックス。

愛、汗、涙

最後に、わかりやすい話題について話そう。セックスだ。人は深い情熱的な結びつきを見つけたから、互いに求め合うのだという考えに、私たちは驚嘆したがる。もっと一般的には、それは身体的魅力の問題であり、その魅力の一部が嗅覚だ。ほかの動物はにおいでパートナーを選ぶ。それはヒトにも当てはまるのか？

マウスとヒトを比べて、ギルバートは知りたいと考えた。フィラデルフィアのモネル化学感覚センターでの博士研究員時代、山崎邦郎とともに研究していて、ギルバートはおかしなことに気づいた。マウスは、主要組織適合遺伝子複合体（ＭＨＣ）のみが異なる、遺伝学的に同じ二つの血統のマウスについて、においの差異を嗅ぎ分けるのだ。そして反対の血統と交尾するのを好む。「私は興味がわき、考えた――マウスが嗅ぎつけているものを、私たちも嗅ぎつけられるのか？」。ギルバートは回想している。「それが私にとって初めてのヒトの実験につながった。血統のちがうマウスを小さなサンドイッチの箱に一匹ずつ入れて、被験者にそのにおいを嗅いで、同じかちがうかを言ってもらったのだ。人間がイヌにかみつく話のようなものだ」と言って彼は笑った。「さらに、マウスの尿と糞を小瓶に集めて、それも被験者に嗅いでもらった。するとなんと、二種類のマウスを区別できる人たちがいた。たった一個の遺伝子のちがい、尿、糞、あるいは全身で、そのちがいがわかったのだ！　私の論文の中でこれはいまだによく引用される。[31]これはいかれた実験である。しかし嗅覚的に、マウスができることを私たちもできるのだ」

ヒトにも同じことができる。私たちは恋愛への道をにおいで嗅ぎ分ける。女性は異なるタイプのヒト白血球抗原（ＨＬＡ）――マウスのＭＨＣに相当するもの――をもつパートナー候補の汗を好むことが記録されている。[32]さらに、好みはホルモンの変化とともに変化する。避妊薬（ピル）を服用している女性は、ＨＬＡタイプの似ているパートナーを好む。残念ながらあなたの生涯の恋人も、避妊のやり方が変わると、性的魅力が一部失われるかもしれない。

社会生活はセックスだけではない。においはほかの形の交流にも関与する。「私が個人的にとても興味深いと思うのは、社会的においだ」とフンメルは明かした。「私たちはどうやってにおいで意思疎通をするのか。好例がいくつかあった。たとえば、においで恐怖を知覚したり、差し迫った病気を知覚したり。それに女性の涙は男性の性欲を変化させる物質である[33]」。赤ん坊が母乳を与えられている期間、母親のにおいを好むようになるという例もある。[34]

しかし忠告がある。こうした場面では疑似相関に引っかかりやすい。においがきっかけで、複数の女性が同時に生理になるという話を、あなたも聞いたことがあるかもしれない。この仮説は覆されているか、少なくとも裏づけが十分でない。[35]フンメルによると、この種の研究の難しさは、「きちんと制御された実験をする必要があることだ。研究は容易でない。大勢の被験者が必要であり、実験は難しい」。人間の行動は複雑で、さまざまな動的因子に導かれる。結果を決める因子が多すぎる。そうした影響のすべてが事前にわかるわけではない。したがって、決定的な研究方法を考え出すのは難しい。心理学と社会科学における再現性に関する最近の議論は、この事実を強調している。しかし、そのせいでさらなる探究をやめてはならない。

いまのところ、においがどの程度人間の交流を決めるかはわかっていない。興味深い未検証の研究テーマがよりどりみどりだ（ここからソベルの考えは出発した。ソベルのチームは現在、「においにもとづくソーシャルネットワーク」に関する広範な研究を行なっており、「似ている嗅覚をもつ人たちは良好な関係を築く」かどうかを調べている[36]）。確実なのは、においが人生においてきわめて重要な社会的手がかりを伝えるということだ。

フェロモンの歴史を少し

性的なにおいの話から、広く関心をもたれている別の言葉が思い出される。フェロモンだ。誤った通念なのか、マーケティングの道具なのか、それとも現実？　ギルバートは警告している。「フェロモンの考えは、ヒトの経験に合うように拡大されすぎて、もはや機能しなくなっていると思う。私たちはにおいで血縁を確認したり感情を見抜いたりする、そう私は考えているかって？　そのとおり。配偶者選び、MHC、HLA。化学信号伝達は年がら年中起こっている。でもフェロモンの考えについては、私はその言葉を使うことさえしなくなった」

ギルバートは同様の運命をたどった科学的概念を振り返った。「本能という用語を覚えている？　ダーウィン以後、この言葉がおおいに使われた時期があった。誰もが何に関しても本能で説明していたのだ。母性行動のための本能、自己保存のための本能、灰皿がいっぱいになったときに空にする本能。ばかげた話になっていった。そして人びとは使うのをやめた。説明に役立つ価値がなくなったのだ。同じことがフェロモンにも起こったのだと思う」

フェロモンはにおいの部分集合である。フェロモンとは、種に固有の行動や同種内の生理的反応を引き出す分子信号を指す。脊椎動物にはフェロモンに固有の閉鎖的経路があると、かつては考えられていた。嗅覚上皮から切り離された化学感受性の鋤鼻器官《じょび》（VNO）である。副嗅覚系がVNOからの信号を、扁桃体および視床下部と密接に結びついて処理している。もちろんそれほど単純ではないと、オックスフォードの動物学者トリストラム・ワイアットは説明している。「それで第二の鼻であるVNO、鋤鼻器官についてすべてがわかる。従来の神経科学者の大半が、VNOとMOB（主嗅球）およびMOS（主嗅覚系）の神経索はすべて扁桃体で合流することに気づいていた。末梢《まつしょう》では、つまり受容体レベルでは、二種類の器官、異なる受容タンパク質ファミリーがある。しかしもっと上の脳内では、そうした入力すべてが合流することを、神経科学者は知っていた」

副嗅覚系と主嗅覚系の合流については議論されていたと、ワイアットは続けた。「一九九〇年代末の分子生物学者、ハーヴァードのキャサリン・デュラックのような人たちは、マウスのフェロモンはすべてVNOによって感知され、VNOで感知されるものはどれもフェロモンだと主張した。一九九〇年代末から二〇〇〇年代初めの論文の多くは、フェロモンをVNOと結びつけている。しかし二〇〇六年、キャサリン・デュラックとリンダ・バックの研究室がそれぞれ別々に、二つの嗅覚系からの信号は扁桃体その他の脳の一部で統合され、トップダウンの相互作用もあることを明らかにした。(37)一方、哺乳類のフェロモンの中には、主嗅上皮によって感知されるがVNOではされないことが示されたものもある」

フェロモンとは何かについては意見が分かれるが、この言葉の起源が役に立つ。始まりは昆虫だった、とワイアットは説明している。「一八八〇年代、ニューヨーク州の初の公務員昆虫学者が、オスのガがメスのガのところに飛ぶのを観察し、その強力な分子を特定して合成することさえできれば、害虫駆除に使えると推測した」。「フェロモン」という言葉は最近のものだ。一九五九年、ピーター・カールソンとマルティン・リューシャーというふたりの生物学者が考案した。[38] 彼らは同僚の化学者アドルフ・ブーテナントが初めてフェロモンの化学構造を特定したことに刺激された。カイコガという昆虫のメスの性フェロモンだ。ワイアットは『ネイチャー』誌に「フェロモン発見から五〇年」と題して、フェロモンの概念について寄稿している。[39] その後、彼は「その言葉がつくられたときにドイツの研究所で博士課程の学生だったギリシア人教授」からメールを受け取った。ギリシア語を母国語とする者として、彼はその単語はフェロルモン（pheroRmon）とすべきだと抵抗したのだ。「しかし発音のために、rは捨てられた」。だからフェロモン（pheromone）になっている。誤ったギリシア語だが、言いやすい言葉である。ワイアットはさらに、「フェロモン」は「ホルモン」に似た響きで、信号としての役割に合っていると指摘している。しかしホルモンとちがって、フェロモンは体の中ではなく、体と体の間で作用する。新しい言葉はすぐに、以前使われていた「外分泌《エクト》ホルモン」に取って代わった。

フェロモンはいつ哺乳類の研究に入ってきたのか？「カールソンとリューシャーの名を挙げたのは、新しい言葉を提案した『ネイチャー』の記事が、フェロモンは無脊椎動物だけでなく脊椎動物にも発見されると予測していたからだ」

やがて哺乳類のフェロモンという考えには不利な流れになった。続けてワイアットは言う。「一九七〇年代後半になって二、三年のうちに、哺乳類に取り組んでいる人びとは、哺乳類でそもそもフェロモンを確認するのはとても難しく、おそらくまったく見つからないと考え始めた。昆虫とちがって哺乳類にはこの種の本能的で生得的な行動はないので、それを探すのは無意味なのだ。彼らはアーティスト集団のように、哺乳類にフェロモンはないとする声明書を発表した。[40] フェロモンは昆虫にのみ当てはまる概念である。そして彼らは歴史を少し書き換えたのだ」

ワイアットはつけ加えている。それでも「一九八〇年代、哺乳類にフェロモンはあると言う人もいた。そのひとりがミロス・ノヴォトニーという化学者で、マウスのフェロモンについて一連の論文を発表した。[41] 二〇〇三年、フランスのディジョンのブノワ・シャールは、ウサギの乳房フェロモンは子ウサギが乳を飲むのを促すことを発見した。[42] それ以降、大小さまざまな分子のフェロモンが、マウスその他の哺乳類で発見されている［たとえばハーヴァードのスティーヴン・リバールズによって］[43]。小さめの分子の多くはMOE［主嗅上皮］によって感知されるのに対し、マウスのフェロモンであるダルシンのようなタンパク質フェロモンは、VNOによって感知される」。

「フェロモンという言葉を、哺乳類それぞれが発する個別のにおいと切り離す必要があるのかもしれない」とワイアットは解決策として提案した。[44]「私は『特徴的混合物』の考えを導入した。フェロモンは（支配的なオスのほうが多く生成するものの）あらゆるオスで同じだが、オスそれぞれは独自の個別のにおい、すなわち特徴的混合物ももっていて、ほかのマウスはそれを学習するので識別できる。科学者に言わせれば、フェロモンを特定しようとするなら、どのオスでも同じ分子を探すことになる」。フェロモンは特徴的混合物とはちがう。「特徴的混合物はまったく異なる概念で、動物は離れていてどうやって互いに話をするのか、どうやって同類とそうでないものを識別するのか、どうやってパートナーを見わけ、部外者を見つけるのか——すべてが差異に関することで……そのため研究者は、あらゆる個体が発するにおい分子のちがいを探している。フェロモンはこの個体のプロフィールに重ね合わされている」

フェロモンについての思考には、主嗅覚系に関する研究と共通するものがある。どちらの系も、行動の柔軟性と分子の複雑さのせいで、生物反応の研究で明快な概念の区別が難しい。化学感覚信号として、フェロモンは分子構造がにおいと同じである。差があるのは、生体または（進化の起源と歴史が共通する生体の集団としての）種が刺激にどう反応するか、である。

フロリダ大学のスティーヴン・マンガーは、次のように推論している。「においは二つのカテゴリーで考えられる。一方に入る化合物は（フェロモン、カイロモン〔種間のコミュニケーションを仲介し、寄生生物のような受信者の利益になる化学信号〕、アロモン〔受信者でなく発信者の利益になる種間の信号〕のように）、種内または種間で特定の生物学的意味をもち、受信者の生得的反応を引き出したり促したりする。もう一方に入る化合物は、動物がほかの感覚刺激や状況と結びつけることを学ぶ環境パターンの一部になる。後者の場合、意味は学習される。ひとつの化合物が両方のカテゴリーに入ることもありうる」

分子がフェロモンとして処理されるか、それとも「通常の」においとして処理されるかを決めるのは、化学でなく生物学だ。したがって、ある特性が特定の反応を引き出す可能性が高くなる条件を決めるのは、システムが何をどうやって受け取るかである。必要なのは、行動の測定、分析、比較に求められるさまざまなレベルを説明する、システム論的アプローチだ。

においい知覚は空間行動を促す。煙やベーコンのにおいのように、どの方向から来るのかわからない場合、行動にとって重要な信号を感知することに何の意味があるのか？　嗅覚手がかりの源は目に見えない、あるいはすぐそばにないかもしれないが、だからと言って、においが空間内での定位やナビゲーションの役に立てないわけではない。

「嗅覚は距離の感覚だ」とジェイ・ゴットフリートは言う。狩猟採集のような空間的相互作用におけるその行動機能は、計算処理も決めるきわめて重要な原理を示す。「嗅覚はまさに距離の感覚だからこそ予測の感覚である」。ここで言う予測とは、私たちの脳がそれまでの経験をもとに刺激の規則性を予測するということだ。そうすることで、やがて行動の方向を見定め、それに応じて運動反応を調整することができる。ゴットフリートはこう続けている。「なぜなら、もし遠くから何かのにおいを感じて、それが自分にとって重要なら、大事なのはその興味深いにおいにただ驚くことではなく、たとえばそれが食べ物や、配偶者や、住まいなどだったら、それに近づくことであり、そのにおいのほうに進む方法を考え出すことだ。それが捕食者や火など、何か避けるべきものの場合もある。嗅覚のいちばんの機能は、嗅いだ者を獲得すべき対象に近づけ、避けるべき対象から遠ざけることだ」

においは私たちを情動的・感情的に動かす。しかし私たちはどうやって物理的にその源のほうに動くのか？　嗅ぐことによる空間定位は、直観的には理解できない。嗅覚には空間行動を指示する能力はあっても、その内容は視覚と同じような空間的なものではない。視覚は大きさ、形、位置を含めて、遠くの物体の明確な空間的質を伝える。(1)視覚対象には範囲があり、位置を伝え、動きや向きを示す。さらに視覚対象は、程度の差はあれ明確な境界があるという点で非連続的であり、決まって確かな始まりと終わりがある。

しかしにおいの空間的質とは何だろう？　においの位置について話すのは妙に聞こえる。視覚対象があなたのほうを向いていることはありえるが、同じ意味でにおいがあなたのほうを向いていることを想像するのは難しい。視覚経験にはよくある空間的表現も同様に、香りやにおいには当てはめにくい。ワインを味わうとき、ブラックベリーの香りがタバコの香りの左側または右側にあるとは表現しない。このように空間的次元がないことは、複雑な混合物が発する複数のにおいの境界があいまいだという問題ではない。嗅覚のエキスパートは、個々のにおいを上手に嗅ぎ分ける。香りのよい加工品——ワイン、香水、ウイスキーなど——を評価するのに、「別のにおいの下に」かぐわしいにおいがあると描写するとき、そのような表現は現象としての図と地の分離についての隠喩的説明である（図と地の分離のおかげで知覚者は、雑多な背景から特定の情報を拾い上げることができる）。

鼻は眼がやるように、知覚対象の空間特性を伝えるわけではない。しかし私たちは鼻を使って、そうした対象に対して空間行動ができる。ほかの距離の感覚、つまり視覚や聴覚と比較すると、この能力の因果基盤が明らかになる。全体的に見て、嗅覚は一七世紀の哲学者ジョン・ロックが第一性質と第二性質と称したものについて教えてくれる。(2)第一性質とは、固さ、形状、空間をふさぐ性質、動静など、対象がもつ心とは無関係のおもに空間的な属性である。第二性質は心に左右される属性であり、厳密には対象の属性ではなく、対象を知覚する心の産物である。

音は第二性質であり、知覚者とその感覚器官に依存している。たとえば、超音波周波数にはヒトにとって知覚できる質はない。なぜなら、私たちの聴覚系はそれに適合していないからだ。しかしコウモリはそうした周波数を使って、ヒトには感知できないものを反響定位し、聞いている。「コウモリであるとはどういうことか？」に答えることは不可能だ。これは一九七四年に哲学者のトマス・ネーゲルが発した疑問である。[3] 適切な受容システムがなければ、物理刺激は第二性質を伝えないからである。同じ哲学的議論は、色、におい、味にも成り立つ。考えてみてほしい。シャコ類は一五種類の色受容体をもっている。この生物が何を見ているにせよ、私たちが知覚する人間の世界とはちがう。

第二性質である色そのものに空間性はない。色そのものには本質的に空間的広がりはないのだ。物体や場面の視覚表象に組み込まれた特性として色が知覚されるとき、空間性が視覚に入ってくる。そのとき色は空間的質を伝える。画家は色が視覚対象の距離知覚に、さらにはその質感や形状にまで、貢献することをよく知っている。神経科学者のマーガレット・リヴィングストンは『視覚と芸術――見ることの生物学（*Vision and Art: The Biology of Seeing*）』で、（哲学論文を読むより）メトロポリタン美術館の展示室を歩いているほうが、視覚の原理について深い洞察が生まれると述べている。[4] 視覚対象は別の種類の特性処理が統合されて生まれる。この場合は、色のコード化と境界検出という二つの特性処理経路を基盤に、視覚がまとめ上げられるのだ。境界検出は空間次元の中心的コード化を支える。しかし最近の研究は、視覚対象形成における境界検出と色覚の厳密な区分を疑問視している。色のコード化は色を処理しているだけでなく、境界のような空間特性も分析しているのだ。両方の経路には周辺部でさえかなりの重なりがあることは、神経生理学の研究で明らかになっている。視覚の理解は私たちが思っているほど確定していない。[5]

嗅覚にかかわる次元もひとつではない。第3章と第4章で詳述した質(「バラの」)と快不快(「快い」)のほかに、強度もある。強度の神経系処理はいまのところほとんどわかっていない。[6] 強度は濃度のコード化にもとづくもので、質のコード化の原理とは同一次元にない。嗅覚においては強度が空間行動を促す。

ジョエル・メインランドは、嗅覚の重要な特性のひとつとして強度を強調し、その研究が難しく、現在なおざりにされていることに言及した。「強度の問題点は、動物に強度を報告させるのが難しいこと、そしてマウスは質の変化やその他の相関ではなく強度を報告しているのだと確認するのが難しいことだった。エフゲニー[・シロティン]は、滑らかに推移させるすばらしい実験を行なって、そのやり方を示した。[7] 快から不快へ突然変化させるのではなく、ラットの反応を決める滑らかな濃度勾配をつくる。彼が行なった研究はこうだ。強度を決める。次にもっと高い濃度を与えるが、それを低い濃度と同じ強度だと知覚するように順応させる。物理的刺激はちがうが、知覚する強度は同じだ。では、知覚される強度の神経相関は何だろう?」

メインランドは何が問題かを説明した。「知覚される強度がにおいAの濃度Aと同じ、においBの濃度Bがわかれば、まったく異なる受容体セットを活性化する二種類のまったく異なる刺激を動物に与えることができ、その動物がどうやって強度をコード化しているのかを解明できる。どんな知覚情報が伝えられているのか、そのごく基本的な原理を解明し、その原理を最終的な行動と結びつけ、さらにシステム全体で理解するまで、こうした実験を行なうのは難しい」。強度のコード化は謎だ。それが解決すれば、動物がどうやって嗅覚を手がかりに環境を進んでいけるのかを、もっとよく理解できるだろう。

においの物理刺激と空間

においは知覚はどう運動系とつながるのか？　物理刺激のレベルで、におい物質は空間対象である。分子は固体物質でできており、空間的広がりがある。におい物質は揮発性化学物質であり、動き回って環境内のさまざまな位置を占める。原理上、嗅覚刺激によって生体は、その環境内の位置（このベーコンのにおいはどこから来るか）だけでなく、知覚者に対する方向性（左から来ているようだ）も認識する可能性がある。これで視覚、聴覚、嗅覚は遠位感覚としての機能が統合され、生体は空間内の対象に関して方向を特定し、動くことができる。

遠位感覚にはちがいもある。ヒトやほかの動物で嗅覚によるナビゲーションを促すのは、刺激に固有の特性ではない。嗅覚系によって刺激がどう感知されるか、である。どんな規則性が感知されうるか、その規則性が感覚信号としてどう表象されるか、である。ここで、嗅覚刺激には視覚や聴覚と異なる点がある。予測可能性だ。におい物質は揮発性が高く、環境内に不規則に分布し、つねに動き回っている。視覚における光子の表面反射とちがって、大気中のにおい物質の動きは、予測や制御が難しい。ゴットフリートは、このことが感覚系の構成のちがいとどう関係するかを説明している。視覚の場合は刺激が予測できるので、「網膜の活性化がつねに一次視覚野のその場所と結びつけられる」地図形成システムとして、配線することが可能だ。「しかしにおいの場合、風の流れ次第で最終的にちがう場所から来るかもしれない」。空間知覚は、刺激が感覚系とどうつながるかに左右される。

嗅覚刺激が周囲で発生するとき、空間と上皮や神経突起での局所的感知との間に、規則的または予測可能な相関がない。『解明される意識』で哲学者のダニエル・デネットはこのことを、嗅覚がヒトの視覚より空間分解能が低い理由として強調している。

私たちは部屋の中にホルムアルデヒドの分子がわずかでも残っていれば、それを感じ取れるかもしれないが、もし感じ取っても、それが糸のような細く長い痕跡なのか、それとも、ある範囲ににおいのする別々の分子が漂っているのかを、嗅ぎ分けることはない。部屋全体か、少なくとも部屋のひと隅全体が、そのにおいで満たされているように思われる。なぜそうなのかは少しも不思議ではない。分子は多かれ少なかれランダムに私たちの鼻腔に入り込んでくるのであり、上皮の特定の点に到達しても、それがどこから来たのかについては、ほとんど何も教えてくれないからである。光子が虹彩の針穴から眼にまっすぐ流れ込んできて、網膜上のある所番地に到着すると、そこから外部の出どころや経路が幾何学的にマッピングされるのとはちがう。視覚の分解能が嗅覚と同じくらい低ければ、鳥が頭上を飛んだとき、空はしばらく鳥のようになってしまうだろう。(8)

そこが遠位感覚としての視覚と聴覚と嗅覚の性能のちがいだ。におい物質は視覚や聴覚の刺激とちがって、空間における正確な物理的軌跡、配置、動きを予測できない。このことは刺激がシステムにどんな相互作用をもたらすか、そしてシステムがそのような刺激にうまく対応するためにどう進化するかに、影響をおよぼしてきた。さまざまなにおいの化合物が空中に放出されるあらゆる状況を考えてほしい。ミリ秒ごとに位置がランダムに変わる。個々のにおい物質の正確な空間内配置を計算するのは、脳の能力（またはニーズ）をはるかに超えている。たとえばパイナップルの質を表わす混合物をコード化するのに、ヘキサン酸アリル（$C_9H_{16}O_2$）の化合物が別の化合物、たとえばエチルマルトール（$C_7H_8O_3$）の「前」を漂っているのか、それとも「右」なのかはどうでもいい。

嗅覚系の感覚処理にとって問題なのは、（空気の流れの結果として）物理的空間に分子がどう分布しているのかではなく、その分子が上皮――においの成分が時間的相互作用によってばらばらにされる場所――とどう影響し合うかである。においを空間的にたどるには、分子の雲がどこから来ていて、その源がどれだけ離れているかについて、十分に合理的な推定が必要だ。昆虫の嗅覚に関する研究によると、嗅覚によるナビゲーションはにおいの時間的構造の処理にもとづいているようだ。この分野の主要研究者として、ジョン・ヒルデブラント、リング・T・カルデ、マイケル・ディキンソンらがいる。(9)

におい知覚の空間次元は刺激に固有ではなく、むしろ、この情報は知覚している嗅覚系との関連で形成される。嗅覚は上皮と直接作用する分子との接触感覚である。嗅覚手がかりは活動に関係のある物事を伝え、さらに(煙のような)遠くにある要素を知らせる役割を果たす。においは実質的に、物の表面から発散する揮発性物質によって生まれる何かの質である。このにおいの源となる物質は、空間内のどこにあるか突き止められる。しかし空気の乱流によって濃度勾配が途切れるので、におい源の空間推定は難しくなる。マッシモ・ヴェルガッソーラらは、嗅覚手がかりによる「情報走性」〔訳注：情報に反応して移動する性質〕には、ランダムかつ断片的に遭遇するにおいを活かすジグザグ戦略が必要であることを示した。(10)

においには明確な外受容で対外指向の次元がある。においは何かに向かう、または何かから離れる動きをもたらすのだ。そのため行動の外部標的を伝えるものとして、生体との関連で理解されれば、嗅覚は空間感覚である。しかしその空間次元は、刺激ではなく感覚系の観点から理解されなくてはならない。

嗅ぐ行為と身体の空間

嗅覚の中心は嗅ぐことである。嗅ぐ行為は単調でも自動性でもない。嗅ぐ速さ、強さ、パターンによって、どの分子がどうやって鼻上皮に到達し、粘液と相互作用するかが決まる。マクスウェル・モゼルは、鼻の中の気流動態と流速を計算することの複雑さを強調した。「受容体そのものに特異性があることはわかっている。しかしそのことから、分子がどう受容野へと動くかについては何もわからない」。分子数、量、時間を説明しなくてはならない——しかも「それぞれをさまざまな組み合わせで。濃度は時間で割った分子数になり、流速は時間で割った量になる。こうした変数のどれがより重要かを、反応から決定するのはとても難しい。三つの基本変数は組み合わされ方しだいですべてが役割を果たす」。

嗅ぐ動作はどんな情報がいつ脳に届くかに影響する。嗅ぐ量、間隔、速度、強さは測定できるパラメーターであり、揮発性分子が鼻上皮とどう相互作用するかを調整することによって、におい知覚を修正する。検知閾値に到達するには、低濃度のにおい物質のほうが高濃度のものより、強く嗅ぐ必要がある。[11] 嗅ぐことによって、刺激がないのににおい知覚に相当するものが生じることを示唆する証拠さえある。[12] 嗅ぐ動作は、単なるにおい分子を上皮に運ぶ機械的手段ではない。知覚内容をつくり出す要素なのだ。

ヒトその他の哺乳類では、嗅覚系は鼻周期によって嗅覚ナビゲーションを助ける。鼻周期とは、左右の鼻孔で交互に呼吸速度が変わる不随意のメカニズムだ。「変化するのは鼻上皮の膨張であり、結果として気道開通性が変化し、ひいては気流速度が変わる」とエイヴリー・ギルバートが説明した。意識していなくても、左右の鼻孔で呼吸の速度がちがうのだ！　あなたの鼻は片側がつねに少し詰まっている。そのため片方の鼻孔のほうが他方より、空気を引き込むのが少し遅い。これは恒久的な状態ではなく、左右の鼻孔が交代する。一般に通用する見解では、鼻周期はおよそ二時間半ごとに移る。[13] しかし暗黙の周期性仮説は精査に耐えず、その統計的証拠はない。ギルバートによる二件の研究が、「鼻孔の開通性は交互に変わるが、それは不規則である」、つまり非周期的であることを明らかにしている。

周期的であるかどうかは別にして、気流速度を変えることによって、鼻はさまざまなにおい物質を感知することができる。においの物質は重さと大きさしだいで、ほかより速く移動し、鼻上皮の受容体とすばやく相互作用する。さらに、におい物質は結合の性質がいろいろだ。二通りの気流速度でにおいを感じることにより、鼻は刺激の網をより広い範囲に投げることができる。また、鼻はにおい源の方向性のちがいも区別できる。

イヌを見てみると、この仕組みがわかる。イヌはにおいをとらえ、跡を追う。しかし跡を直線的に、つまりまっすぐに追うのではない。方向を絞り込むために、その臭跡の周りをうろつき、嗅ぎ回るのだ。イヌもヒトと同じように、臭跡がどこにつながるかは「見えない」。イヌはその縁の周囲を動き回ることによって、においの道筋を見つけ、追いかける。この原理は蛾、魚、ヒトを含め、すべての動物に当てはまる。コロラド大学の神経生物学者トム・フィンガーはこう説明している。「においの縁がどれだけ鮮明かで距離がわかる。においが源から発生するとき、その分子の縁はとてもはっきりしている。源から遠ざかるにつれ、その縁がぼやけていく。境界上で拡散するからだ。においの縁がどれだけ鮮明かによって、動物は距離を知ることができる。これもまた、一般的に正しく理解されていない［嗅覚の］次元ではないだろうか。『においの中』から『においの外』への変わり目がどれくらいはっきりしているかで、源からの距離について多くのことがわかる」

これはヒトが鼻でナビゲートするやり方でもある。ギルバートはバークレーの心理学者ルシア・ジェイコブズによる二〇一五年の研究に言及している。(14) この研究で「彼女は被験者に目隠しとイヤホンを装着してもらい、部屋に入れた。部屋の一カ所ににおい源が置かれており、彼女は被験者をぐるぐる回してから、一カ所のにおい源に対する自分の位置を確認させたのだが、彼らにはそれができたのだ！」。

一般通念に反して、においを追跡する能力でヒトはイヌと大きくかけ離れてはいない。このことは、ノーム・ソベルと大学院研究員のジェス・ポーターによる二〇〇七年の研究で示されている。においを追跡するヒトの能力を、イヌのそれにならってモデル化したのだ。[15] 彼らは三二人のおなかを空かせたバークレーの学生に、チョコレートのにおいの跡をたどらせた。学生たちがほかの手がかりではなく、においの情報だけを与えられるように、ほかの感覚入力を（目隠し、手袋、膝当てなどを使って）人為的に奪った。においを追いかける学生たちの行動は、キジの臭跡を嗅ぎ分けるイヌの行動と比較された。すると、学生たちはイヌのそれと似た追跡行動を示し、臭跡の周囲を回ることによって経路をたどった。おまけに、訓練すると学生たちはこの課題を速く上手にこなせるようになった！

しかし、ヒトの鼻はイヌのそれと同等だと主張するのは早計かもしれない。アレクサンドラ・ホロウィッツはバーナード大学でイヌを研究している認知科学者である。[16] 彼女は口を挟んだ。「嗅覚について一日中考えているプロの嗅覚科学者は、捜索救助犬みたいなものだ」と笑ったあと、ホロウィッツはまじめにこう続けた。「私は行動に興味をもっている。人びとは鼻で何をしているのだろう？　イヌは鼻で何をしているのだろう？　私たち人間がおもに使っているのはオルソネーザル嗅覚ではない。イヌはそれだけを使っている。嗅ぎ分けるのがうまくなるようにではなく、あなたがやらせたい特定の嗅ぎ分け課題をやって、指示したものを見つけたときにあなたに教えるように……訓練を受けた仕事のできるイヌを見ると、……抜群に能力が高い」

ソベルの研究から断定的すぎる結論を引き出してはならない、と彼女は警告している。「あのバークレーの研究には興味深い点が二つある。ひとつは、彼らが設置した痕跡は場内にずっとあった。つまり、彼らはチョコレートのにおい――一般的な鼻で前から感知できるにおい――を染み込ませたひもを芝生に置いた。そしてそのひも――におい源――をそこに置いたままにした。したがって、におい源は芝生の中に依然として存在するが、それは源から発するにおいを探している捜索犬の状況とは異なる。空中にまだ何かある――分子が発散されている――ことは確かであり、そうでなければイヌは何も感知していない。しかしイヌにとって、分子の源は消えている。それが肝心なところだ。そのため、もっと有効な対応はひもを置いて、そのあと片づけることだろう――そうすれば被験者に、におい源そのものではなく、源が残した痕跡を感知するように指示していることになるからだ」

ホロウィッツは、イヌとヒトの反応時間の差についても言及した。「大勢の被験者が経路を突き止めた。しかし、とても長い時間がかかった。経路を突き止めるのに一四分もかかっている――そもそもやめなければ、すべてを投げ出さなければ」。それは別にして、「興味深いのは、［被験者が］上達していることだと思う。私たちに鼻を使う力があることを示した。そして練習すればうまくなることができて、それは調香師にも言えることだ。……それでも、イヌの装備は私たちをはるかに超えているようだ。自然の行動が私たちとちがう。それこそがイヌとヒトをはっきり区別するものだと思う」。

私たちがイヌと比べて同じくらいうまいか、まったく同じにうまいのか、それともやや劣るのかは問題ではない。重要なのは、においを感知してたどる行動能力は、ヒトでも驚くほど正確であることだ。何がちがうかと言えば、ヒトがにおい追跡にかかわる作業をすることはほとんどない点である。四つん這《ば》いで地面をうろつくなどまれである。しかし、ほとんどのにおいが発する場所はそこだ。ほとんどのにおいは、物の表面近くにとどまっている。

においを嗅ぐことで可能になる嗅覚の空間行動にとって、きわめて重要なのは動きである。つまり、におい源と知覚者の距離関係の行動的調査である。(17) ほかの遠位感覚の処理方法とは対照的に、訓練されていない脳は、遠くにあるにおい源の空間次元を計算しない（脳は聴覚信号の時間遅延については計算するが、聴覚信号は規則的な時空間作用をともなう刺激で決まる）。嗅覚では、脳は鼻を刺激と密接に接触させることによって、源との距離に関する情報を受け取る。そして知覚者はその濃度勾配、つまり分布しているにおいの化学物質の濃度にしたがって動く。

この相互作用の計算には、時間次元がかかわる。フィンガーはこうつけ加えた。「対象に到達するには痕跡をたどらなくてはならない。視覚や味覚では、どこに対象があるかは即座に直接わかる。私が思うに、嗅覚で空間的手がかりを探り出すのには、はるかに多くの時間的統合が必要である」。ここでアイナ・ピユースが応じた。嗅覚は「刺激が認識されるのに時間的な展開が必要である聴覚と、いくつかの点で似ている」。

そのような感覚系と運動系が連動する活動を重視する知覚の理論化は、いわゆる生態学的知覚論、エナクティヴィズム〔訳注：知覚は受動的なものでなく、能動的な行為（エナクト）であるとする認知科学の考え方〕および身体性論で勢いが増した。こうした理論の最前線にいたのは、一九六〇年代から七〇年代にかけては心理学者のジェームズ・J・ギブソンである[18]。一九九〇年代に彼のあとに続いたのは、生物学者のフランシスコ・バレーラとウンベルト・マトゥラーナである[19]。今日、こうした理論は哲学論争でさまざまな特色をもつ[20]。こうした理論の擁護者は、知性のちがいは別にして、知覚を分析するときに知覚と身体と環境を暗黙裏に区別するのはよくないと警告する。生物の身体はどういう構造なのか、それがどんな活動をもたらすかが、根本的に知覚の内容を構築するのだ。したがって、感覚入力と運動出力は連動していると見なされ、一緒に分析されなくてはならない（ただし、そのような連動の厳密な定義についてはかなり異論がある）。知覚者の身体は進化の結果、生体が環境を探査しようとする相互作用のために知覚を認識するようになった。生体の意思決定にとって信頼できるガイドの機能を果たすことが、感覚の主要な仕事である。

結果的に生物学的因子は、私たちが外部情報にまずどう遭遇し、次に知覚内容としてどう認識するかに、重要で特異な影響を与える。

情報がどういうふうに脳に届き、そこで処理されるかは、基本的に行動によって決まる。もちろん脳は体の一部であり、その中心機能のひとつは、身体信号を調整して統合することである。行動が中央処理にどう影響するか、明白に示す例が嗅ぐ行為である。なぜなら、嗅ぐ行為は脳活動の振動リズムを統合するからだ。神経振動は、ニューロンの信号伝達における膜電位変化によって引き起こされ、脳波記録（EEG）によって測定できる。この振動は神経細胞集団の活動に相当するもので、その変動は興奮性が高い相と低い相が交互に起こる状態を映している。この状態変化が入力情報の選択を裏打ちする。興奮性の高い相は特定の入力の感知を促し、興奮性の低い相は同種の入力の感知を抑制するのだ。[21]

嗅ぐことは、関連する脳領域の振動リズムがどう連動するかに影響する。[22] ドナルド・ウィルソンはこう説明している。「息をするときはいつも、嗅覚系に同調振動があることがわかっている」。同調とは、呼吸によって二つの神経細胞集団が同期するような、神経活動の時間整合を指す。つまり「呼吸と同調する振動だ」。彼はゴットフリートと博士研究員のクリスティーナ・ゼラーノによる最近の研究に言及している。[23]

呼吸しているとき、これらの領域すべてで活動が呼吸と同調する。優勢な信号ではないが、それを選び出せるのに十分なものがある。嗅覚系は海馬や扁桃体、その他さまざまな記憶にとって重要な領域と強く結びついていることがわかっている。そして呼吸の同調が役に立つ。呼吸しているとき、実際に息を吸ってにおいを嗅ぐことがさまざまな脳領域をつなげていて、その結果においを感じる。同時に海馬を作動させ、同時に扁桃体を作動させ、すべてがにおいについて文脈に即した包括的な表象を築いている。

さらなる研究での細胞記録により、能動的に嗅ぐことと嗅覚学習の明確な関連を含めて、嗅ぐ行為と反応状態変化の動的関連性に対する洞察が深まっている。[24] しかし、嗅ぐ行為がどのようにして知覚される強度を決めるのかは、まだ結論が出ていない。[25] 実際には振動同調が、鼻の中の運動作用で脳内の情報処理が決まるための主要なメカニズムを構成している。

どうして振動が知覚内容に影響しうるのか？ 振動リズムは一種の神経サンプリング作用の構成要素なのだが、その作用では「知覚循環」のプロセスによって入力信号がサンプル抽出される。知覚循環とは認知心理学者のウルリック・ナイサーが一九七六年につくった用語である。ナイサーは知覚を脳内の循環プロセスとして説明し、採集行動における探索パターンが入力情報をフィルターにかけると示唆している。[26] 交互に入れ替わる振動位相は、感覚入力の周期的なサンプル抽出を映しており、特定の脳領域の接続性などの反応度合に影響を与える。そしてどんなときも、いくつかの神経細胞集団が積極的に競い合っている。そのため脳は、入力を選択する自らのメカニズムによって処理の下準備をしている。

脳は均質の構造ではなく、いくつかのモジュールを統合している。ある意味で、つねに自らと競い合っているのだ。神経細胞集団は、十分な注意の閾値に到達するために、進行中の主導権争いに参加する。しかし注意は限られた資源である。知覚循環は、感覚処理にともなう信号伝達のオーバーフローを避けるための、能動的選択のメカニズムなのだ。そして嗅ぐ行為など、さまざまな行動因子が知覚循環における振動リズムを変化させる。

この知覚と運動作用の結合が、知覚内容の形成、すなわち何が処理され、さらには何が意識に到達するかを、根本的に支える。能動的感知という基本的考えは現代のものではなく、医師のヘルマン・フォン・ヘルムホルツが一九世紀に観念運動性説の中で、同様の理解を述べていた[27]。現代的なのは、この結合が知覚形成におよぼす影響を正確に探る手段だ。

嗅覚も同様に空間行動を促すのなら、なぜ、においのイメージは視覚対象のように非連続的な空間特性をもっていないのか？　この疑問は、もし知覚についての理論化が視覚の理論以上のものであるなら、それを明確にするはずの核心に触れている。境界や非連続性を含めた知覚対象の次元と特性は計算特性である。この特性は神経トポロジーの産物である――つまり、神経信号によって伝えられる情報がどうやって統合されフォーマット化されるかで決まる。しかし嗅覚は、視覚や聴覚のような地図形成方法でにおいを計算するわけではない。

神経空間

嗅覚については、神経地図もそれが何を表わすかも、まだあまりわかっていない。感覚対象として、においは複数の次元をともなう。特定の質を伝え、強度はさまざまで、たいてい快または不快なものとして経験される。こうした知覚次元――質、強度、快不快――は、ほとんどの感覚性能研究で別々に測定される[28]。さらに、別々に神経構造にマッピングされると考えられている[29]。嗅覚できわめて重要な点は、嗅覚刺激の空間的トポロジーは、その神経表象の空間的トポロジーにマッピングされるのではないことだ（第7、8章を参照）。嗅覚については、視覚系から導き出されたコンセプトではなく、独自の計算構造の観点からモデル化することが不可欠である。結局、視覚と嗅覚では特性のコード化で計算が大きくちがうのだ[30]。

ここでは、空間性のコード化が重要である。視覚対象の空間的質（境界、形、位置、動き）は、エナクティブな（行為性の）処理——たとえば眼球の跳躍性運動《サッカード》や嗅ぐこと——の直接的結果ではなく、視覚系の計算構造の結果である。たしかに生体の運動は、あらゆる遠位感覚の空間特性処理を助け、それに貢献する。対象との距離だけでなく、その形や大きさを理解し評価するために、自分が少し動かなくてはならないときもある。しかしそのような動きは、知覚対象の質として空間特性をつくり出し、実現する母体ではない。視覚における空間性のコード化は、光のコントラストに敏感な網膜細胞（中心・周辺細胞）からの信号を、一次視覚野の細胞に地図を形成するように投影する（そして単純細胞から複雑な細胞に階層的統合する）結果だとわかっている。この機構が視点不変の可能性を生み出す。

視覚による形のコード化は、境界検出における視点不変特性を土台にしている。いわゆるT字接合部は物体の境界を定め、Y字接合部は面と面がつながる領域を決める。[31] 視覚系はそのような接合部を利用して、遠近感の規則性を計算する。その好例が平行構造の再構築である。実際、目の錯覚はつねにこの計算特性を基盤にしている（「エイムズの部屋」もその一例だ。これは空間錯視の部屋で、のぞき穴から見るようになっている。立方体のように見えるが、実際の形は六面の凸多面体である。部屋の片隅は観察者から遠いが、そのように知覚されない。その結果、遠い隅に立っている人物は、同じくらいの大きさでも観察者に近くて巨人のように見える人物に比べて、まるで小人のようだ）。空間性を裏打ちする計算構造は、視覚対象の認識が固定的な構成要素をもとに行なわれ、明確な幾何学的図形のテンプレート照合をともなうという考え（たとえばアーヴィング・ビーダーマンによる「ジオン理論」〔訳注：人は物体を基本形状（ジオン）の組み合わせで認識するという考え〕）を推進する。[32] 前下部側頭葉がさまざまな抽象的図形を神経コード化するという最近の発見が、この考えを裏づけている。[33]

しかし嗅覚は、刺激の空間特性に関して同じような計算を行なわない。フィンガーはこう説明している。

「視覚はトポロジー指向の感覚である。三次元の世界を二次元の面にマッピングして、そこから三次元の世界を算出する。嗅覚はまったくちがう。嗅覚から得られる空間手がかりは、皆無ではないとはいえ、あまり良いものはない。嗅覚経験に関与する計算は、視覚から得られるものとまったく異なる。そのため視覚と嗅覚は、中央処理という意味ではおよそかけ離れていると思う」。そしてこうつけ加えた。「神経機構に共通性があるかもしれないが、脳が情報をどう処理するべきかは、まったくちがうと思う」

「空間対象」と「空間表象」には大きな差がある。神経表象に関するきわめて重要な点は、遠位刺激と環境の空間的関係ではなく、感覚系がつくり出すトポロジーであることだ。空間性は視覚と直接関係しているので、この二つの概念は結びつきやすい。しかし同じではない。この重要な点を示す好例は聴覚系である。

聴覚も空間感覚だ。現象として考えると、私たちは音を左側または右側の、一定の距離を置いたところから来るものとして経験する（大きな音の場合、頭を動かさなくても、それがどこから来ているかわかる。バンと音がしたら、考えることなく、本能的に音のほうを向く）。それは聴覚野に刺激の地図的な表象をつくり出すような空間性ではない。音は可聴周波数の圧力波によって伝えられる（ヒトではだいたい二〇ヘルツから二〇キロヘルツ）。神経空間におけるそのトポロジー的表象は、聴覚系が刺激をどう扱うか、つまり聴覚系がどう刺激特性を分解し、離散的な神経信号に再組織するかで決まる。神経空間におけるその地図形成は、聴覚刺激が物理空間の一部であることの表象ではない。

聴覚は繊細な名人芸である。圧力波が外耳道を通って鼓膜に到達する。三個の連続した小骨（ツチ骨、キヌタ骨、アブミ骨）が、振動を鼓膜から蝸牛の一部である小さな膜に伝える。蝸牛は内耳にあるカタツムリのような構造で、そこから聴覚神経が感覚信号を聴覚野に送る。蝸牛は入り組んだ構造で、さまざまな要素がある。たとえば基底膜は、さまざまな周波数に合った近くの有毛細胞経由で音の振動を受け取る。ここで音の地図がつくられる。

基底膜はピアノに似ている。膜のさまざまな区分が、耳に当たる音の周波数と共鳴する（図5・1参照）。音がどんなに複雑でも、聴いているのがチャイコフスキーだろうがエアロスミスだろうが、基底膜の有毛細胞は長さによって感知する周波数が異なるので、音は周波数に応じて並べられる。結果としてできる基底膜上の音の線形表象が、聴覚神経によって一次視覚野に投影され、保持される。そのため、もし私たちがあなたの脳をのぞき込んで、一次聴覚野の特定領域が活性化するのを見たら、あなたが経験している音色が高周波数か低周波数かがわかる。この空間的区分けは、環境内の空間対象としての物理的刺激の表象ではなく、神経空間に配置された信号伝達要素の表象である。

知覚者による環境内の音源の空間的認知は、さまざまな手段によって達成されるものであり、音声スペクトルの地図を形成するコード化によって直接行なわれるのではない。聴覚系は複数の手がかりを使う。空間的認知は（前述の神経地図形成によって示される）スペクトル差のほかに、刺激の強度、さらには刺激が左右の耳に届く時間差の計算にもとづいている。そのため、刺激の空間次元をコード化して計算するように進化した経緯が、聴覚系は視覚系と異なる。この物理的空間性と神経空間性の差異は重要であり、それを説明する最後の例は疼痛《とうつう》知覚である。疼痛知覚は遠位感覚ではない。痛みは、遠位対象およびその空間内位置の表象とは関係ない。肘をぶつけて感じる痛みは、それを引き起こした机の角の表象ではない。その一方、痛みは神経空間内の（脳の指定された領域が活性化するが、ほかの領域は静かなままだという）局所活動により、身体経験の現象的空間で非連続的に知覚される（痛みは肘にある）。身体的・神経的な意味で、痛みは空間的である。「いくつかの点でこの例は、先に感じた腕の痛みのほうが次の痛みよ

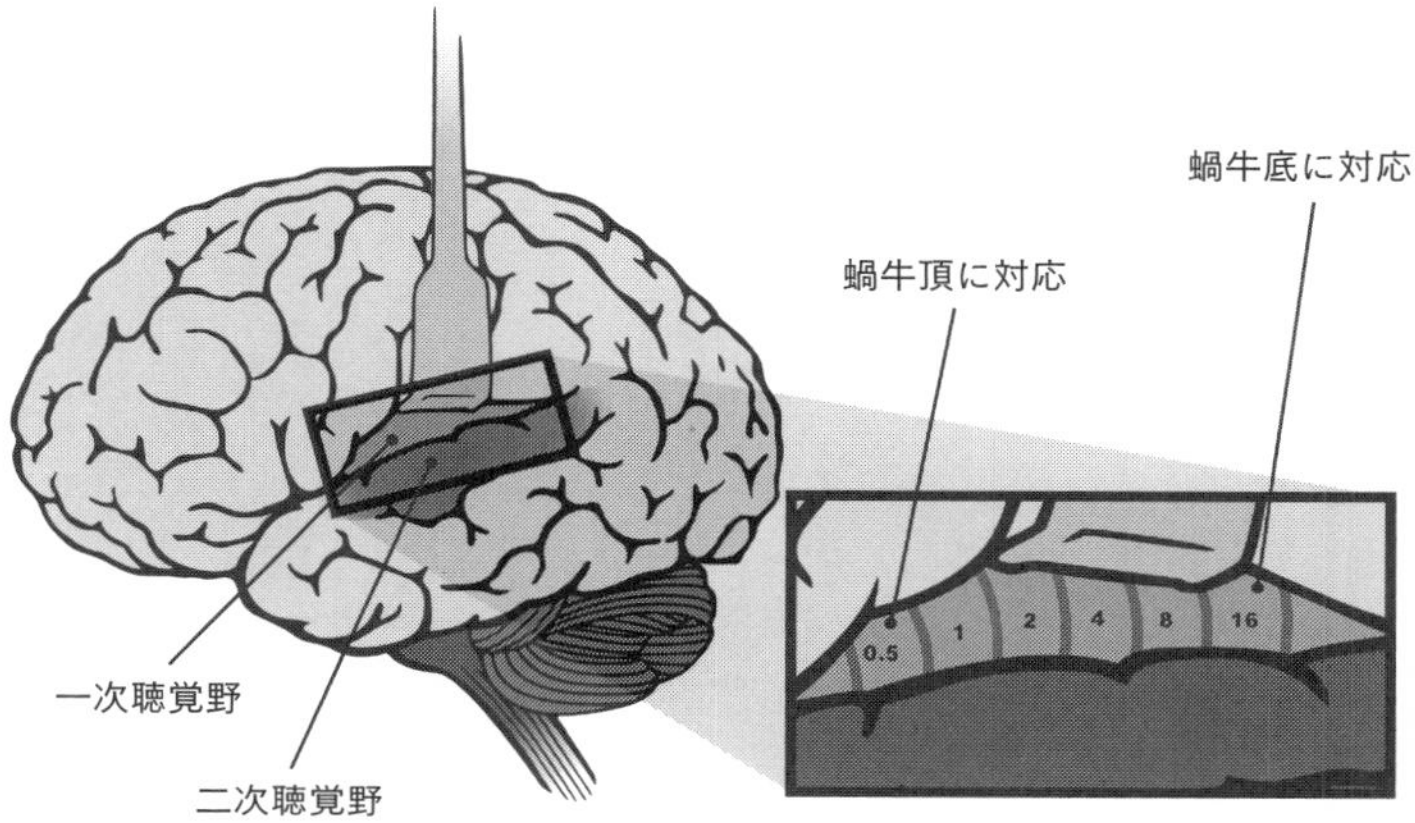

図 5.1 聴覚野の周波数マッピング。基底膜の空間構成の図解。入ってくる音は低いものから高いものまで、周波数によって分けられる。この地図形成的な配列が一次聴覚野に投影され、保持される。出典：Lars Chittka and Axel Brockmann/Wikimedia Commons CC BY-SA 2.5

り肘に近かったという感覚に通じる」とコロンビア大学の哲学者クリス・ピーコックは述べた。「痛みそれぞれが経験されている場所は、ほんとうに空間的関係にあって、その一方が他方より肘に近いということが実際にありうる」。しかしこのレベルの空間性は、対象およびその環境内での空間特性と相関していない。「この点を認めることは、痛みそのものを非表象的状態と考えることとまったく矛盾しない[34]」

知覚の（遠い空間の表象として身体化される）空間性は、計算特性である。知覚イメージの属性がその神経表象とつながるには、どの特性がコード化され、そうした特性がどう総合的知覚イメージに貢献するかを決めるモデルが必要だ。計算空間は観測者に関連する刺激作用に左右される。その構成は刺激の予測可能性と、感覚系が生体にとって適切な活動を促進するようにどう進化したかで決まる。

「刺激にはもともと空間的なものがない」とス

チュアート・ファイアスタインは言っている。上皮が刺激の空間特性をばらばらにする。「それなら、なぜその［神経］組織に空間的なものがあるはずなのか？　こうしたことにありがちなように、おもに視覚系と聴覚系に関する研究にもとづいた、過度な単純化に思える」。リンダ・バックは散在している刺激についてのファイアスタインの評価に加わった。「においはそんなふうではない。分散している感じだ」

においの知覚の空間性は身体化される。嗅覚における強度のコード化は、空間内の行動に対する評価を可能にするが、それは視覚のように、空間を構成するためのコード化ではない。そうではなく、においは外部空間の包括的な非嗅覚系の計算に頼ることによって、定位行動に加わる。フィンガーはこう結論づけている。「だから空間情報はある。ただ、きちんとマッピングされていない。三次元世界の内的表象があるようなものだと思う。情報を空間の内的表象にマッピングしているだけなのだ」

したがって、知覚内容が嗅覚の神経表象とどう関係しているかを理解したければ、すべてにどんな活動がかかわるかを理解しなくてはならない。においは感覚系が行なう活動の産物なのだ。そこで私たちは感覚系の最初の入り口に立つことになる。受容体によるコード化だ。

第6章　分子から知覚へ

あなたの体の外には、大気中化学物質の多元的宇宙が待っている。そういう物質はさまざまなにおいの質を生み、行動の意味をもたらし、分子構造が驚くほど多様だ。鼻で登録されたあと、その情報を何とかするのは脳の仕事だ。しかしそこで何が起こっているのだろう？　色や音とちがって、においの刺激構造と質のつながりは明らかになっていると言うにはほど遠い。刺激ではにおいが簡単に説明できないことは見てきた。それでは、どうやって鼻は刈り立ての青草のシス3ヘキセノールのにおい分子がわかるのか、あるいはエステルの化学基は果物のにおいがすることを知るのか？　どうやって脳はこうした化学物質を知覚で正しく解釈していると判断するのか？

この疑問に対する答えは、感覚系が情報を求めて刺激を調べるときに何をすると考えるかによる。私たちが用いるようになった知覚の概念は、脳が既知の事柄にもとづいて効率的な推測処理を行ない、それによって感覚系は事物の観測可能な性質にたどり着くという考えだ。推測としての知覚は、物理的特性をコード化された世界の安定したパターンを見つけるために、感覚が不確かで変わりやすい状況から情報をふるいにかける働きをすることを前提としている。ここでの神経表象とは、いま示されている情報を分類するために、前に遭遇して学習したパターンを脳が再び示す活動である。この筋書きで知覚は情報のじょうごとして機能しており、注意散漫になるほど広大な環境の中で特性を選択し、重要な部分をうまく抜粋することができるプロセスを意味している。しかし重要な部分とは何なのか？　そして感覚系はどうやってそれを表象するのか？

ここで嗅覚の難しさが始まる。完全に明らかになっていないのだ。データがないわけではない。それどころか、これまでに刺激の詳細について非常にたくさんのことがわかっている。熱心な化学者なら、におい物質の構造特性に関する知識であなたを圧倒することができる。フィルメニッヒやジボダンのような大企業は、新しい合成香水や香料の開発に役立つ、詳細な分子記述の大規模なデータベースを蓄えている。ここに〇・一ナノメートルの差があり、あそこに炭素原子が付加されていて、電子をベンゼン環に放出するこの水酸基はどうだろう、といった具合だ。そのような細部の知識はとても重要なので、セキュリティの厳重な企業独自の研究データベースにアクセスすることは不可能だ。

欠けている環

こうした特性すべてについて嗅覚系が具体的に何をしているのか、どうして脳がそれをにおいとして理解するのか、わかっていない。これは驚きだ。なぜならこの三〇年間、嗅覚の生物学的基盤について多くのことが発見されている（第2章参照）。もちろん、嗅覚についてわかっていることがいかに少ないかという意見に遭遇することもある（本書の半端な文にも同様の感情を抱かれるかもしれない）。しかし考えてみれば、現在、嗅覚についてはかなりのことがわかっている。ただ、わかっていることに対する理解がいかに少ないか、認識されるようにもなっているのだ。主成分はなじみがないわけではない。いまや構造データは解明が追いつかないほどたくさんあるのかもしれない。化学的性質をふんだんに帯びた刺激分子の詳細を研究することはできる。膨大な数の受容体や嗅球と皮質への信号投射を含めて、この情報が処理される経路の構造についてもわかっている。こまごまとした断片はすべてそろっている。しかし、嗅覚の反応連鎖の原理だけは、いまだに論争が続いている。何が欠けているのだろう？

欠けているのはつなぐ原理、知覚プロセスを補強して、さまざまなレベルの情報を統合するトポロジーである。どんな形であれ、刺激は感覚系が情報を引き出す源だ。明らかでないのは、嗅覚刺激がどうやってそのメッセージを伝えるのか、である。一般的に刺激のトポロジーを指し示すもの（それは化学物質だ！）は、この答えを徹底的に考えることから気をそらしてしまう。においの化学は気が遠くなるほど複雑で、においの物理的刺激にはいまだに総合的な分類がない。その原因は、主観的に思えるにおいの性質ではなく、嗅覚刺激の分子の複雑さである。

イェール大学の神経科学者チャールズ・グリーアは、問題の根源をあらためて示した。「とくにやっかいなのは、システムの化学作用が理解されていないことだ。リガンド（本書五八頁参照）が何で、どう相互作用するか、いまだに理解されていない。それとはまったく対照的に、体性感覚系の生理学では、熱さの受容体、冷たさの受容体、圧力の受容体がきわめて詳細なレベルで理解されている。視覚系しかり。聴覚系しかり。多くの点で、こうした感覚系は嗅覚系に比べて割合単純であるように、少なくとも私には思える」

刺激入力についての話は多義的だ。視覚でさえ、私たちはすでに二種類のことについて話している。ひとつは遠位対象、つまり（たとえば画面上に映し出された線のような）遠くに知覚される物体である。もうひとつは原因刺激、つまり網膜に当たる光子である。両者が異なる種類の対象であることは明らかだ。光子には線も縁《ふち》もない。形も長さもない。私たちがふだん視覚対象にあると考える特性は何もない。代わりに光子は、視覚系が遠位対象を測るのに利用する、表面反射として作用する。遠くのものを空間に存在するものとして見る能力は、原因刺激が視覚系との相互作用で空間的に作用するという事実とつながっている（第5章参照）。目に見える物体が空間に存在するように見えるのは、（距離や大きさのような）空間次元が、表面反射から視覚系が引き出す情報の決定因子だからである。

では、刺激は嗅覚系との相互作用ではどう作用するのか？　におい物質だけを調べても答えは見つからない。視覚系のモデルでもこのアプローチは使わない、とスチュアート・ファイアスタインは強調している。「光子の物理学についてはほとんど気にされない。光子については粒子物理学者による研究がたくさんある。波なのか？　粒子なのか？　視覚の研究者はそのことをほとんど気にしなかった。関心があったのは光学であり、それが目的だった。ただしその理由は、刺激を生み出すために光学という分娩台《ぶんべん》を用意しなくてはならなかったからにすぎない」

化学が嗅覚研究を支配する理由は、歴史的な都合である。二〇世紀は、においを実験的に研究するための最善の選択肢が化学だった時代である。このパラダイムがどういうわけか生き残ったのだ。「この分野でよく言われることがある。分子から知覚へ、だ」とファイアスタインは言う。数十年にわたって、化学的入力を心への出力につなげる法則があると仮定されていた。現在、嗅覚情報は相変わらず刺激構造にコード化されているものとして分析されるが、受容体を含めたその後の話が、生物学的器官の分子詳細を埋めるようになっている。受容体が入力を脳にどう投射するかをたどると、（視覚における境界検出のような）システムの配線のほぼ線形的なモデルにたどり着く。しかしこのモデルが有効なのは、化学者がモデル化しているとおりに、受容体がにおいの化学的性質に反応する場合だけだ。事実はそうではない。

受容体の生物学には独自の法則が適用されている。「分子を知覚に結びつける考えの問題は、化学から心理物理学に行ってしまうことだ」とファイアスタインは言う。「ここ数年、置き去りにされているのは何か？　生物学だ」。嗅覚受容体が発見され、刺激を化学で研究する世紀から二五年が過ぎて、私たちが問うべき疑問は、システムはどう働くのか、である。「いま私たちは生物学を組み込みなおさなくてはならない」とファイアスタインは主張してから、こう指摘した。「しかし生物学を組み込みなおすと……それが合わない。化学構造から心理物理学的知覚につながるすっきりした話に、生物学が合わないのだ。かわりにいろいろなことが進行している」

前章では、においの処理は外部対象としての遠位刺激の問題ではなく、感覚系によってつくり出されるトポロジーの問題であることを明らかにした。本章では、刺激の化学とその神経表象のトポロジーには、なぜ大きな差異があるのかを見ていく。生物学が化学をどう読み取るかに注目しよう。

化学から生物学へ

嗅覚の生物学に対して最初に科学的関心がもたれたとき、化学がもっともらしい出発点を示した。「これは長い間、嗅覚が進んできた道だ」とファイアスタインは言う。「化学感覚と呼ばれるからだろうか？　私たちがにおいを感じる分子はすべて、大部分が有機化合物だ」。そして彼は肩をすくめた。「知ってのとおり、有機化学という分野がある。当然、彼らが主導権を握るとあなたも予想する。彼らがそういう化合物に名前をつけ、抽出し、合成する。そういう化学ショーを取り仕切る。有機化学者がすべての時間を費やして研究している化学物質を体系化し分類するのに、彼らを信頼するのは完全に理にかなっている。私たち［神経科学者］は利用するだけであって、研究はしない」

神経科学者はゼロから始める必要はなかった。生物学者がその分野に参入したとき、においの化学はすでに整っていた。「これが最終的な答えだと考える必要はない」とゴードン・シェファードが応じた。「しかし、はるかに深く理解するためのツールであることはたしかだ。入力を表象する方法のリストと言っていい。私にとって、最もシンプルな考えは――これはほとんどの感覚の研究がどうやって生まれるかについての考えなので――さまざまな部分を刺激する感覚入力の分野で、自分がどこにいるかを知る必要があることだ。視覚分野と同じである。そしてそのあと、脳内のシステムのどこに行くかを知ることだ」

受容体の数が膨大なせいで、その考えが複雑になった。リチャード・アクセルがこう述べている。「一〇〇〇の異なる細胞があって、においが一〇〇個の受容体を活性化するなら、ありえる組み合わせの数は、宇宙中の原子の数より多い！　それは大きな数字、とても大きな数字だ。そのおかげであなたは、生活のあらゆる場面で認識したいだけの分子を認識するのに必要な力を得られる」。この新事実が必然的に、においのコード化についての考えを変えた。

「もう生物学がやれそうだった」とファイアスタインが言った。「当初、すでに化学と心理物理学にもとづいて進行していると考えられていたものに、生物学と受容体を当てはめようという考えだった。そして生物学はそこにぴったりはまるはずだった。ところが蓋を開けてみると、そのようにうまくは行かない。しかし、そう考えること、あるいはそうやって始めることは、筋が通っている」

それでも、刺激は相変わらず嗅覚理論の中心にある。受容体の生物学を利用できる現代の嗅覚は、構造とにおいの法則（ＳＯＲ）に立脚し続けられるのか？　過去の洞察と現在のそれを比較すると、存在論の隠れた変化が明らかになる。

ここ数年、いくつかの論文がビッグデータを使って、構造とにおいの法則を解明しようとした。[1] こうした研究は、化学と心理物理学の明確な相関を探るために、人工知能を使って嗅覚刺激の計算モデルを改善した。このアプローチは、嗅覚研究における新世代の到来も告げている。

古い問題に新しいツールを試すのは簡単なことだ、とアンドレアス・ケラーは言う。「試すべきであることが明らかな物事はある」。彼の協力者のパブロ・メイヤーも同意した。「明らかにやるべきことがいくつかある。なぜやらないのか、ということだ」。ジョエル・メインランドによると、機械学習のようなツールは世代交代を促し、それは伝統的な知の枠組みとの決別も映し出す。機械学習は「分野がまだ取り入れていない新しい一連のテクニック」だった。

計算論的視点は、より高度なテクニック、より多くのデータ、そしてより優れたデータ処理ツールによって、鼻のコードの解明を期待させた。リチャード・ガーキンは、神経情報科学の観点から、こう言っている。「あちこちの小さな疑問には答えられるが、『嗅覚の知覚空間の次元は何か？』とか『いくつのにおいがあるのか？』といった疑問に答えるには、大きなデータセットが必要であり、大きなデータセットは収集に長い時間がかかり、資金も多く必要で、嗅覚と嗅覚の心理物理学を研究するほとんどの研究所は、こうした疑問に答えられない小さな研究所なのだ」

こうした新たな計算論的研究にまつわる中心的問題のひとつはデータだった。レスリー・ヴォスホールはこう言っている。「［嗅覚の］理論的研究の大部分は、たったひとつの三〇年前のデータセットにもとづいている。なぜ誰もアップデートしないのだろう？」。この古いデータセットとは、『におい特性プロファイルの図解書』である（第3章参照）。ヴォスホールはこう続けた。アンドリュー・ドラヴニークスが集めたのは「八〇年代初期にアメリカ北東部でベビーブーマーを対象に使うための広範なリストだった。しかしそのリストにある言葉の多くは、私たちが研究対象とする人たちの視点からずれている」。彼女はこうつけ加えた。「こうしたリストはどれも、日持ちのしない文化的にひどく偏ったリストであり、有効なのは歴史の特定の期間、特定のターゲットに対してのみである」

ドラヴニークスの『図解書』でもうひとつ問題なのは、その心理物理学が方法論的に不十分だったことだ。ドラヴニークス自身がその記述を選んでいた。ドラヴニークスの記述語によって「においの質の空間」の意味をマッピングする計算論的研究には、人間の心理物理学を取り入れた実験が欠けていた。ある意味、その研究はドラヴニークス自身のにおいの質の空間をマッピングしていたのだ。計算論的SORは古いSORと同じ問題に直面した。システムの生物学をブラックボックス化したのだ。実際の心理物理学的データがあったらどうだっただろう？

二〇一七年にアンドレアス・ケラー、レスリー・ヴォスホール、パブロ・メイヤーが『サイエンス』誌に発表した論文「ヒトの嗅覚をにおい分子の化学特性から予測する」は、まさにそのデータを提供している。[2] この研究は、いくつかの理由で注目に値する。第一に、二〇一六年に（やはりケラーとヴォスホールによって）発表された包括的研究から、ヒトのにおい反応についての具体的な新しい心理物理学的データを引いて使っている。[3] 第二に、このデータセットは非常に大きかった。嗅覚におけるヒトのデータ収集の価値は、どんなに強調してもかまわない。ケラーとヴォスホールは、四九人の被験者をテストしており、被験者は四七六種類もの分子の質を嗅いで評価した（においの強度と快さを採点するだけでなく、一九の意味論的記述語も使っている）。ケラーとヴォスホールは広範なにおい物質を、（資金不足の嗅覚分野にしては）珍しく大人数の参加者に試した。「それは信じられないくらい退屈な仕事だった」とケラーは笑った。「人びとに分子を与え、どういうににおいがするかを尋ねる。これほどやっていてドキドキしないことはない。最も純粋な形の記述科学のようだ。しかし必要なことだ。だから私たちは我慢して検査をした」

第三に、この論文は科学的な協力をクラウドソーシングと見る現代的な解釈を示した点で、注目に値する。二〇一七年の『サイエンス』誌の論文は、二〇一六年の心理物理学的データセットを、SORを探る機械学習アルゴリズムとともに実際に使った。研究の手順は次のとおり。まず、ドリームチャレンジ（オンラインのオープンな研究者向けクラウドソーシング・プラットフォームで、ほかの研究者に参加してもらう科学的課題を投稿する）の一環として、参加者を公募した。課題は十分に明快だった――二組のデータセットを説明するアルゴリズムを見つけること。ひとつは化学的特性のリスト、もうひとつは二〇一六年の心理物理学的研究の結果だ。のちに追加で比較的小さな化学データセットが参加者に与えられ、彼らは自分のアルゴリズムを試して調整したあとに、評価用の最終版を提出することができた。ケラーは笑って言った。「だからこれはチャレンジなのだ。私がデータセットを集め、それが二分されて、半分が参加者に与えられた。そして、こちらのにおいはこういうにおいがするので、ほかのにおいがどうにおうかを予測してみて、という感じだった」。優勝した二本のアルゴリズムの結果は公表されたが、アルゴリズムそのものは公表されなかった。優勝者のひとりは計算生物情報科学者のユアンファン・グアンで、アルゴリズム・フィッティングを利用して、テーマにかかわらずいくつかのチャレンジで勝利していた。もうひとりのリチャード・ガーキンについては、その名を聞いたばかりだった。ケラーらの二〇一七年の論文が、嗅覚研究において最も成功したビッグデータへのアプローチであることは、強調しておく価値がある。それは将来の同じような提案にとっての基準になっている。

それでも、アルゴリズムは説明ではない。ケラーらの論文は、関連する構造特性にまつわるさまざまな既存の仮説のデータマイニングと裏づけを強く主張した。しかし〇・三というその相関は、十分に高くはなかった。ドリームチャレンジ・プロジェクトは、鼻のコードを解明できなかったのだ。

プロジェクトの発表は、エド・ヨンのようなサイエンスライターの関心を引いたのだが、その魅力のひとつはビッグデータだった。(4) その研究に対しては、たとえばエイヴリー・ギルバートのような、嗅覚専門家からの慎重な批評も生まれた。ギルバートの懸念はこの特定の研究に向けられたのではなく、もっと一般的に嗅覚への計算論的アプローチに当てはまった。彼は心理学的理論の欠如を指摘している。記述語は、知覚カテゴリー化のメカニズムを説明する恣意的尺度となる。ギルバートの批評は、この分野がいまだにどれだけ分裂しているかを浮き彫りにした。嗅覚をモデル化する計算論的神経科学者のやり方は、認知心理学者のそれと明らかに一線を画している。

ギルバートは、嗅覚空間がいまだに解明されていないことを強調している。「だから、どんな分子が白檀《びゃくだん》やシトラスのにおいがするかを予測したければ、新しい記述語リストを使って、別の四九人の感覚パネリストに四七六の分子をすべて再テストし、新しいデータセットでコンピューターモデルを再実行しなくてはならない」(5)。しかもなぜその一九の記述語なのか？　ヴォスホールはこう答えた。「私たちの論文が一九個を使った理由は、ほかの一二七の記述語は私たちが使っていた分子に当てはまらないとわかったからにすぎない。あなたはほかの記述語を使えるはずだ」。残された問題は、ギルバートによると「嗅覚の語彙で役に立つ言葉は、認知カテゴリー化と異なるレベルで生まれることだ」。それに対してケラーとメイヤーは、二〇一七年の研究をその目的の域を超えて考察しないようにと強調した。研究の目的は、嗅覚処理のシステム論的説明ではなく、におい物質の設計に計算ツールを応用する方法を提示し、実証することだった。彼らはそれをしただけだ。

嗅覚をモデル化する主戦略としての構造とにおいの法則は、理論のないツールではない。問題が生じるのはウェットラボの神経科学からだ。生物学はアルゴリズムから引き出すべきデータではない。生物学的組織は「エクスプラナンダム（説明されるべきこと）」であるのに対し、アルゴリズムは「エクスプラナンス（説明）」を導き出す助けになるかもしれない。

そのためファイアスタインは、こうした新しいツールは発見の手法であって説明ではないと考えた。「そこには潜在的に貴重な情報がある。そうした機械学習研究は優れた指標だと思う」。そして、「最終結果のように発表されるが、最終結果ではない。人為的結果がたくさん入っている。ありとあらゆる誤検出がある」と彼は警告している。機械学習で構造とにおいの関係に突破口が開かれることを除外するのは軽率だが、いまのところはうまく行っていない。なぜそうなのかは大いに問題である。

最近の計算モデルに広まっているのは、生物学を仲介として、つまり刺激の化学を被験者の知覚と結びつける代役として扱うことだ。これはうまく行きそうだとメインランドは主張する。「ひとつの受容体をとても入念に研究し、その受容体がにおいにどう反応するかを解明したいなら、それはすばらしい。でも、実際に行なうのはとても大変だ。代わりに、ひとつの分子を取り上げ、どんな特性が知覚に対応するかを学ぶ［ドリームチャレンジのような］手法を使おう。理論上、もし十分なデータがあれば、まさしくスチュアートが学んでいることを学ぶことになる。使っている特性のセットはちがうが、いずれは彼が推察できることをすべて推察できる」。メインランドは一息ついた。「最終的に、受容体が何をしているか知りたいのか？　もちろんだ。受容体を調べずに、これを解明できる可能性はある？　そう、可能だ。構造を知覚結果にマッピングする方法を理解するのに、受容体が何をしているか知る必要はない。現在のモデルは基本的にそれをしている。そして比較的うまく機能している。ノイズはあるが、機能する。ジャンプをするのに、途中のステップすべてを知る必要はない。ブラックボックスでかまわない」

ケラーは同意した。「私は三つ組のものとして考える。刺激の分子、そして受容体の活性化パターンがあって、さらに知覚結果がある。生理化学的特性から、どの受容体が活性化されるかを予測でき、どの受容体が活性化されるかから、知覚されるにおいの知覚結果は何かを予測できる。その仲介者を省いて、受容体からブラックボックスへ移るだけだ」

ガーキンはさらに一歩踏み込んだ。「こうした受容体については、すでにわかっている。いくつの受容体があるかわかっているし、その一部がどう調整されるかも広くわかっていて、嗅球内でどう相互作用するかについてもわかっていることがある。しかし私が言いたいのは、そうした受容体についてわかっていることをすべてゴミ箱に投げ入れてかまわないということだ。そういうことを何も知らなくても、嗅覚の理論を展開できる。心理物理学を使って測定することで、壮大な知覚空間について、その空間がどんな形なのか、その空間で刺激はどう混ぜ合わさるのかについて、確かな予測をすることができる、というのが私の仮説だ」。この楽観論は早計かもしれない。しかし見当ちがいなのか？

受容体のブラックボックス化は失敗する運命にある。最強のツールであっても、理論負荷性の問題を避けることはできない。それは前提と評価基準を選択することから生まれるのだ。別の例を考えてみよう。遺伝のメカニズムについての推論に、厳格に形態学的基準を使うとしよう。結果としてできるモデルは、因果関係ではなく相関にもとづくものになる。SOR、つまり構造とにおいの法則も、従来の化学かビッグデータのどちらから導き出されるにせよ、システムの生物学、特性選択の原因、そして嗅覚系による統合の問題を避けている。どんな手法を使うにしても、SORのモデル化がもたらすのは実際のメカニズムではなく、仮説への手がかりだ。SORは刺激処理や知覚の原理と同じではない。

このちがいを明確にすることはとても重要である。刺激の化学はにおいのコード化と同じ領域にあるものとしてとらえられることが多い。ドリームチャレンジ・プロジェクトに関するヨンの鋭い論文「科学者はにおいのリバースエンジニアリング（逆行分析）がまったくできない」が好例である。注意深く読めば、ある概念が欠けていることがわかる。受容体だ。嗅覚のモデル化という難題をもち出す通説のほとんどが言い落としているのは、化学刺激と相互作用する受容体、どの特性が選ばれるかを決める受容体である。しかしこの受容体は、嗅覚がどうやって情報の分子特性を神経パターンに変えるのかを理解するためのカギである。先ほどの遺伝の例にもどろう。そこで解明のために採用されるのは形態学的記述であり、遺伝の単位を決める遺伝メカニズムが欠けている。

メインランドはきわめて重要な問題を提起した。「［生物学を取り入れることが］重要な唯一の例は、私たちが使っているものにはない何かを生物学から得られるときである」。生物学の知識によって、においのコード化における刺激のモデルが変わると考える、十分な理由があるのか？

実際、ある。

生物学のブラックボックス

すべてが受容体で始まる。においコード化の理論にとっての重要性は、いくら強調してもかまわない。第2章で、嗅覚受容体がGタンパク質共役受容体（GPCR）であり、鼻上皮の嗅覚ニューロンの繊毛上にあることを詳述した。上皮の細胞分布は（おおまかな遺伝子発現ゾーンはあるものの）ランダムである。(6) これらの細胞は受容体が死んでは再生する間、たえまなく変化する。嗅覚系には感覚細胞の定期的な代謝回転がある（上皮は神経細胞が外界に露出している唯一の部位である。感染にとってすてきな標的だ。もし上皮が定期的に新陳代謝しなければ、二、三回風邪をひいたあとには、何のにおいも感じられなくなるだろう）。

グリーアに言わせれば、それがほかの嗅覚のちがいである。「感覚ニューロン集団が定期的に死んで、新しい集団が取って代わる――そのあと軸索を正しく嗅球のしかるべき場所に送り出し、ほかの似たような軸索と合流させる――唯一の中枢神経系である」。システムが一定間隔で配線をやり直すという事実により、不規則で予測不能な刺激とどう相互作用するかが決まる。鼻がにおいを調べるためのインターフェースは、たえず工事中なのだ。しかも注目すべき特性はそれだけではない。

嗅覚受容体は嗅覚系のインターフェースとして、能動的に刺激入力を構造化する。そのため、それに続くにおいの神経表象に関する理論化は、視覚や聴覚の入力モデルと同様、受容体とその結合作用の知識で始めなくてはならない（第5章参照）。しかし、すべての感覚細胞が選択的ではあるが、嗅覚受容体は二つの理由で突出している。

第一に、刺激と受容体の間のアフォーダンス、つまり感覚系が物理的刺激の属性に対してできることがある。色覚は低次元刺激である電磁波長に対処する。色受容体の錐体は、可視光スペクトルの特定範囲に専念する。この受容体は互いとの組み合わせで加減方式で働く。その結果、単純な刺激の質のモデルができる。たとえば、

$a=n$

「赤い光」はおよそ三九〇から七〇〇ナノメーターの波長スペクトルだ。

このようなモデルはさらに、色の組み合わせの明確な特性計算を可能にする。

「白い光」マイナス「緑の光」イコール「ピンク」になる。

におい受容体も固有の特性をとらえるよう調整されていて、組み合わせ方式で働くが、類似点はここまでだ。におい物質の物理的性質は視覚入力とかなり異なり、同じような計算にはならない。嗅覚刺激は分子構成が多次元である。嗅覚の刺激と受容体の空間は、視覚や聴覚のように、累積的な組み合わせで定義されるわけではない。

アルデヒド、具体的に鎖状《さじょう》アルデヒドは、このちがいを示す好例である。鎖状アルデヒドは異なる長さの炭素鎖の形をとる（こうした有機化合物は香料製造業で人気の材料である。実際、シャネルの五番はほぼ合成物質だけでつくられた――具体的にはさまざまなアルデヒドがつながって構成された――初めての香水だった）。異なる長さのアルデヒドは異なるにおいがする。C8アルデヒドは脂っこいと知覚され、C10アルデヒドは柑橘系、長鎖《ちょうさ》のアルデヒドは花の香りがする。しかし色や波長とちがって、炭素原子の数をにおいの質と結びつける累算モデルはない。さらに、アルデヒドの化学的説明を、ほかの鎖状のにおい物質――たとえば、炭素鎖長の異なるアルコール（四炭ブタノールの病院のにおいから、六炭ヘキサノールの緑のにおい、八炭オクタノールの芳香まで）――に当てはめるのは不可能だ。

においのコード化は、「炭素鎖のあるどんなにおい物質についても、C8＋別のCの鎖＝サクランボの香り、と考える」というふうな、刺激反応の予測モデルにはならない。そういう仕組みではないのだ。視覚や聴覚の低次元刺激と、嗅覚の高次元刺激の最も重要なちがいは、後者のコード化が加算法ではとらえられないことである。

グリーアは、嗅覚受容体のコード化を聴覚系と対比している。「基底膜は高周波の音と低周波の音に反応する連続体なので、そこには組み合わせコードができる機会もあると言えるのではないか。あなたが音楽の和音を奏でるとき、そのさまざまな部分を刺激していることになり、それが音楽の知覚につながる。しかしそこには、嗅覚系のようなあいまいな終点はないと思う」。嗅覚刺激のコード化では、ひとつの主要特性の範囲に過渡性はない。「音にはマッピングされるときにわかる連続性がある」とファイアスタインはつけ加えた。「嗅覚では、その種の連続性は認識されない。アルデヒドとケトンのあいだに連続性はない。あるいは、ほかのどんな化学基にも分類にもない」

知覚されるにおい空間を刺激空間にマッピングするためのモデルは、においのコード化は線形でも累算的でもないという事実から始めなくてはならない。におい受容体が数千の異なる分子パラメーターに対処するのに、決まった順序も基準もない。したがって、可視波長や可聴周波数のように、におい物質の物理的空間を「接合部で」一律に区分することはできない。嗅覚受容体は、立体化学的配置、分子量、疎水性、官能基、極性、塩基性など、およそ五〇〇〇の分子パラメーターを解明する。これが高次元刺激空間の意味するところだ。

におい受容体は、信号に変換される化学特性の範囲を決める。しかし、刺激を（錐体視細胞がするように）均質で整然としたまとまりに分けることはない。結果的に、ひとつの化学特性――たとえば炭素鎖――にひとつの受容体群、極性表面には別の受容体群、とはならない。しかも（特性の組み合わせは別にして）特性の範囲が異なる。たとえば、ある環構造の極性表面に反応する受容体がある――が、特定の大きさの構造だけであって、環構造一般の極性表面ではない。では、そのような組み合わせを数百倍、数千倍にもしてみよう！　化学的特性は刺激空間を識別する。しかしそういう特性を、あらゆる受容体が一様に分け合うわけではない。そのため構造とにおいの法則（ＳＯＲ）に関して言えば、このモザイク状コード化は、ある程度データフィッティングの効果がある。ＳＯＲの予測可能性の裏づけにはならない。

波長に対する錐体の受容範囲が色を定義するのなら、なぜにおいは嗅覚受容体の受容挙動で定義されないのだろう？　神経生物学者は、におい知覚の形成が受容体のパターンにもとづいていることに同意する。[7]まだ調べられていないのは、受容体パターンが実際に従来のにおい化学に合致するかどうかである。受容体挙動の研究は、刺激反応モデルの前提を覆せるのか？

答えはイエスだ。二〇一六年と一八年のファイアスタインによる研究は、一見単純そうな疑問を検証した。受容体は化学者とはちがうやり方で刺激を分類するのか？[8]　化学者はにおい物質を、重要な化学基と機能に応じて分類する。ファイアスタインのチームは、代わりに受容体の反応を測定した（薬理学で医化学として知られるアプローチだ）。実験の背後にある考えは単純だったが、誰も考えたことがなかった。「この考えを思いついたのはジータだった」とファイアスタインは言い、彼のもとにいた博士研究員のジータ・ペターリンの名を挙げた。「彼女はほかの誰ともちがって、心の中でそうした化学構造が見えていたのだと思う。映画の『ビューティフル・マインド』にちょっと似た感じで。彼女にはそうした分子に、ほかの人には見えないパターンが見える」

ペターリンがフィルメニッヒ社に移ったあと、彼女のプロジェクトを引き継いだエルワン・ポアヴェが、考えをこう要約している。「有機化学は物質に頼る。分子の官能基は何か？　その大きさは？　その長さは？　二重結合はいくつあるか、有極性か無極性か？　こうしたさまざまな特性だ。そしてそれは化学者が分子を分類する方法だろう。しかし、これは嗅覚系のような生物学的体系にはまったく関係ないかもしれない。受容体は酸やエステルがあることについて、気にしないかもしれない。アルデヒドとアルコールがあるとしよう。化学的には、両者は大きく異なる。しかし嗅覚にとっては、どちらにも二重結合をともなう酸素がある。受容体はそれをとらえるように調整されているかもしれない。水素や別の炭素があるかどうかは関係がないかもしれない」

ファイアスタインの研究室は、さまざまな分子をマウスの上皮に吹きかけた。そして受容体の反応を記録し分析して、受容体の挙動に見られる刺激の選好が有機化学の刺激分類と合致するかどうか確認した。答えはノーだ。嗅覚受容体は、熟練した化学者がやるようには、刺激の化学を照合しなかったのだ。つまり、受容体は独自の法則にしたがっているということである。受容体の生物学の詳細なしでは、SORとビッグデータは無理に合わせられることになる。

図6・1は、におい物質の化学的類似性をどう分類するかについて、化学者と受容体のちがいを示している。図の左側には、有機化学の原理にしたがうと、におい物質3と5が最もよく似ていて、におい物質6、2、1が続き、最後はにおい物質4であることが示されている。右側では、受容体によるとにおい物質5と6が最もよく似ていることがわかる。一方、におい物質1と2は、におい物質5と6とは別に類似グループをつくっていて、におい物質3と4は、1と2のグループより4と5のグループに近いことがわかる。「化学的性質がまったく異なる分子を調べることにした」とポアヴェは説明している。「関連づける何かが見つかるかどうか確かめようと、私たちはベンゼン環または芳香族複素環をともなう環状分子を調べた。そして化学的性質による分類方法は、そうした分子がニューロンに送り込まれたあとの分類方法とはまったくちがった」

現実の実験は前述よりもっと精緻だった。ポアヴェは笑って言った。「嗅覚ニューロンをペトリ皿に置いて、におい物質すべてをひとつずつ接種（物質を組織に導入）する。ニューロンが反応するたびに、そ

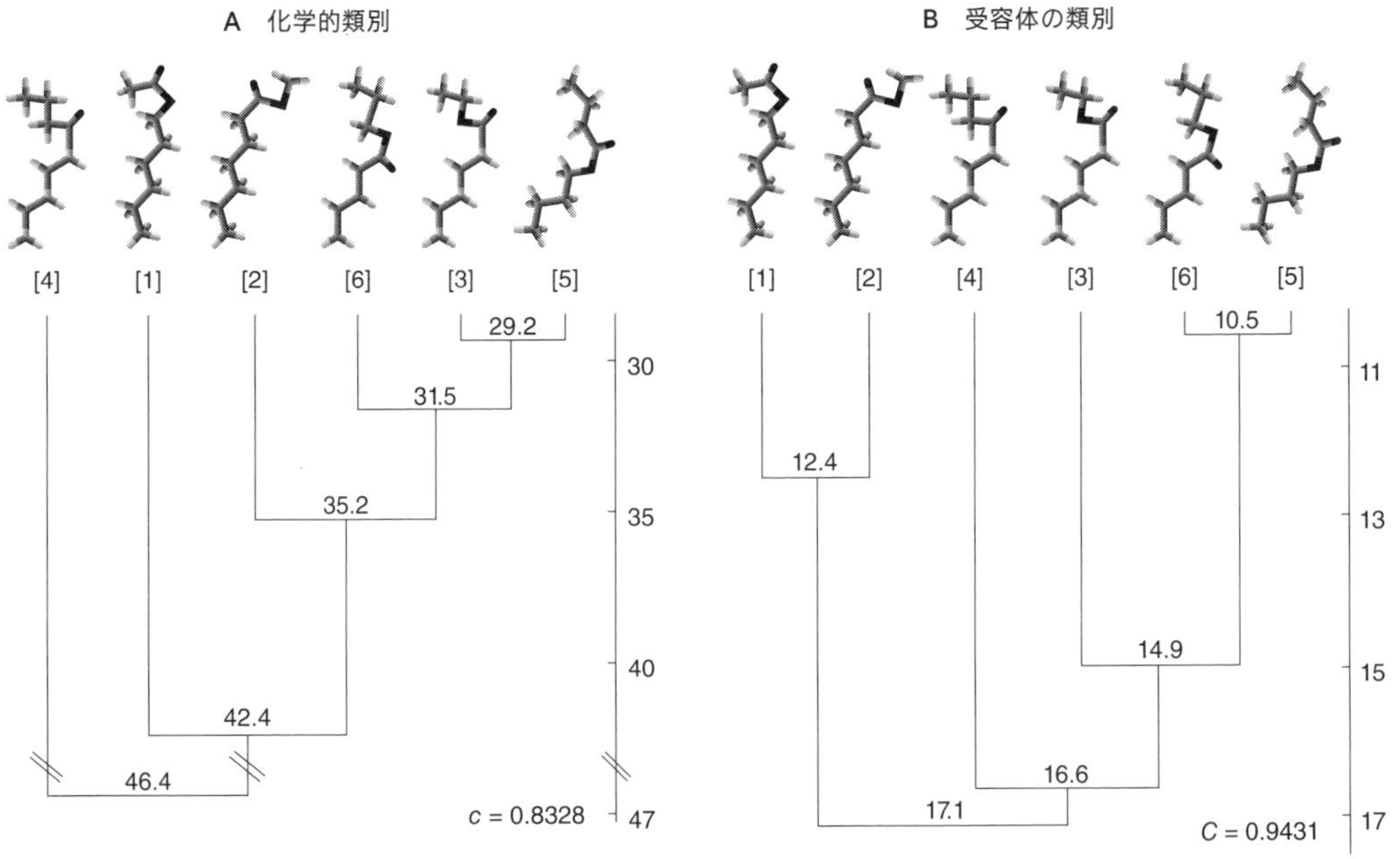

図 6.1　検査したエステルの階層的クラスタリング分析。におい物質の類似性比較。左のツリーは分析化学がケトン間の化学的類似性をどう類別するかを示している。右のツリーは嗅覚受容体が化学的類似性をどう判断するかを示している。こうした類別は化学的類似性の類別とは大きく異なる。出典：Poivet et al., "Functional Odor Classification through a Medicinal Chemistry Approach," *Science Advances* 4, no. 2 (2018), fig. 3 CC BY-NC を再フォーマット。

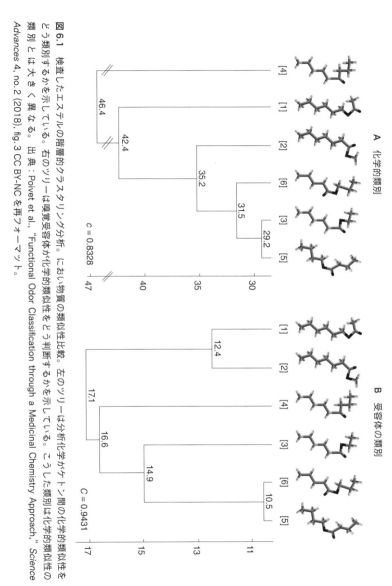

のカルシウムセンサーGCaMP〔細胞活性化でカルシウム活性にとても敏感な蛍光タンパク質〕を観測できる。そして、一個の分子にだけ反応する細胞、二個の分子に反応する細胞、あらゆる分子に反応する細胞があることがわかった。すべてがとてもうまく組み合わさっていたのだ。そこで私たちは何らかのパターンを探した。〔二〇一六年の研究では〕すべてケトンだった〔二〇一八年の研究ではエステルが加わった〕が、サイクル内の炭素の数だけでなく極性、さらに興味深いことに環の極性表面積もちがっていた」（極性表面積は、窒素、酸素、水素のような極性原子の表面の合計である）。

嗅覚受容体は、分析化学が何を決定するかなど、まったく気にしないことがわかった。ポアヴェは言う。「〔ケトンの〕有機化学による分類方法は、最初の区分方法として環の大きさであり、次に二番目の方法として環の組成である。窒素、酸素、または硫黄の原子があるのか？ それは五炭素または六炭素環グループの大きな族の亜族だろう」。受容体の好みは別にある。「嗅覚では分類がまったくちがった。大きさはまったく問題にならない。環の組成もしかり。重要なのは、実際には極性表面積だったのだ。これは環を三次元で見たとき電荷を帯びている場所であり、実際にはそれが、ニューロンがにおい物質をリガンドとして受け入れるか否かの事実を説明している」

一般的な言葉で言うと、ポアヴェとファイアスタインの研究は、二つの特筆すべき発見をした。第一に、化学的な類似性を判断するための特性の優先度と序列は、化学者と受容体でちがうことがわかった。古典的化学が重視する特性の中には、受容体がほとんど興味をもたないものもあった。におい物質が構造的に似ているると決めるのは何かについての考えが、化学者と受容体ではちがうのだ。第二に、以前のSORやビッグデータの研究では予測されていなかった、あるいは眼中にさえなかった化学的特性に、受容体は反応した。

ポアヴェはうなずいた。「私たちが発見したパターンは、極性表面積が最も小さい分子を受け入れ、極性表面積がもっと大きい分子も受け入れる嗅覚受容体があれば、その受容体は、少なくともその環状分子については、極性表面積がその間にある分子すべてを受け入れることだった。環が大きいかどうかのようなサイズはどうでもいい。それはとても興味深いことだった。なぜなら——有機化学だけでは——これを予測できなかったからだ」

したがって、生物学が化学的類似性をどう理解するかは、化学者の理想とは異なる。このことで、嗅覚理論にたどり着くために取るべき道が変わる。暗号学と同様、コードを解くための正しいカギが必要だ。ほかはすべて、意味の通りそうな文を生み出すかどうかにかかわらず、単語の羅列にすぎない「言葉のサラダ」である。神経信号が表象するものに対する理解は、信号がどんな刺激特性をコード化するかについての知識にかかっている。類推を考えよう。物理学者が「重力」という用語を定義するとき、ニュートンの枠組みにしたがって解釈するか、それともアインシュタイン後の枠組みかは重要だ。どちらの理論も重力を場として説明する。しかしニュートンは重力を絶対時間と絶対空間にかかる力として考えたのに対し、アインシュタインは重力を時空の曲率として定義した。いま嗅覚における化学的類似性がモデル化されるとき、同じようなパラダイム転換が起きているのだと考えよう。

結果として、嗅覚理論の中心には、受容体と刺激の相互作用に関する二つの原理が置かれるべきだ。ひとつは多次元刺激によってもたらされる組み合わせ論であり、もうひとつは受容体の挙動に照らした化学的類似性である。この二つの特徴は、においの生物学が刺激の化学を知覚につなげるブラックボックスでない理由を浮き彫りにする。しかし、嗅覚受容体には別の顕著な特徴がある。それは最終的ににおいの神経表象を方向づける特徴だ。

目の見えないホムンクルス

脳は受容体によって示されるものを表象する。外部のにおい物質の組成を「見る」のではなく、上皮からの信号に対処するだけだ。したがって情報の単位、つまり知覚対象の形成でコード化の機能を果たす信号伝達の要素を決めるのは、受容体による相互作用のメカニズムとパターンであって、遠位刺激のケモトピー（におい物質の化学特性の空間表象）ではない。

脳に届く信号を決める基本的メカニズムは二つある。組み合わせコード化と抑制だ。組み合わせコード化は、物理的刺激情報をいくつかの独立した信号に分割する。抑制とは、刺激の一部が別の刺激の活動を阻害しうることを意味する（そのため混合物の受容体パターンは、その成分による活性化信号の単なる足し算ではない）。二つのメカニズムを総合すると、（外部刺激トポロジーの神経表象としての）ケモトピーの概念は擁護できなくなる。

信号伝達と神経表象のための組み合わせコード化は二重の影響をもたらす。第一に、信号は横断的で重複しているので、決定不全である。いくつかのにおい物質がひとつの受容体と相互作用する（そして逆もまた同様）[9]。さらに、さまざまな分子特性がひとつの受容体を活性化できる。したがって、ひとつの受容体の活動が表象するものは、特定のひとつの属性や微細構造を示すものではない。第二に、受容体の結合選択は一様ではないので、信号はさらに多義的である。複数の化学的性質をコード化する受容体が存在するだけでなく、その組み合わせで調整の範囲も異なる。受容体の中には、広い範囲をとらえるよう調整されていて、膨大な数のさまざまな特性やにおい物質と相互作用するものもあれば、非常に特異的で、少数のパラメーターにしか反応しないものもある。情報の種類とそれが伝わる範囲について考えるには、受容体の挙動を知らなくてはならない。

受容体レベルでは、外部信号は徹底的にごちゃ混ぜになる。たとえば、受容体タイプR１はにおい物質の特定の官能基を感知するが、別の受容体タイプR２は決まった長さ（つまり、炭素原子が四個とか六個）の鎖構造だけを認識する。この時点では受容体層のいたるところで、嗅覚刺激の情報内容が膨大な数の断片に分割される。この活動すべてが、空間のひとつの平面上で混ぜ合わされる。

組み合わせコード化には、混合物のコード化にとって重要な意味合いがある。必然的に、さまざまなにおい物質が自然な状況で組み合わさると、活性化させる受容体が重複することもありうる。このことは混合物の知覚を調べるときに重要だ。ファイアスタインはこう説明している。「混合物を接触させる〔組織を刺激にさらす〕と、とてもたくさんの細胞が活性化するのがわかる。次に、においそれぞれを別々に接触させると、どの細胞が活性化するかがわかる。もちろん、その数を個別に足していく場合より、混合物でわかる数のほうが少ない」。したがってファイアスタインは、分子刺激の限界について警告している。「私たちがふだん研究で扱うのはすべて単分子である。細胞を解離させ〔管や細胞集合から分離し〕、このにおいを接触させ、活性化しているとわかるものを確認する。別のにおいを接触させると、ほかのものがわかる。しかしそれはとても不自然である。なにしろ私たちが世界で嗅ぐにおいはすべて、数種類から何百種類もの物質のブレンドである」

においコード化の一般理論は、混合物知覚の原理にもとづくべきだ。ひとつに、受容体レベルでの刺激情報は、もはや（外部の個別の物体としての）個々のにおい物質とつながっていない。上皮での細胞活性化は、空間に分布したパターンとして現われる。活性化パターンはランダムに分布し、重なり合っている。最終的に行き着くのは特性の組み合わせの場であり、そこではひとつの刺激（におい物質O１）の情報は、

O1と同時に遭遇するほかのにおい物質（たとえばO2とO3）が誘発する活動とトポロジー的にはっきり区別されない。遠位刺激のトポロジーは結局、単一面上で混ぜ合わされるので、嗅覚信号の解釈を決めるのは感覚系のメカニズムであって、刺激の外的構造ではない。

その結果、脳は組み合わされた受容体活性化パターンによって、混合物中の単一のにおい物質を特定することはできない。次の仮想上の例を考えてみよう。受容体活性化パターンのR1・R2・R3・R4を仮定する。原理上このパターンは、組み合わせ重複の結果として、さまざまな分子セットによって生み出される可能性がある。図6・2は、これがどういうふうになるかを示している。混合物を認識するとき、受容体は実質的に個々の成分を明確に割り出すことはできない。

これでとても興味深い問題が生じる。脳はどうやって、どういう種類のものに遭遇しているかを実際に知るのか？　根本的な問題を『フラットランド』の物語になぞらえて考えよう[10]。フラットランドは仮想世界で、二次元の場所に二次元の生きものがいる。ある日、フラットランドの住民は三次元の物体が二次元の平面を動いていくのを見る。そのような三次元物体との遭遇は、平面上の二次元パターンとして現われる。この平面は広がる受容体層、脳は受容体パターンを観察するフラットランド人だと考えよう。ボールのような丸い物体がフラットランドを動いていくとする。最初は小さな点で、それが大きくなって円になり、その後小さな点にもどって消える。次に、別の物体であるコマが動いていくパターンを想定する。最初は同じだ！　平面を見ているだけでは、フラットランドの二次元パターンが球体の表象なのかコマの表象なのかを知るのは不可能だ。同じようなことが嗅覚にも言える。においオブジェクトを構成する受容体パターンは、一連のさまざまなにおい物質によって引き起こされる可能性がある。異なるにおい物質が同じ混合パターンを生み出すこともあるのだ。

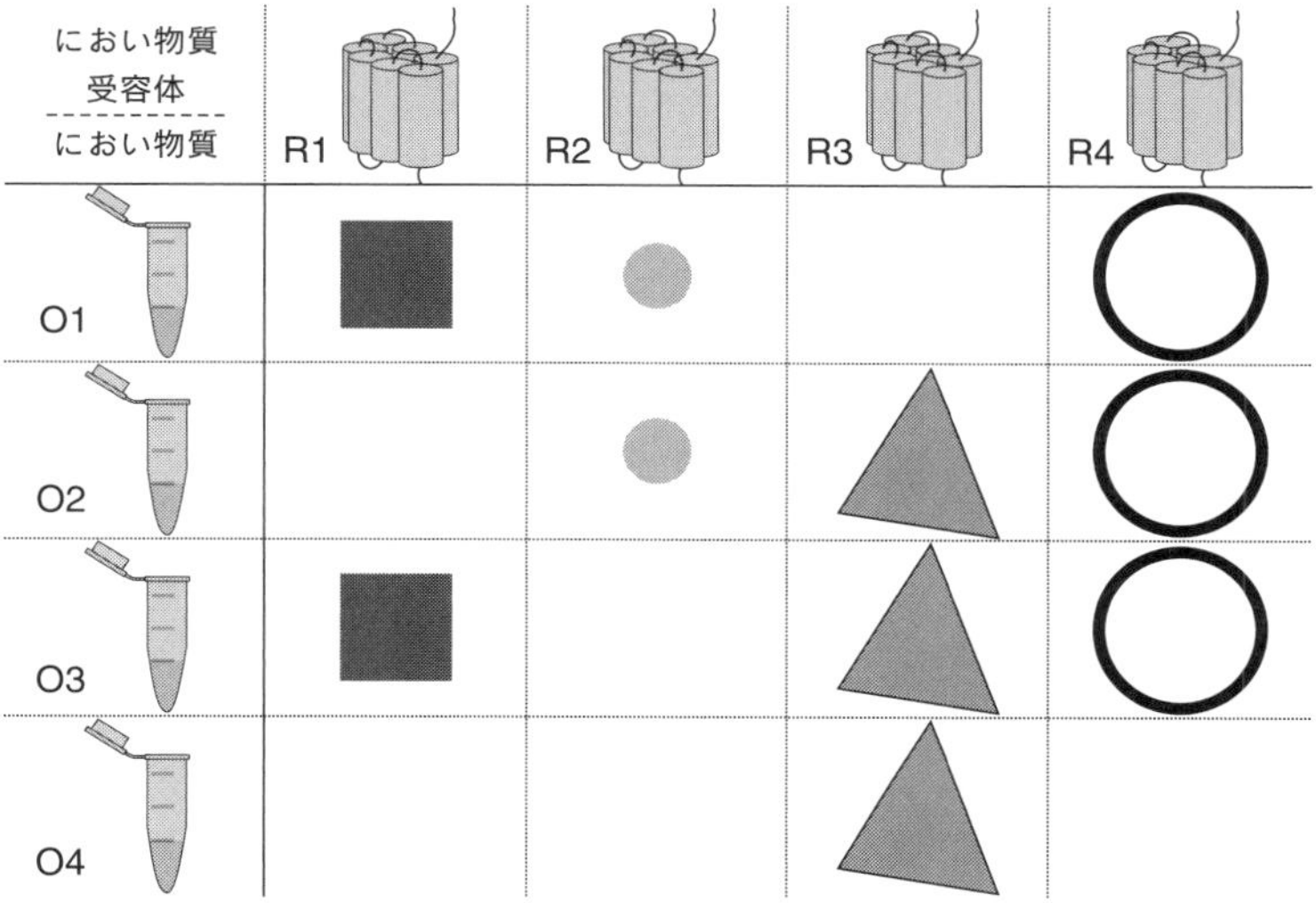

図 6.2 受容体層におけるにおいの組み合わせコード化の仮想例。におい物質 O1 と O2 両方を含む混合物は、におい物質 O1 と O3 からなる混合物と、受容体（R）コード化が重複する。同様ににおい物質 O2 と O3 両方を含む混合物は、におい物質 O1 と O4 を含む混合物と重複する。出典：© Ann-Sophie Barwich

ちょっと待って、とあなたは言うかもしれない。たしかに受容体の組み合わせ論は、活性化パターンが重複する混合物もあることを意味する。それでも原理上、混合パターンに関与するにおい物質は、一面の受容体層に見られる二重活性化を排除することによって見つけ出せる。たぶんもう少し複雑だが、可能である。パターンのあいまいさは多少残るが、混合物に取り組まなくとも、個々のにおい物質からにおいコード化の一般理論を引き出すことができる。しかし脳にとって難題であるにもかかわらず、ごちゃ混ぜになった受容体データの解明はそこで終わらない。なぜなら、混ざり合ったにおい物質は互いを妨げ合うかもしれないからだ。

受容体レベルでのこの種の刺激抑制は、ほかの感覚では知られていない。嗅覚に特有と言える。視覚や聴覚で起こるとは思えない。私たちの知るかぎり、味覚や触覚その他のどの感覚でも起こるとは思えない。「こんなことをする感覚系はほかに知らない」。ファイアスタインは興奮しているようだった。「緑の光子は緑の錐体を活性化するが、青の錐体や赤の錐体を抑制はしない。反対色のようなものはあるが、それは頭の中のことだよね?」と言って、彼は自分の頭を指さした。受容体レベルでは「そのためのメカニズムはない。十分な光度の赤の光子が緑の錐体をほんの少し活性化することはありえる。しかし妨げはしない。抑制はないのだ」

においコード化の第一段階に抑制処理がありうるのか? ファイアスタインの研究室による最近の研究で、まさしくそのことが示された。(11) 嗅覚研究の大半が焦点を中央処理の大きな問題に移したときも、ファイアスタインの研究室は受容体を探り続けた。ファイアスタインは、関連する機能が十分に理解されていないと考えたのだ。「そこで私たちは混合物に興味をもった」とファイアスタインは言った。しかし、(組み合わせコード化の結果として)におい物質は受容体活性化で重複しているだけでなく、互いを妨げ合うかどうか、研究者はどうすれば判断できるのだろう? どんな混合物を上皮に吹きかけるにしても、「けっして単純な混合物からわかるものではない」。ファイアスタインはこう説明している。「なぜなら、そうした特性の両方または三つすべてを認識している受容体もあるので、二重に数えているからだ」

答えはみごとな新しい顕微鏡、SCAPEという形で現われた。(12) SCAPEはSwept Confocally-Aligned Planar Excitation(掃引《そういん》共焦点配置平面励起)の略である。ファイアスタインは笑った。「覚えやすい頭字語になるなら何でもいい。基本的に、一種のライトシート顕微鏡法を基盤にしている。しかし高速走査のライトシートなので、組織内のたくさんの細胞をきわめて高速に記録できる——ほんとうにすばらしい技術改良だ」

ＳＣＡＰＥは実験の新たなチャンスを開き、何テラバイトものデータを蓄積している。生きていて動いているハエ全体をスキャンすることも可能になった。たとえば、研究者はにおいを吹きかけながら、活動する脳を見ることができるのだ。マウスの脳の切片など、ハエや幼虫より大きい組織サンプルでも、スキャンすることができる。ＳＣＡＰＥの斬新なところは、無傷の組織片全体をスキャンしながら、単一細胞の活動も信じられないくらい高速かつ高分解能で記録できることだ。

「私たちは縦に半切した標本を用意した」とファイアスタインは詳しく語った。「そして皿の中で〔マウスの〕頭を灌流《かんりゅう》すると、広範の嗅覚上皮を深いところまで映し出せる。かなり深く、深さおよそ一八〇ミクロンくらいまで探ることができる。しかし単一細胞レベルでもできる。そのため望むときには、単一細胞の分解能にもできる。単一細胞分析とＥＯＧ〔電気眼球図記録法〕の組み合わせのようなものだ」。ＳＣＡＰＥを使えば、どの細胞がどのにおいに具体的に反応するかを判断して、パターンを区別することができる。しかもそれを、解離させた細胞や薄切りにされた動かない脳ではなく、無傷の機能している組織でできる。ファイアスタインはこう言っている。「当然これでやるべきことは、混合法や混合物でコードを確認することだ」。ファイアスタインの教え子の大学院生リュー・シューが集めたデータはみごとだ。いまでは組織片を見て、標本全体が刺激にどう反応するかがわかる。

発見は二つの大きな驚きを生んだ。第一の驚きは、におい物質が作動薬と拮抗薬両方の役割を果たすことだった。「どうやら混合物中では、成分のひとつがいずれかの受容体に対して、作動薬としてだけでなく拮抗薬としても作用している」とファイアスタインは言う。これはつまり、におい物質Ｏ１とＯ２またはＯ１とＯ３の両方を含む混合物で与えられたとき、Ｏ１が受容体の活動を調節して、Ｏ２やＯ３のようなほかのにおい物質によって活性化された細胞の活動を、低減または消滅させられるということだ。さらに、このにおい物質O１そのものが拮抗薬として作用するのではなく、特定のほかのにおい物質との組み合わせでのみ作用する（そのにおい物質もほかのにおい物質の拮抗薬として作用する可能性がある）。したがって拮抗作用は、混合物中のにおい物質とほかのにおい物質との特定の組み合わせに依存しているのであって、におい物質そのものの特性ではない。ファイアスタインによると、「これまで二種類の混合物で行なったが、作動薬としてのみ、あるいは拮抗薬としてのみ作用するにおいは見つかっていない」

嗅覚の混合物知覚における抑制効果は、心理物理学検査での知覚現象として知られていた[13]。しかし、この効果はメカニズムと結びつけられていなかった。抑制は末梢で起こるのか、それとも中央処理によって起こるのか、あるいは両方なのか？　嗅覚の受容体レベルにおける抑制効果に関しては、以前にいくつか報告があった[14]。今回みんなを驚かせたのは、抑制の量の多さである。抑制は半端な一個二個の受容体だけに影響する現象ではなかった。「とても広い範囲だった」とファイアスタインは強調している。「三つのにおいの混合物で――三つのにおいを調べてから、混合物を調べると――二〇から二五パーセントもの抑制が見られる。かなりの抑制が起こるのだ。たとえば、レモンの香りの成分であるシトラールで顕著に活性化するとわかっている細胞を調べて、次に混合物でその細胞を調べると、そのうち二〇パーセントも抑制されていることがわかる」

第二の驚きもあった。その意味はもっと大きい。抑制とならんで増強効果も、混合物コード化に見られたのだ。増強とは、個別のにおい物質にはほとんど、またはまったく反応を示さなかった細胞の一部が、そのにおい物質の混合物に突然、活発に反応する、という意味である。ファイアスタインはこれが重要であるとわかっていた。当初、彼は「その部分はまだあまりよく理解できていない」と認めた。本書の進行中にも研究は続いた。そして原稿提出の直前、ファイアスタインはその効果が説明と結びついたことをメールで知らせてくれた。アロステリック相互作用だ。このメカニズムは――大まかに言うと！――（においの物質のような）リガンドが受容体の特定の部位（アロステリック部位）に結びつき、ひいてはその受容体の活動を変化させるということだ。つまり、におい物質が作動体とほかのにおい物質との結合を調節するのである。たとえば、受容体R１は個別に与えられたにおい物質Ｏ１とは結合しない。しかしこのにおい物質Ｏ１がにおい物質Ｏ２と混ざって与えられると、におい物質Ｏ２が受容体のアロステリック部位に付着して、その活動を調節するので、受容体はにおい物質Ｏ１と結合するようになる。リュー・シューとファイアスタインは、成分の濃度が等しいものと等しくないもので、混合物のバリエーションを試した。それでも増強効果は活発だった。

アロステリック相互作用は薬理学ではよく知られていたが、ＧＰＣＲ（Ｇタンパク質共役受容体）では観察されたことがなかった。シューらはこの謎に対する答えを見つけた。「クラスＡ［ＧＰＣＲを配列相同性と機能の類似性で分類した六つのクラスのひとつ］のＧＰＣＲで発見されなかったことは、意外ではないかもしれない。なぜなら、嗅覚受容体よりはるかに小さい受容体ファミリーであり、受容体間の差がはるかに小さいからだ[15]」。実際、嗅覚ＧＰＣＲはその大きさと遺伝的多様性、そして構造的に多様なリガンドの範囲のおかげで、ほかのＧＰＣＲを研究するためのすばらしいモデルになる。薬理学と薬剤設計ではきわめて有意義なテーマである。

それにしても、そのような抑制と増強の効果が具体的ににおいのコード化で果たす機能は何なのか？ シューらは、複雑な混合物の区別や識別の役割を果たすのだと示唆している。嗅覚における組み合わせコード化の効果を考えよう。「どんなにおい分子も、控えめに見積もっても、中程度の濃度で三〜五個の受容体を活性化することができ、一〇のにおいの混合物は五〇もの受容体、つまりヒトの受容体ファミリーの一〇パーセント以上に働きかける。その結果、一〇の似たような化合物の混合物が二種類でも、その差異は小さくなる」。そのため結局は、もっと複雑な混合物（たいてい何十、何百というにおい物質を含む）と比べて、におい活性に差がなくなる。におい活性のパターンはどんどんあいまいになる。これは受容体の感受性が重複しているからでもある。これほど膨大な受容体活性化とパターン重複があるとして、脳はどうして異なる複雑な混合物を区別できるのだろう？　さまざまな混合物の組み合わせを正確に識別するためには、受容体活動を減らす必要がある。抑制と増強のメカニズムはこの目的にかなう。

最終的に、この発見がにおいコード化理論のパラダイム転換を実現する。混合物の受容体コードは単分子刺激の受容体コードと、根本的にちがうことを示している。視覚や聴覚の場合のような、線形で加算的な組み合わせモデルの考えは、においコード化では完全に崩壊する。受容体の挙動を理解せずに、嗅覚コードを解くことはできない。

組み合わせ論構想をモデルにしたにおいコード化は、かなりの程度、決定不全である。異なるにおい物質の混合物が、最終的に同じ受容体の表象になるかもしれず、つまり、におい信号の空間分布は、混合物のにおい識別のあいまいさを解消できない。この考えを、科学哲学でなじみの概念「科学理論の証拠による決定不全性」（フランス人物理学者ピエール・デュエムによって提唱され、アメリカ人哲学者ウィラード・ヴァン・オーマン・クワインによって拡大された）と比べてみよう。[16] この概念は、異なる理論どころか両立しない理論でも、同じ一連の観測結果を受け入れる可能性があると述べている。したがって、同じ観測データが、解釈の枠組みしだいで、まったくちがう読まれ方をする場合もある。たとえば、太陽は東から昇って西に沈むという事実は、宇宙の地球中心モデルと太陽中心モデルとで両立する。同じデータで異なるモデルなのだ。同様の原理が、受容体層でのにおいの組み合わせコード化の特徴であることを、私たちはこれまでに見てきた。それでは、脳はどうやって鼻の外で現実に起こることを知るのだろう？　鼻はどのにおい物質に遭遇しているのかを、どうやって正確に伝えることができるのか？　そのような不確かなコード化の機能は何だと考えられるのか？

受容体の挙動から始まるモデルなしでは、脳がどうやってにおいの意味をとらえるのか――その神経活動パターンによって何を伝え、表象するのか――を理解することはできない。そのためシューらは、受容体コード化に関する自分たちの発見は、中央処理に対してさらなる意味合いをもっていると強調している。脳はにおいをパターン認識によって認識するのであって、組み合わせコード化と地図形成ではないという。「地図的表象がないことを示唆する最近の梨状皮質の研究と合わせて、嗅覚弁別の第一歩に受容体調節があることも説明する、代わりのコード化戦略を考える動機はたくさんある」。次の二つの章では、そのような代案を提示するために、この主張の詳細を明らかにする。

さしあたって結論として、混合物は個別の成分によってにおいコード化を決めるモデルからは予測できない効果を生み出す、と言っておこう。こうした効果を支える正確なメカニズムは、まだ調査中の部分ではあるが、嗅覚の一般理論の出発点は、刺激に対する受容体の反応であって、従来の化学によって定義される化学トポロジーではないことがわかった。スティーヴン・マンガーは言う。「最終的に脳が知ることになるものは、その個別の成分がやったこととはまったく無関係かもしれない」

分子化学が香料製造と出合うところ

嗅覚系はにおいを単独に評価するのではなく、文脈に応じて評価するように進化した。それがにおいコード化のメカニズムを理解するための最初の重要な一歩であり、そのコード化は中央処理に続いている。

分子の集合は区別のはっきりした分離できる物体ではない。におい物質は周囲の背景とも混ざっているからだ。したがって鼻はにおいを関連し合うものとして、さらには嗅覚景観の一部として測定する。これには二つの仕事が含まれる。複雑な混合物どうしの評価（同じかちがうか）、そして複雑な混合物の一部としての成分評価（サリエンシー（第4章参照）や図と地の分離など）。このような背景で、鼻が個々の揮発性物質をきわめて正確に感知できるからといって、それが中心の計算原理だというわけではない。

混合物知覚は、分子科学が香料製造の知識とつながる分野だ。嗅覚受容体は、混合物コード化にかなりの抑制と増強の効果を示す。こうした分子の効果は、科学者にとっては意外だが、調香師たちにはずっと前からよく知られた知覚現象だった。

トイレ革命を考えよう（そう、読みまちがいではない）。ビル＆メリンダ・ゲイツ財団は最近、水資源が乏しいか、まったくない田舎で、公衆トイレの悪臭を解決する方法を見つけようと、世界最大の香料メーカーであるフィルメニッヒと協力した[17]。水を使わないトイレでは汚物処理がやっかいだ。悪臭の多くを消すのは水である。水なしでは、糞便、尿、体臭、食べ物、そして煙の組み合わせが耐えられないほど濃縮された公衆トイレは、嗅覚にとっての拷問部屋になる。水責めは忘れよう、まったく。生来、人は野原で新鮮な空気の中、排便することを好むが、それは病気の脅威と地域の潜在的感染源を生む。行動変容を促すために、フィルメニッヒとゲイツ財団は協力して、公衆トイレのにおいをもっと魅力的にしようとしたのだ。

この仕事には社会的影響のほかに、基礎研究の意味合いもある。最終的に、知覚効果を嗅覚コード化モデルの分子基盤とつなげる関連性を明らかにするのだ。このプロジェクトにかかわったマシュー・ロジャーズは、こう話している。「このプロジェクトは悪臭中和剤、つまり受容体拮抗薬――アフリカの野外トイレにあると特定されていた悪臭が、受容体に触れないようにする分子――の開発である。私たちはこの拮抗薬のリストを調香師に届け、調香師がこの拮抗分子を含む香料をつくることになっていた」

調香師たちは知っていて、分子科学が探り始めていることは、たいていの嗅覚の知覚効果はにおいのブレンドと関係しているということだ（第3章参照）。混合物中のほかのにおい物質の知覚を抑制する拮抗薬として作用するにおい物質もある。しかし、何がにおい物質を拮抗薬に変えるかは、混合物中のほかのにおい物質との組み合わせによる。感覚系はその刺激を「合計する」わけではない。たいていは、混合物コード化でしか明らかにならない作用原理に頼っている。

この分子と知覚の専門知識とが交わる領域は、心理学が議論に再び加わるチャンスでもある。心理学的な理論化は、分子レベルのにおいコード化を観測可能な知覚効果と相関させる計算原理の形成に貢献するかもしれない（第9章参照）。コネチカット大学のマリオン・フランクは、こう主張している。「この分野は嗅覚系を、もっと自然な状況で働くものとして見るべきだ。具体的には、三～四種類もの化学物質に対して同時に何をしているのかを見るべきなのだ。しかもその化学物質はそれぞれ、時間がたつにつれて強度が変わる」。フランクが示した数は独断ではなく、（一九八〇年代末のデイヴィッド・レインによる一連の研究に由来する）レイン限界に関連している。[18] レインは、訓練を受けている人といない人が、複雑な混合物中のいくつのにおいを特定できるか、その上限、つまり知覚の「上限」を発見した。レイン限界は通常、訓練されていない鼻では三種類のにおい、エキスパートの鼻の場合はおよそ三～五種類のにおいである。これがにおいコード化の最初の基本的な手がかりになる。土台はパターン認識であり、このパターン認識を決めるのは個別のにおい物質のコード化ではなく、システムがにおい物質をまとめてどう対処するかである。

鼻が混合物をサンプリングし、脳が測定する。この測定の考えは、末梢ですでに二通りに作用し始める。第一に、システムの較正がある。脳が環境の測定器として機能するには、変化を評価し、新しさを検出し、サリエンシーを認識するための背景が必要だ。意外にも、嗅覚系は現在のにおい背景に気を取られることなく、すべてを行なう。なぜなら、鼻はにおい物質にすぐに慣れて順応するからだ。ただし、速さはまちまちだ。においの受容体のこの不ぞろいな順応のせいで、混合物の科学的研究は難しい。しかし同時に、不ぞろいな順応は混合物知覚の決定的なメカニズムである。

しばらくすると、選択的順応の結果として抑制される混合物の成分もあるため、順応されない要素が目立ってくる。[19] その結果、長い間嗅いでいると、同じ混合物がちがって知覚される。さらに、順応の速さは人によってもちがう。トマス・ヘッティンガーによると、嗅覚系が混合物の一部としてにおいを知覚するように調整される経緯は、選択的順応で説明がつくという。「たとえば、混合物の三つの成分を選び、さらに四番目の成分を加える。三つの成分を選んで、数回［この混合物を］嗅ぐと、その背景の一部が『順応で消される』。そのあとすぐに成分四つの混合物を嗅ぐ。すると四番目の成分は、ほかの三つの成分からなる背景の前に知覚される。混合物の個別の成分についての情報を引き出せることがわかる」。彼はこう強調している。「混合抑制と選択的順応が相まって、混合物の成分を認識することができる」。混合物コード化は、化学が生物学を介して心理学と交わる場所だ。フランクも同意している。「『混合抑制』と『選択的順応』というよく知られた心理物理学的現象の複合研究では、嗅覚系の自然な働きについて対照実験を行なう」

第二に、受容体で始まる嗅覚情報の計算スケーリングがある。そのようなスケーリングは、「どれだけ」と「どんな割合で」の測定を含む。化学情報の性質を文脈に照らして評価するために、嗅覚系は抽出された情報を複数の要素に分解してから、においイメージを再構築する。そのイメージは構成要素である分子の合計でないことは、すでにわかっている。脳はどうやって、混合物のさまざまな個別成分から混合物のにおいイメージを計算するのか？　またもや、手がかりは混合物コード化にある。

においイメージの計算には、嗅覚系が混合物中に感知するにおい物質の比率がかかわる。最近の研究で、嗅覚系がパターン検出の一種として、におい物質の比率を推測することがわかっている。ヘッティンガーとフランク・マリオンは、におい活性値（ＯＡＶ）の概念を用いて、濃度尺度を分析した[20]。サラゴサ大学の化学者ヴィセンテ・フェレイラも同様の研究をしている[21]。フランクはこう説明する。「この概念は、におい物質の閾値に対する濃度の比率と定義される。適度な数の前提条件件で、識別可能性の比（Ｐ１／Ｐ２）はにおい活性値の比（ＯＡＶ１／ＯＡＶ２）とほぼ同じであると結論づけられた。なぜこの変換が重要かというと、風味や芳香の混合物中の成分はにおい活性値で説明されることが多く、その成分の寄与を証明するのに役立つからだ」

におい物質の比率がにおいイメージを決めるのか？　テリー・アクリーはさらなる実験証明を行なった。彼の研究室は、三つの主要におい物質だけを使って、「ポテトチップス」のにおいを再現した[22]。アクリーがわずかな主要におい物質から複雑なにおいを合成したことが、においの質を二つ三つの物理パラメータにまとめる、においの縮約説明につながるわけではない。主要におい物質そのものは、どれもポテトチップスのにおいはしない。メタンチオールは腐ったキャベツ、メチオナールはポテト、２エチル３、５ジメチルピラジンはトーストのにおいだ。きわめて重要な発見は、「ポテトチップス」の全体イメージは材料のリストだけで決まるのではなく、三つの主要におい物質が合わせせられるときの比率と関係していることだった。

較正とスケーリングは測定に不可欠である。さらに嗅覚コード化の中心でもあり、知覚効果を原因となる分子につなげる。混合物の組成における割合や比率の重要性もまた、生物学だけでなく香料製造からもわかる現象である（第9章参照）――スティーヴン・マンガーはこう言っている。「化学物質の複雑な混合は、その化学的組成だけでなく、成分の比率も非常に正確だ。嗅覚系は個々の成分を認識できるように、混合物をばらばらにする必要がある――が、脳に出力されるパターンに混合物の主な様相が引き継がれるような方法でなくてはならない。動物が適切な行動で反応できるように、神経系がパターンをコード化するのだ」

要は、においの質のコード化と計算を支えるのは、「何」だけでなく、「どんな関係」でもあるのだ。嗅覚脳が入力を受け取って、その化学的環境の変わりやすい組成をサンプリングし、測定し、表象してマッピングすることを可能にするのは、どんな神経メカニズムなのだろう？

嗅覚脳は感覚情報をどう表象するか

脳による嗅覚刺激のモデル化は、分析化学者による分子のモデル化とはちがうことを、受容体コード化は示している。においの神経表象を理解するには、刺激のケモトピーという枠を超える必要がある。本章で追ってきた混合物コード化のメカニズムに関する研究は、複雑な全体像をつくり出している。しかし、脳には何が鼻に届くかについての考えがあるはずだ。受容体のパターンは唯一または最終の答えではない。何らかの方法によって、脳は受容体活動のこの広大なモザイクを配置する。しかし受容体から先で混合物をコード化する神経活動は、わかりやすい刺激反応マップでは表せない。嗅覚刺激は足し算の物差しではとらえられない。なぜならそのコード化と計算は、嗅球内でも（第7章参照）、嗅覚野でも（第8章参照）、足し算ではないからだ。脳の観点からすると、同じ受容体活性化（脳の観察結果）が複数の遠位対象（物理的刺激）によって引き起こされる可能性がある。

脳が受容体パターンをどう解釈するかは、とても興味深い難問に変わる。疑問はもはや、脳がどうして、たとえば刈り立ての青草のシス3ヘキセノールのにおいがわかるのか、ではない。そうではなく、におい物質に反応して起こる、重複していてはっきり区別されない受容体活動に、脳はどうやって意味を割り当てるのか、である。脳はどうやって、ごちゃ混ぜの受容体活動を神経集合体と知覚イメージに編成するのだろう？　脳はどの原理によって、受容体層からの寄せ集めデータの意味を理解するのか？　次の二つの章では、こうした疑問への答えを求めて嗅覚脳を探る。

パンドラの箱が開けられた。

第7章　嗅球につく指紋

感覚のような複雑な生体系は、基本要素の特性間で起こる単純なやりとりで理解されることはまれだ。とはいえ、嗅球内の受容体タイプのような集束する配列と、その不連続の空間認識活動は著しく人目を引く。この構造配列のどれだけが機能を決定するのか？「それはわからない」とスチュアート・ファイアスタインは警告している。「神経科学では、というか、たぶん多くの生物学では、何かのあり方を調べて、こう言う。『これがこの機能をとてもうまく果たすのがわかる』。しかし、それが機能をとてもよく果たすからそういうふうに見えるのか、それとも発達上の問題に対する解決策だからそう見えるのか、わからない場合が多い。後者の場合、システムが成熟したシステムとしてどう機能するかは関係ない。それが最も容易な配線のつなぎ方だというだけのこと。それがここ〔嗅球〕にも当てはまると思う」。それは嗅覚脳の機能に対する理解にとって、どういう意味をもつのだろう？

嗅覚経路は単純に見える。空中から大脳皮質の中核まで、ルートはほぼ途切れることがない。環境中の化学情報の神経表象を仲介するのは、たった二個のシナプスだ。どんな感覚系よりも直接的な経路である（視覚の場合、シナプス二個では網膜層さえ抜け出せない！）。それなのに、嗅覚脳がどうやって感覚情報を表象するのか、まだ完全には理解されていない。その単純さは見せかけなのだ。

上皮ではまとまりのない情報の寄せ集めだったものが、どうやってたった一個か二個のシナプスを通る間に、しっかりした知覚に変わるのだろう？　この疑問は神経科学のこれからの発展のカギをにぎる。なぜなら、嗅覚脳はほかの感覚系の短縮版として正体を現わすわけではないからだ。感覚神経科学の中心パラダイムである機能局在は、感覚皮質における定型の（つまり遺伝的に決定されていて再現可能な）刺激マッピングと関連している（第2章）。しかし、このモデルは嗅覚には当てはまりそうにないことがわかっている。本章と次章では、嗅覚とほかの感覚系との神経組織の差異を見ていく。嗅球の働きは、嗅覚信号の計算に潜む複雑さを示している。

たった二つのシナプスを通ってまっすぐ大脳皮質へ

一見したところ、嗅覚系は基本三段階の浅い経路を示している。情報はまず、鼻上皮の感覚ニューロンがもつ繊毛上の受容体によって拾われる。第6章で説明したように、受容体層全体の活性化パターンは空間的に不ぞろいである。受容体信号はそのあと、脳の下前頭葉にある嗅球に送られ、そこでいわゆる糸球体（球形の神経構造）に集められる。嗅球内に突然、空間的に別々の活性化パターンが見つかる。これが可能なのは、システムの特異な遺伝的特性のためだ。糸球体それぞれが、ある特定の受容体遺伝子を発現しているニューロンすべてから信号を集める（マウスからわかるかぎりで厳密に言うと、一個の受容体遺伝子を発現するニューロンは、だいたい二個の糸球体に投射する――それより多いこともあれば、少ないこともあるが）。糸球体は僧帽細胞に神経支配されている。これが最初のシナプス接点だ。

司教の冠に似ていることからその名がついた僧帽細胞は、受容体ニューロンから信号を受け取り、それを嗅覚皮質のいくつかの領野に先送りする。こうした僧帽細胞の軸索の大部分は、皮質扁桃体、嗅内皮質、

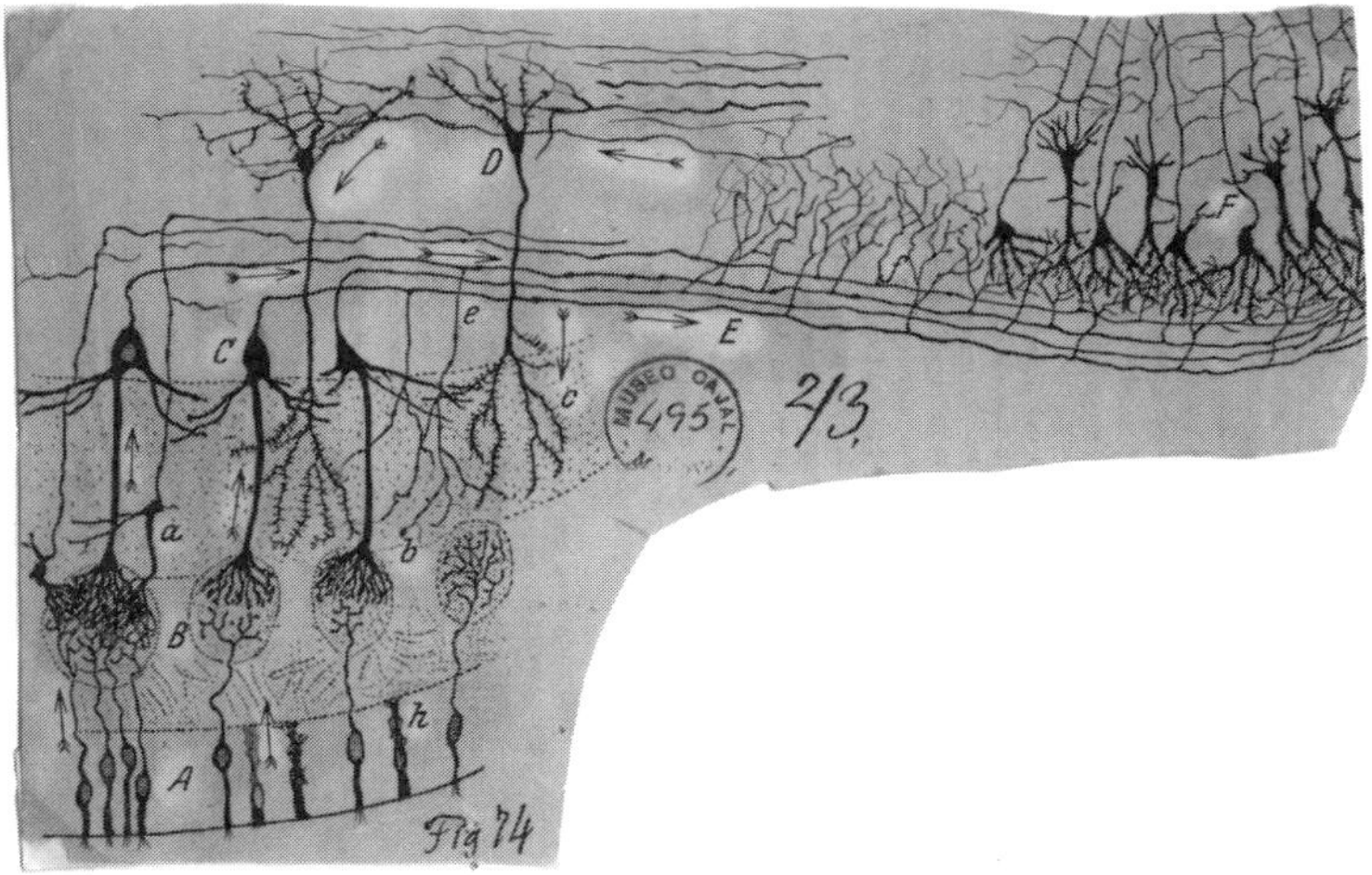

図 7.1 カハールの嗅覚経路図。におい情報が２個のシナプスで仲介される経緯が示されている。最初は糸球体層（左側の球体の構造）を横断し、２番目は信号が（右側の）皮質に投射されるときである。出典：Courtesy of the Cajal Institute, Cajal Legacy, Spanish National Research Council (CSIC), Madrid, Spain.

嗅結節に隣接しているいわゆる梨状皮質に投射する。これは嗅覚皮質最大の領域で、いくつか近くにある嗅覚系以外の皮質領域とつながっている。ここで嗅覚信号はすばやく、クロスモーダルな相互作用（嗅結節）、意思決定過程（眼窩《がんか》前頭皮質）、記憶（海馬）、そして感情（扁桃体）のような、複数のほかの過程に関与する領野と交じり合う。これが二番目のシナプス接点だ。

ラモン・イ・カハールは嗅覚経路のこの特徴を、二〇世紀初めにすでに強調していた。嗅覚系を表わした彼の絵から、初期の洞察がわかる[1]（図7・1）。嗅覚の浅い経路は脳一般の研究にとってすばらしいモデルになると、カハールは論じた。

カハールの提言は、二〇世紀の脳研究では忘れられていた。その理由のひとつは方法論的なことだ。嗅覚刺激は与えるのにコツが必要で、制御が難しい（第1章参照）。視覚の網膜に関するクフラーの研究と同じように受容野を特定するのも、鼻では不可能に思えた（第2章参照）。結果論だが、受容体が多種多様であることを考え、においコード化にまつわる現代の課題に照らせば、これは当然のことだ。とはいえ、受容体が発見されたあとの三〇年で、神経コードが解明されていないのはなぜか？　カハールの観察結果によれば、神経コードも十分に単純に思える。

「その理由は、カハールがそこにある分子の複雑さを理解していなかったからだ」とチャールズ・グリーアは答えた。彼の同僚でファイアスタインの研究室にいるドンジン・ツォウは、システムの詳細に関して、この分野はいまだに数多くの答えられない疑問に直面する、と述べている。「たとえば、いくつの僧帽細胞が嗅球から投射するのか？　すべて同じなのか？　一個の主要細胞だけなのか、それとも複数の細胞型なのか？　それを入念に研究した人はいない」。ランドール・リードも同意している。「答えるのが難しい疑問だ。細胞がすべてそっくりではないことがわかっている。しかし、なぜそっくりでないのかはわからない」

嗅覚脳について最も不可解なのは、嗅球でにおい信号の精巧な地図を構築するのに、最初のシナプス接点を過ぎるとすぐにそれを捨て去ることだ。「みごとな地図がある」とリチャード・アクセルが言っている。「とりわけみごとな脳地図だ。美的に華麗であるばかりか、概念的にも美しい」。しかし皮質はすぐさまこの地図のことを忘れる。梨状皮質内の嗅覚信号は結局、徹底してごちゃ混ぜにされ、その空間分布は大部分が無作為だ（第8章参照）。「こうして多くの場合、嗅球内の美しいしっかり組織化された構造は突然、捨て去られる」

嗅球は難題を突きつけてくる。それはすぐには認識されないものだ。嗅球の空間配列は自明にはほど遠い――その理由は二つ。最初の理由は、嗅球での見かけのにおいマッピングは、嗅覚信号の処理とにおいイメージへの計算には、さらなる役割を果たさないことである。嗅覚皮質にはほかの一次感覚野とちがって、感覚の神経科学的研究のパラダイムである地図を形成するような統合が欠如している。二番目の理由は、嗅球そのものにおけるにおい地図の考えに関係している。何がマッピングされているのだろう？　さらに、嗅球の空間パターンは何らかの意味で実際に地図であるという前提は、どれだけ確かなのか？　嗅球における地図形成の根拠は、以前に考えられていたよりはるかに不確かなのだ。

見せかけの単純さ

嗅球という嗅覚系の神経構造は、おそらく詳細に研究されてきた。視覚における網膜への新たな注目と同様、最近の嗅球に対する洞察は、その構造と機能両方についての先入観を疑っている。

従来の見解の全面的見直しは、そのサイズから始まる。嗅球は長いあいだ、より高次の哺乳類、とくにヒトでは、後退している構造として片づけられていた。そして人気の心理学者スティーヴン・ピンカーによると、進化の過程で嗅球は「(哺乳類の標準からするとすでに貧弱な) 霊長類の想定サイズの三分の一に縮んだ」(2)。この意見はいまだに広まっている。しかし精査に耐えてはいない。最近の『サイエンス』誌の論文で、ラトガーズ大学の神経科学者ジョン・マッギャンは、ヒトの嗅球はそんなに小さくないと主張している(3)。マッギャンはこう問いかける。「そもそもサイズとは何を意味するのか？　相対比較か、種間比較か、それともニューロンの密度？　構造と機能の関係にはさまざまな見方がある！」

サイズは、あらゆる測定値と同様、尺度に左右される。相対的に、ヒトの嗅球が占める空間は小さい。しかし嗅球はニューロンの数で比較することもできる。同じように、ヒトの嗅球が縮んだのではなく、ヒトの脳のサイズが大きくなったのだとも言える。ソーク研究所のチャールズ・F・スティーヴンスは、種全体にわたって嗅覚神経構造が一般的に維持されていることを実証するために、集積回路のスケーリング(比例縮小)則に目を向けた。[4] 嗅球は大まかに維持される脳の比率にとって顕著な例外であり、そのおかげで嗅球のサイズは予測できず、脳のほかの部位から独立していることを発見した研究者もいる。[5] 理由はいまだに不明だ。

これが結局何を意味するかというと、構造から機能へという方法はそれ自体が問題をもたらす試練なのだ。それなら、嗅球の機能はどう考えられるのか? 視覚系と同じように、嗅球の機能とその受容野は、網膜、視床、あるいは一次感覚野のようにモデル化されなくてはならないのか? 意見はさまざまだ。過去を振り返ると、カハールも、のちにゴードン・シェファードも、嗅球を網膜と比較した。シカゴ大学の神経科学者レスリー・ケイによると、「ゴードンの主張は、樹状突起間シナプスにもとづいている」(このことにはすぐあとで触れる)。それに対して、友好的な論議の的となっているのだが、「マレー・シャーマンと私が二〇〇七年に書いた論文は、嗅球の回路を視床と比較した」とケイは説明している。[6] その論文は「ニューロンの接続と特性が同じだ」と主張している。ケイは視床の研究者たちがこの考えを受け入れてくれると思っている。「その理由は、嗅球とその回路で私たちが研究したことにある。どんなことがどういうふうにシステムを変えるか、私たちのほうが視床の研究者よりも予測できる」

情報処理メカニズムからの洞察なしでは、構造と機能のマッピングは決定不全のままである。そのようなメカニズムは地図を形成する配置を必要としない、あるいは足場にしないのかもしれない。嗅球の空間認識活動は必ずしも、このメカニズムの計算原理の表現ではないし、ほかの説明とつながらない。

嗅球の構造に必須の要素は、一九世紀後半に発見されている。一八七五年にカミッロ・ゴルジが、イヌの嗅球内の細胞に関する形態学的説明を発表したときだ。[7] ゴルジの新しい銀染色法を試してできた優美な

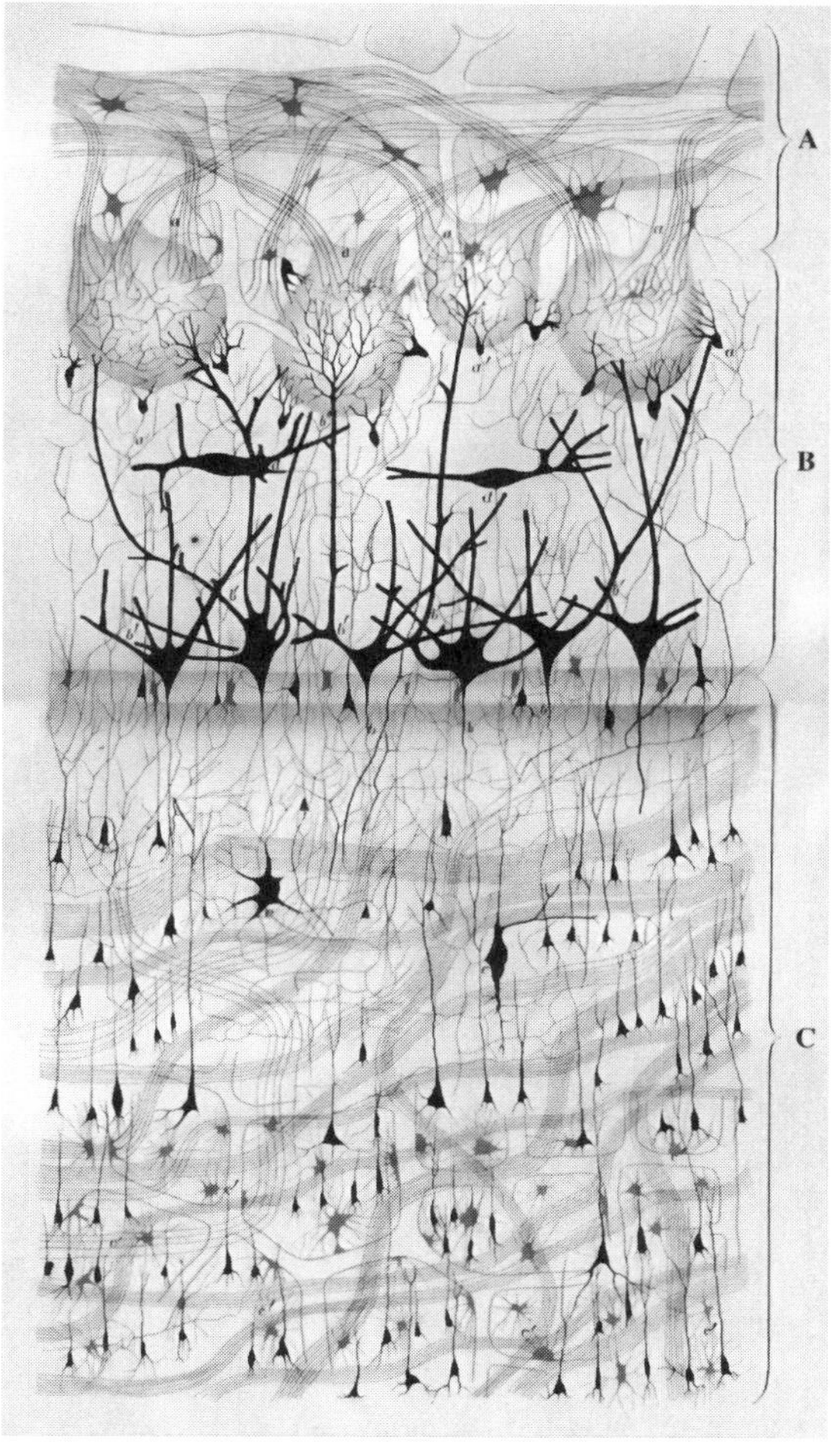

図 7.2　ゴルジによるイヌの嗅球の染色。さまざまな構造上の層を示している。（A）球体の神経構造をもつ糸球体層。（B）現在房飾細胞と呼ばれる水平細胞を含めた、房状樹状突起をもつ大きな細胞の僧帽細胞層。（C）皮質領域へと伸びる厚い顆粒細胞層。出典：C. Golgi, "Sulla fina struttura del bulbi olfattorii," *Rivista sperimentale di freniatria e medicina legale* 1 (1875): 405–425; reprint (Reggio-Emilia: Printer Stefano Calderini 1985).

嗅球の画像は、脳領域全体が初めて染色されたものである。図7・2は、ゴルジによる驚くほど細かい嗅球の描写を示している。

すぐに目につくのは、嗅球のさまざまな層である。嗅球は密度の高い領野であり、大量のさまざまな型の細胞を抱えている。まず糸球体層（ゴルジの図のA）で、上皮からの嗅覚神経すべてが終結する。次に僧帽細胞の近くに小さめの房飾細胞があって、糸球体を神経支配する樹状突起経由で嗅覚信号を受け取り、皮質に投射する（B層）。

その信号ははるか皮質へと送り出される前に、嗅球内の局所処理の対象になる。そのため、嗅球内で受容体活性の直接的マッピングは行なわれない。この局所処理は側方抑制をともなう。つまり、興奮細胞が近くの細胞を抑制する（活性を低下させる）。それは活動が手に負えないほど広がるのを止めようとする、あらゆるシステムで有益な特性である。それによって活性化している部分が、活性化されていない、あるいは活性が低い部分と区別されることで、信号の神経表象がはっきりする。この計算特性は、視覚その他の感覚系にも同様に存在することがわかっている。

最初、嗅球内で起こることは網膜内のそれに似ている。嗅球内の側方抑制を支配しているのは、特異なタイプのニューロンである顆粒《かりゅう》細胞だ（C層）。典型的な神経細胞とちがって、顆粒細胞には軸索がなく、細胞体（体細胞）と樹状突起だけで構成されている（網膜の無軸索細胞と同じ。第2章参照）。その樹状突起が僧帽細胞間の隔たりを橋渡しし、その活動を統合する。顆粒細胞は小さいがたくさんある。一個の僧帽細胞に約一〇〇個の顆粒細胞がしがみついている。顆粒細胞と僧帽細胞はシェファードが「微小回路」と名づけたものを形成する。つまり僧帽細胞が顆粒細胞を興奮させ、顆粒細胞が逆に僧帽細胞を抑制するのだ。嗅球内に見られるこの一連の自己抑制活動は、「軸索のまったくない樹状突起間の相互作用」

によって起こる。[8]

第一のシナプス接点のすぐあとに、たくさんのことが起こっている。嗅球は入ってくる受容体信号の流れに活動を指示されるのではなく、まるで自らのテンポを管理しているかのようだ。ところで、微小回路は、嗅球内の信号伝達の空間パターンと時系列の両方を決めるからこそ興味深い。

嗅球の構造を拡大すると、さまざまな形、サイズ、そして機能をもつ、数種類の細胞が見られる。たとえば糸球体の「殻」は、傍糸球体細胞《ぼうしきゅうたい》（小さな介在ニューロンで、感覚ニューロンや運動ニューロンと中枢神経系をつなぐ中心結節）でできている。僧帽細胞と房飾細胞の「一次回路」のほかに、嗅球のさまざまな細胞層には、糸球体周辺細胞（PG）、外房飾細胞（ET）、短軸索細胞（SA）などの、介在ニューロン群が見つかる。こうした細胞は、糸球体間および糸球体内の情報伝達に関与する、さまざまな微小回路を形成する。とくに、嗅球内の介在ニューロンの研究は驚きを生み続けている（最近、短軸索細胞は感覚入力層につながる最初の介在ニューロンかもしれないことがわかった[9]）。

微小回路の知識は、嗅球の機能像の作成や刺激マッピングの疑問への応答にどう貢献するのか？　嗅球の微小回路に関するとてもきめ細かな研究によれば、こうした細部は、嗅球内の細胞層に見られるさまざまな構造全体で、受容体からの情報がどう「遅延し」、「統合され」、「同期され」、「増幅される」かを理解するのに欠かせない[10]（マイケル・シップレー、ザッカリー・マイネン、バート・サックマン、ゲリー・ウェストブルック、ベン・ストウブリッジ、ジェフリー・アイザックソン、トマス・クレランド、マット・ヴァショヴィアク、ネイサン・アーバン、ゴードン・シェファード、チャールズ・グリーアらによる研究）。言い換えれば、受容体からの情報のどれだけが、嗅球の活動によって表象されるのか？　共活性化した糸球体はどう相互作用するのか（そして、このクロストークは地図形成と関連しているのか）？　同じにおい物質が状況によって異なるパターンを示すように、嗅球内の空間パターンをおもに決めるのは、刺激入力なのか、それとも（抑制やトップダウンのように）並列計算処理なのか？

二種類のにおい物質、AとBからなる混合物を投与するとしよう。受容体での抑制効果に関係なく、次の疑問は、受容体層でいくつかの別々の信号に分けられた混合物ABの信号は、線形の加算で処理されるのか非線形の再結合で処理されるのか、である。図7・3の仮想シナリオを見てほしい[11]。個別に投与されたとき、におい物質Aは特定の糸球体群｛G1～G8｝を活性化する。におい物質Bもそうだが、活性化する糸球体｛G1とG9～G13｝を活性化する。混ぜ合わされたとき、このにおい物質の活性化パターンは、加算されるか｛G1～G13｝のG1が重複している。または糸球体の活性化が選択的か｛G1、G6、G9、G10、G13｝のどちらにもなりうる。どちらも可能性はあり、抑制メカニズムや、閾値を超えるには弱すぎる信号のような因子に左右される。

嗅球の表現にかかわる構造性メカニズムの分析となると、嗅球活性の記録画像が話のすべてではない。

嗅球を分析する

嗅球で注目すべきは、上皮での見たところ場当たり的で分散している活動を、空間的に別個の群《クラスター》に整理するやり方だ。においそれぞれの指紋、というか「脳指紋」のようである。それについてちょっと考えてみよう。受容体層では組み合わせが混沌《こんとん》としているのに、嗅球は突然、においそれぞれの正確な地図を作成するように見える。受容体活性から神経表象に経路が直接つながっているかのようだ。科学文献はきまって、視覚系のそれと同様に、この配置を刺激地図と呼ぶ。刺激の化学的特性は、非連続的な神経の空間活動のパターンとよく似ているように思える。異なる活動パターンは、原理上、異なる刺激特性を説

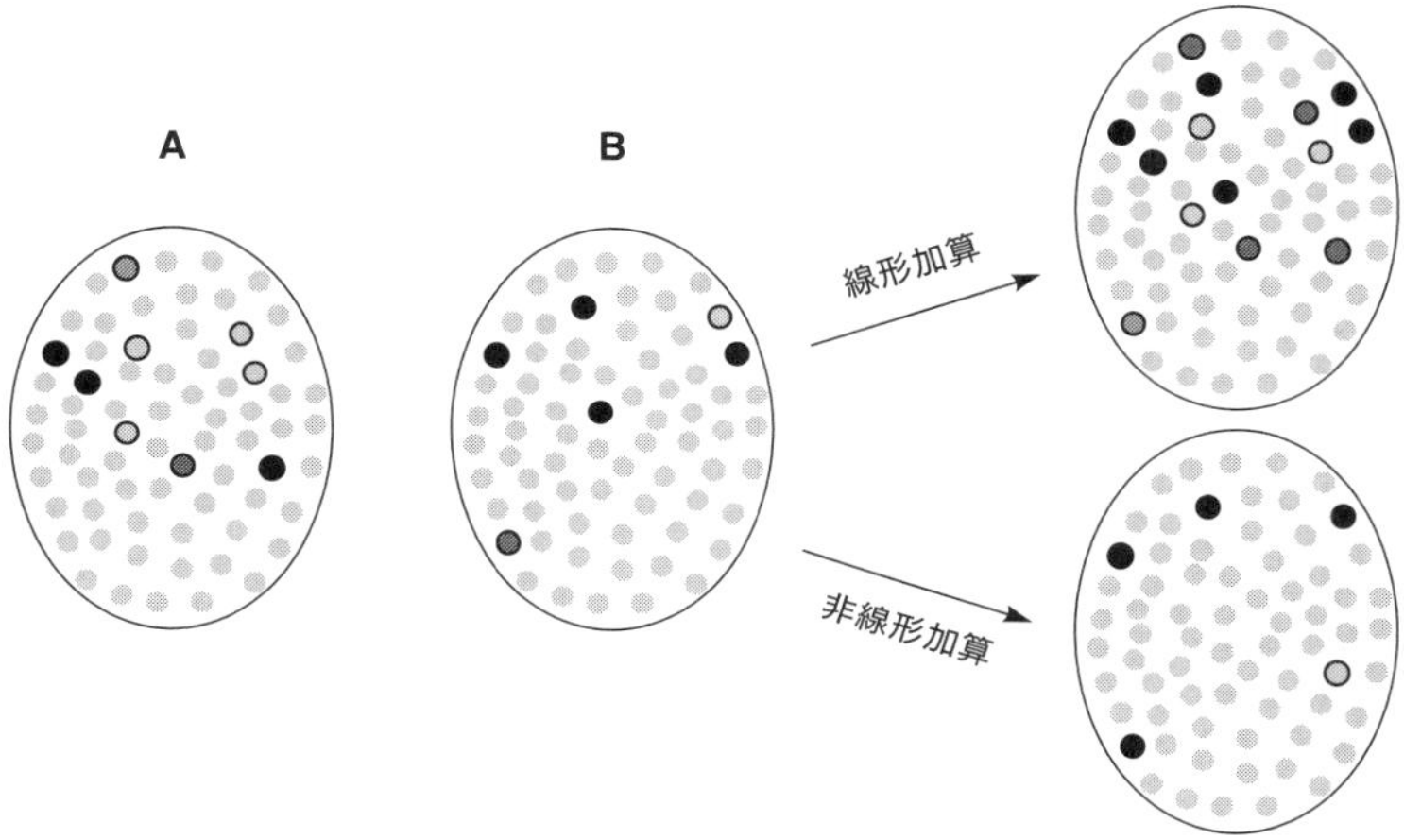

図 7.3　嗅球での混合物処理における刺激統合に考えられる２つのメカニズム。混合物、糸球体活動の線形加算（右上）か、糸球体の（抑制メカニズムにもとづく）選択的組み合わせ（右下）として表象されうる。出典：P. Duchamp-Viret et al., "Olfactory Perception and Integration," chap. 3 in *Flavor: From Food to Behaviors, Wellbeing and Health*, ed. P. Etrévant et al., Series in Food Science, Technology and Nutrition (Cambridge, UK: Woodhead, 2016), fig. 3.3. © 2016 Elsevier Ltd. All rights reserved.

明するはずだ。嗅球は、におい物質またはにおいの化学的性質を表象する地図なのか？　残念ながら、それほど単純ではない。私たちが探しているのは、環境から選択された物理的特性の整然とした表象、またはその個別の計算式である。におい地図は、入力を何らかの方法で表現するはずだ。嗅球との関係で、そのような地図の解釈は三通りある。ライノトピー（受容体の位置の体系的表象）、オドトピー（におい物質と相関する明確な空間活動）、そしてケモトピー（におい物質の化学特性の空間表象）である[12]。この選択肢のどれかが当てはまるかどうか、けっして明白ではないし、そもそもピンと来ない。

レビュー文献が嗅球の「ケモトピー」性または「地図形成」性について報告しているのとは対照的に、嗅覚科学者たちの理解はあまり定まっていない。「私はずっと「におい地図の考えに」あまり確信がもてなかった」とファイアスタインは認めている。「なぜなら率直に言って、その地図がどう見えるかを想像できなかったからだ。嗅球とつなげた場合、においについての何をマッピングするのだろう？　アルデヒドをケトンの隣に置くのか、それともその間にエステルを置くのか？　それには答えようがない。なぜなら、どれも合理的理由がないからだ」

「実のところ、嗅球の地図が何かを意味するとは思えない」とリンダ・バックは応じた。彼女は嗅球が受容体の空間マッピングを示していると考えていた。「しかし、知覚にせよ何にせよ、その地図との関係はきわめて疑わしいと思う。私はずっと前から、嗅球の組織は、同じ受容体をもつニューロンを同じ場所のシナプスに導くように進化した発生機構によって、間接的に生まれるのだろうと考えている。なぜなら、何千というニューロンからの低レベル信号が、はるかに数の少ない嗅球ニューロンに統合されるのに、役立つかもしれないからだ。それは低濃度のにおいを嗅ぎつけるための感度にとって重要かもしれないが、その地図自体はまったく意味がない」

ファイアスタインのもとで博士研究員だったフィルメニッヒ社のマシュー・ロジャーズは、あえて反論した。「ともかく嗅球にはケモトピーの地図があると思う。問題は、その目的は何なのか、スチュアートの主張にもどる。私はスチュアートに鍛えられ、彼の信奉者だった」。ロジャーズは笑った。「ケモトピー地図の機能との関連性が信用されない理由は、私たちが地図をまだ純粋な形で見ていないからだと思う」。とはいえ、ロジャーズはこうはっきり言った。「私がケモトピー地図について発言するのは、さまざまな論文を読んで、そういう地図が説明方法として脳に焼きつけられているからだ。でも、私は完全に［懐疑論に］賛成する。地図があるかどうかわからない……たぶん『地図』ではないだろう、地図でないなら、何なのか？」

「意味論の問題だと思う」とチャールズ・グリーアが割り込んだ。「糸球体に集束する同じにおい受容体を発現する感覚ニューロンからの軸索が、少なくとも、嗅球内の近い区域に広く分布していることはまちがいない。それを地図と呼ぶのは控えるが、そこには何らかの特異性がある」

三つの解釈すべてに、におい地図の考えを捨てる理由がいくつかある。厳密なケモトピーのアプローチは第6章で反証された。受容体のメカニズムは化学的トポロジーを反映しないのだ。それでも、上皮での受容体結合の原理は、嗅球内の糸球体組織を決めるメカニズムとは異なる。では、嗅球はにおい物質の化学的トポロジーと相関しているのか？　答えはやはりノーだ。高次元刺激を二次元の嗅球表面に、その特性のほんの一部でもマッピングすることはできない。[13]この発見は、昆虫だけでなく哺乳類にも当てはまる。昆虫の研究はこの問題について非常に明確だった。[14]「ここにアルデヒド、あちらにケトン、そしてあそこ全体にエステル」のような化学的特性の非連続的空間配置はない。[15]

（視覚における網膜部位局在《レチノトピー》と同様の）ライノトピーはどうなのか？　嗅球におおまかな遺伝子ゾーンが見つかるが、その組織は視覚系の地図とはまったく比較にならない。視覚系の網膜部位の特殊なところは、近隣の細胞に同様の受容野があることだ。それは実際、その表象組織全体のカギを握っている（第2章参照）。一見したところ、これは嗅球にも当てはまりそうだ。におい物質それぞれに、その活性化という意味で「指紋」があるように見える。さらに特定の刺激に活性化される糸球体は、クラスターをつくっているように見える。しかしよく見てみると――具体的には、少数の似たような類ではなく、さまざまなにおいでテストしたとき――実際には、隣り合う糸球体のほうが遠くの糸球体より反応が似ているわけではない。[16]たとえばイェール大学のジョン・カールソンは、ハエの場合、においに対する糸球体の反応がどれだけ場所によって多様であるかを明らかにしている。[17]そのうえ、同様のにおい物質に対する局所的な糸球体クラスターの活性化も「連続的」ではなく、「切れ目」を示す。[18]

答えはオドトピーなのではないか。最も確実な選択肢のように思える。個々のにおい物質が嗅球に「指紋」を残すように思われ、似たようなにおい物質に対する糸球体のクラスター反応に、少なくともいくらかの重複があるなら、嗅球内の空間活動は、近傍にまとまってはいないかもしれないが、大ざっぱで分散しているにしても、別々の特徴的なパターンとしての地図を構成するのかもしれない。この選択肢を好んだのは、シェファードのほかにハーヴァード大学のヴェンカテシュ・ムールティだ。[19] それが機能地図を生み出す。しかしこのモデルには欠かせない条件がある。機能地図と見なされるためには、そのパターンは定型でなくてはならない。つまり、異なる種をまたがってではないにせよ、種のメンバー全員には一般化できるということだ。

定型の機能性とは、パターンは無作為でかまわない（どんな入力がどこにあるかには本質的価値、つまりシステムとしての価値はない）が、再現可能である（特定の入力はどんな場合もまさしく同様に、またはほぼ同様に、ここにある）ことを意味する。言い換えれば、機能性は生まれつき備わっているものであり、側方抑制を含めて、計算原理の不変の空間表現を示す。それなら、嗅球は糸球体をどこに置くか、どうやって知るのだろう？　突き詰めれば、定型の組織は遺伝的にあらかじめ決まっているのだ。

通例、生物の器官が示す構造は、必ずしも特定の機能にもとづいているわけではなく、その発達を反映しているだけだ。これは嗅球にも言えるのか？　糸球体の信号伝達活動は、何らかの形でにおい物質の分子特定に関連しており、嗅球は嗅覚系の受容野のようなものを形成する。この事実はあるものの、嗅球が示すのはおもに受容体の活性であって、刺激の化学的性質ではない。トマス・ヘッティンガーも同意している。「それはにおいのマッピングではない。受容体のマッピングだ」。この区別はきわめて重要である。

なぜなら、嗅球は受容体の遺伝的性質がもたらす結果であることを意味するからだ。これから、遺伝と発達の基盤に焦点を当てて、嗅球地図に関する研究の歴史的始まりを探っていくが、それで因果関係の土台が明らかになるだろう。嗅球はあらかじめ配線されているのか？

におい物質それぞれの指紋

嗅球に対する科学的関心が生まれたのは、地図形成のモデル化が神経科学発展の中心にあったときである。一九七〇年代初期以降、嗅球の研究を先導しているゴードン・シェファードは、この経験を回想している。彼の動機は、嗅覚系がほかの感覚系とそれほどちがわないと示すことだった。つまり、当時の科学者の多くが考えていたような異質なものではないということだ。シェファードはこう語った。「私たちは最終的に、においを表象する創出パターンを発見した！　この主流の基本特性は、体性感覚系、視覚系、そして運動系などで明らかになっていた。それはにおいにも当てはまるはずだったのだと思う」

ファイアスタインはシェファードの研究室で博士研究員だった時代を覚えている。「ゴードンは、嗅覚系も主流の神経科学に入るというこの考えを、強く擁護していた。そのメカニズムは――それがどう働くにせよ、あるいはそれについてどんなことが発見されるにせよ――神経科学についてわかっていることに当てはまり、既存のモデルに当てはまるという考えだ。当時それは必ずしも一般的な考えではなかった。嗅覚は独特で、なんとなく気まぐれなシステムであり、その法則は神経系のほかの部分、とくにほかの神経系とは多少異なると感じている人が大勢いた。だからこそ嗅覚について学び、取り組み、実験することは難しいのだ、と。嗅覚はいろいろな点で特別だった。一方、ゴードンの意見はまったく逆だった。私たちが突きとめること――それが嗅覚系の末梢であれ、中枢であれ、どこであれ――は、より広い脳と神経科学全般に照らして理解できると、ゴードンは思っていた」

「これは理解してもらうのがとても難しい点だった」とシェファードがつけ加えた。「香料業界の援助や支援を受けている嗅覚研究者は、嗅覚は特別だと主張した。IFF［インターナショナル・フレーバーズ・アンド・フレグランシーズ］社の社員のひとりが、こう言ったのを覚えている。『特定の種類のにおいについて、信頼できる生理学的研究を行なうことはできない。なぜならつねに汚染されるからだ』。有機化学者として彼らは、さまざまなにおいを与えるための媒質として使う、無臭の空気でさえ用意するのがいかに難しいか、はっきり認識していたのだ。あるにおいがごく少量の特定の化合物から生じているなら――これはつねに化合物に当てはまることだが――自分が取り組んでいるのがBかCかDかEかもしれないときに、それがAだとどうして言えるだろう？　このせいで、ほかの感覚系とくらべて嗅覚系は、標準的な生理学的研究を行なえるとはとても考えにくいのだ」

こうした難題があってもシェファードは努力し、そして彼が正しいことが証明された。嗅球内に、非常に明確で空間的に不連続の活性化パターンを発見したのだ。[20]

とはいえ、きわめて重要なピースがまだ欠けたままだった。嗅球の活動が刺激の地図であることを実証するには、嗅覚研究界に受容体が必要だった。刺激と嗅覚系の相互作用を決める入力インターフェースだ。ファイアスタインはこう説明した。「におい主導のもの［神経科学研究］はごくわずかだった。彼らは嗅球の配線図を描くことに関心があったのだ。彼らが気にしたのは、何が何にどういう方法でつながっているか、だった。どの方向に信号は動いているのか？　その研究の多くは、実際ににおいを使わなくてもできた」。これは感覚生理学において珍しい戦略ではなかった。「網膜の配線図についてわかっていることのかなりの部分は、光を使わずに解明されている」とファイアスタインは強調した。

ひとたび受容体レベルで信号がどう構築されるかが明らかになると、脳全域でその投射に反映されるはずだと期待された。バックとアクセルの発見によって、ようやく必要なパズルのピースがこの分野に入ってきたのだ。

次のステップはかなり単純に思われた。受容体に的を絞ることによって、刺激の化学的性質を嗅球のパターンに結びつけることだ。コード化の熱狂的流行が嗅覚研究界をとらえた。しかし受容体のコード化は予想より重要な難題だとわかった。想像してほしい。数百ないし一〇〇〇種類もの受容体タイプがあるのだ。しかも受容体は組み合わせで活性化され、上皮にランダムに分布している。アクセルはこの難題をこう要約している。「所与のにおいでどの細胞が活性化されたかを脳はどうやって知るのか?」

答えはほどなく、一九九六年に出た。当時コロンビア大学でアクセルとともに博士研究員だった、現在はフランクフルトで自分の研究室を率いているピーター・モンバエルツが、嗅覚系は受容体からのランダムな入力に対処するのに、特異な策を用いることを発見したのだ。[21] 感覚細胞それぞれは一種類の受容体だけを発現するようだった——ただしモンバエルツによると、一受容体 - 一ニューロン説の普遍性には現在、疑問が投げかけられる可能性がある。[22] アクセルはその特異な策をこう説明している。「[マウスには] 一〇〇〇種類の受容体があって、同じ受容体を発現する細胞はすべて、鼻の中の配列に関係なく、突起を頭骨の向こう、脳の最初の中継局に送り込み、そこですべてが一個の定点に集束することがわかった」——その定点が糸球体だ。

それは技術者の夢だった。一受容体 - 一ニューロン説によって、あとの配線にまつわる受容体層の不規則な複雑さが軽くなる。グリーアはこう指摘している。嗅覚系は構成がひどく面倒なので、「嗅上皮から嗅球への投射を考えようとすれば、それはまちがいなく、中枢神経系の最も混沌とした経路である。鼻の両側それぞれに一二〇〇万ないし一三〇〇万ほどの細胞があり、細胞それぞれが嗅上皮内に独自の起点をもつ。そしてその軸索はここ［嗅球］にもどらなくてはならず、そこで同じにおい受容体を表現しているほかの軸索と合流する」。受容体タイプごとの軸索の集束がなければ、嗅覚系がどうして刺激入力の意味を区別できるのか、解明することは不可能に思えた。

まもなく新しい実験の可能性が開けた。研究者は現在、嗅上皮の受容体細胞からまっすぐ嗅球内の集束する地点まで、信号を追跡することができる。アクセルは覚えていた。「私たちは個々の受容体を調べて、こう言った。『ひょっとすると、脳内のＲＮＡをコードする受容体を探ることによって、嗅上皮の感覚ニューロンの脳への投射路を調べられるかもしれない』。ＲＮＡの一部が投射路に、軸索に、出て行くかもしれないと私たちは推論した。そのため、原位置ハイブリッド形成法［特定の組織選択の場所を突き止めるための物質として、相補的な遺伝物質の鎖を使う］と呼ばれることを行ない、単純に脳内に受容体ＲＮＡを探した。そして実際、それを点々と確認した。受容体ごとに特定される嗅球内の場所が異なる。その場所は解剖学的に糸球体であることが、モンバエルツの実験によって実証された。初めて行なったとき、それは常軌を逸した実験だった。しかしうまく行った！」

モンバエルツの実験には、きわめて重要な意味合いがあった。各におい物質にはパターンがあるはずなのだ。糸球体の確立されたコードがそれぞれのにおいを表象する。たとえば、におい物質シトラールは特定の糸球体セット｛Ｇ1、Ｇ5、Ｇ6、Ｇ２０４｝を活性化し、麝香の香りがするケトンは別の糸球体セット｛Ｇ5、Ｇ6、Ｇ30、Ｇ50、Ｇ４００、Ｇ４２０｝を活性化する。もしあなたがこれらのにおい物質を嗅いでいて、二種類の混合物の知覚を記録している脳のｆＭＲＩ（機能的磁気共鳴画像法）画像を見れば、それぞれ明らかに異なる神経パターンが確認される。

「それが機能単位としての糸球体という考えの始まりだった」とファイアスタインは結論づけた。「機能単位というのは、各糸球体があるにおいセットに特化していて、においの質に空間的構造を与えることによってそれをきちんと順序よく配置する、という考えだった」

嗅覚に対する関心は、受容体の挙動から中央処理へと転換し始めた。「ようやくだ！」とシェファードは称賛した。「比較したり張り合ったりできるくらい、ちゃんとした数の実験研究が手に入り始めたのだ」すぐに、ケモトピー地図の背後にある神経コード探しが勢いづいた。ケモトピーの考えはこの分野のどこにでも存在した。ファイアスタインは覚えている。「その結果、嗅球と化学特性地図としての活性化パターンの空間配列に関する論文が爆発的に増えた。その発見にもとづいて、これは筋が通ると判断する人が大勢いた。何らかの地図を、つまりにおいの質――においに結びつく受容体――を中枢構造にマッピングする方法を、想像できるからだ。日本の森憲作をはじめ、数人が実際にこの考えに飛びついた」[23]

レスリー・ヴォスホールはこう言った。「嗅糸球体はとても重要な概念だった。初期の昆虫研究者には、解剖学的にそこに組織原理があると気づいた人もいた。ガを例に取ろう。オスのガで感覚末端の大きな割合を占めるのが、メスのにおいを嗅ぎつけるだけの部位である――オスのこのアンテナをつくるさまざまな細胞の標的はメスだけなのだ。もしこれらの細胞を脳まで追いかければ、メスを探し当てることだけを目的とする広範囲の糸球体が見つかる。においによる嗅球内の活性化が調べられていた。そこではにおいの密度、においの濃度、そして混合物かどうかに応じて、さまざまなパターンの糸球体が発火し始める」

においの物質と嗅球の特定の活性パターンとの組み合わせが、次々と明らかになった。[24] その発見は、シェファードの言葉を借りれば「においごとに異なるパターン」を示した。「それは多くの研究室による信じられないほど重要な一連の発見だった」とヴォスホールはつけ加えた。「重要と思われたのは、濃度や

――方法は不明だが――においの質をコード化する二次元の薄層がありうることだ。初期の単純すぎる研究の中には、嗅球では、ひとたび炭素鎖長を増やしさえすれば、このたくさんの糸球体と嗅球のあちこちが整然と活性化されると述べているものもあった。それはおそらくまちがっている。たしかに、昆虫にははっきりした組織原理がなく、私が思うに、脊椎動物の嗅球ではますます組織原理がない。そういう仕組みではなくて、もっとはるかに難解なのだ」

嗅球についての研究は停滞し、ケモトピーの概念は不透明なままだった。「ここにアルデヒド、あそこにケトン、こちらにエステルといった具合に、化学にもとづいた空間地図を探しているかぎり、それ［地図］を見つけることはできないだろう」

地図探しは根深い疑問をわかりにくくした。解釈はどうなのか？　嗅球の活性といえばそれだけのこと、つまり糸球体のパターンはパターンである。シェファードによれば、単なるパターンであって内的論理を示さない。「パターン認識、それはほぼ独自の規律だ！」。嗅球の地図には、何らかの形の修正された受容体ベースのモデルが必要だった。ところが受容体は独自の論理にしたがうのだ。

あらかじめ定まった地図はない

嗅覚ニューロンが受容体の信号を脳に運ぶ乗り物として働くなら、受容体遺伝子はその運転手だと理解するのが最善かもしれない。では、何がその運転手を動かすのだろう？　嗅球の主要な工学原理は、同じ受容体をもつ感覚ニューロンが糸球体内で合体することだ。これは嗅覚特有の性質かもしれない。グリーアは次のように強調している。「こうした細胞のそれぞれが、嗅上皮を始点として、完全に独立した経路をたどる。脳の中で知られているほかの感覚系には当てはまらない」。ファイアスタインも認めている。

「私の知るかぎり、ほかの場所では見られない。軸索が少なくともまっすぐ進む投射路を、この種のGタンパク質共役受容体が実際に支配しているシステムでは、ほかには起こらない」

ファイアスタインの説明によると、「受容体は［感覚ニューロンの］軸索がどう嗅球に到達するかにも関係するという発見は、とりわけ並はずれた発見だった。なぜなら、Gタンパク質共役受容体はそれまで、軸索誘導や標的指向に関係していなかったからだ。したがって、二つのことをやっている受容体があることがわかった！　まず、この受容体は異例だ。このファミリーは嗅上皮で発現する。次に、それに加えて、受容体が何をとらえるかによって、ニューロンの軸索が嗅球のどこに行くかが決まる――私がいまも奇妙だと思う発見だ」。この発見の真の意味はまだ明らかになっていない。

その一方で、地図の考えは独自の実験で試されることになった。基本的な仮説は、嗅球におけるその糸球体の配置は、遺伝的にあらかじめ配線されている、というものだった。糸球体組織の固定的な遺伝子地図は、嗅球の計算構造を支えることによって、その組織構造を解く手がかりになると考えられていた。この前提には十分な理由がある。視覚や聴覚のようなほかの感覚系の地図的表象は、遺伝的に決定されている。ツォウはこう言っている。「視覚系にはパターンがある。刺激は地図的配列が明確だ」。出生後の経験によって、発育後期でこうした感覚地図がさらに精緻になるかもしれない。しかしその主要組織は遺伝的に指示されているので定型だ。「地図はどの生体でも不変である」とアクセルは言った。

嗅球の配線が定型であることへの疑念は、受容体の遺伝的性質に対するさらなる洞察とともに生まれた。こうした嗅覚系ニューロンはすべて、どこに行くべきかをどうして知ったのだろう？　さらに、こうした細胞はどうやって同じ受容体を発現する遺伝的によく似た相手を見つけたのか？「受容体がどうやってやるのかが、しばらくは問題になった」とファイアスタインは言う。いまだにわかっていない。たしかに、わかっていないこの状況は、軸索集束の一般理論がないせいではない。そうではなく、嗅覚系の軸索集束過程は異なるメカニズムで働いているようなのだ。「みんなが、そう、それはにおい受容体だと言う」とグリーアは話している。「たしかに、におい受容体は相関関係にある。しかし、におい受容体が軸索合体に貢献することや、そのプロセスをどう仲介するか、誰も明らかにできていない」

一般にニューロンは自分の標的をどうやって見つけるのだろう？　一般的な説明には、神経発生における軸索の経路探索が出てくる。成長中、軸索は化学的勾配をたどって目的地を見つける。この点で、軸索投射は型にはまっている、つまり遺伝的にあらかじめ定められているということだ。このメカニズムの強みは、システムの発達中に、かなり再現性のある「バウプラン」（体の基本構造のはっきりした形態学的特徴に関する青写真）を確保できることだ。ファイアスタインが引き合いに出した運動系の例では、神経が脊髄から出て、指定された筋組織と結びついている。しかしそうした運動ニューロンは、どの筋肉に行くべきかをどうやって知るのだろう？　ニューロンは自分を引き寄せる化学勾配をたどり、一緒に束になってから、特定のポイントでその神経束を引き渡す。「何らかの化学物質の低濃度から高濃度への勾配があって、軸索にはこの化学的誘引物質に敏感な受容体がある、という考えだ」

嗅覚ニューロンの軸索も同じように、指定された化学的進路に沿って、糸球体へと伸びると考えるのは理にかなっている。その結果、受容体ニューロンそれぞれは、上皮から嗅球へのあらかじめ定められた軌道に沿って、伸びるはずである。たとえば、あるニューロンは受容体R１を発現していて、嗅球内のある場所、糸球体〔GR１〕へと進んでいる。別のニューロンは受容体R２を、別の場所である糸球体〔GR２〕へと運んでいる。しかしその後に行なわれた一連の実験は、次々にこの前提を大きく揺るがした。それどころか、遺伝的にあらかじめ決定された嗅球の配線という考えは、スリーストライクでアウトになっている。
嗅球の定型配線にとっての最初の障害は、モンバエルツによる別の実験で明らかになった[25]。ありふれた調査と考えられていたので、その結果に誰もが驚いた。「その実験が行なわれていたとき、まさにその場にいられたのは幸運だった」とファイアスタインは回想している。「私たちがそこで行なった研究の多くは、この配線図全体に関するものだった。嗅球の配線図ではなく、嗅上皮全体がどう嗅球に配線されているかである。なぜ同じ受容体を発現している軸索はすべて、一緒にひとつの糸球体にくるまれるのか？この分野での一般的な言い分は、こうした受容体は何らかの方法で、軸索が特定の糸球体への道を見つけるのを助ける何かを感知している、ということだった」。ファイアスタインは次のように強調している。「ピーターが明らかにしたのは、実際にはそうではないようだということだ」

モンバエルツの実験計画はシンプルだった。決定因子と考えられるものをひとつ選び、それを分離し、変化させる。そしてその影響を観察するのだ。

モンバエルツの研究室は、緑色《りょくしょく》蛍光タンパク質（ＧＦＰ）を特定の受容体遺伝子に付着させることで、三種類のマウスを操作した。蛍光タンパク質を使えば、軸索発生の経路を観察することができる。ひとつのマウス群はＧＦＰを受容体遺伝子Ｉ７に結合された。別のマウスではＧＦＰが受容体遺伝子Ｍ20にタグ付けされ、三番目のマウス群ではニューロンのＭ20遺伝子がＩ７の遺伝子に置換され、ＧＦＰをつけられた。Ｍ20をＩ７に置換された遺伝子組み換えニューロンは、どこに行っただろう？

「Ｉ７糸球体に行くとあなたは予測しただろう」とファイアスタインは言った。「本来の趣旨は、軸索が正しい糸球体にたどり着くには、受容体がきわめて重要であることを証明することだと知っているからだ。そして変えたのは受容体だけである」。予想に反して、ニューロンの終点はＩ７糸球体ではなかった。軸索はM20糸球体を標的にしていたのか？「それも答えはノーなんだ！」とファイアスタインは声を張り上げた。「答えは［その遺伝子組み換えニューロンがつながるのは］ここか、ここか、あそこの糸球体なのだ」。ファイアスタインは嗅球のスケッチにさまざまな無作為の点を描き始めた。「どんな法則かもわからない！」

これが嗅球の定型配線にとってのストライク・ワンだった。そしてすぐにストライク・ツーが続いた。におい受容体の遺伝子を、非嗅覚受容体――具体的には、同じ（遺伝的に関係がある）タンパク質ファミリーの受容体――をコードする遺伝子と置換したら、何が起こるのだろう？「実際にとどめを刺したのは、ほとんど語られることがない結果だが、ポール・ファインスタインによるものだ」[26]とファイアスタインは主張した。モンバエルツ研究室の博士研究員だったファインスタインは、I7におい受容体遺伝子を、ベータ2アドレナリン受容体の遺伝子に置き換えた。ベータ2アドレナリン受容体はアドレナリンの受容体で、同じタンパク質スーパーファミリーであるGタンパク質共役受容体（GPCR）に属し、したがってトポロジーと構造がよく似ている。すべてのGPCRには七本の膜貫通へリックス（らせん構造）があって、かなりの数のアミノ酸配列を共有している。しかし、その機能はまったく異なる。アドレナリン受容体は交感神経系の活動を調節する。におい受容体はにおい物質をとらえる。

ファインスタインが遺伝子組み換えしたニューロンには行き場がなかった。「どこかに導いてくれるにおい受容体がなくなってしまったのだ」とファイアスタインは説明した。「地球上には、その軸索を、とくにベータ2アドレナリン受容体を、待っているベータ2アドレナリン糸球体をもつマウスが存在するわけがない」。ところが誰もが再び驚かされた。アドレナリンの受容体遺伝子を運ぶニューロンはすべて、におい受容体遺伝子を運ぶほかのニューロンと同じように、嗅球内の一個の糸球体に集束したのだ。「つまり、地図がないことは決定的である」。そこでファイアスタインは言い方を変えた。「これらの軸索が次に行く嗅球の表面に、既存の地図はない。もし地図があるなら、それは誘導された地図である。細胞の軸索そのものによって誘導されるのだ」

ストライク・ツー。におい受容体をほかの嗅覚受容体遺伝子、または非嗅覚GPCRと交換するこの二つの実験は、遺伝的にあらかじめ配線された地図上に、あらかじめ定められた場所をもたない軸索をつくり出したのだ。では最後に、ニューロンの受容体遺伝子を完全に不活性化したらどうなるのか？　厳密に言えば、その軸索は嗅球内のどこかに行くはずであり、ただ指定された運転手がいないだけだ。「そう、軸索は糸球体を形成しない」とファイアスタインは答えた。「いたるところで消えてしまう」。これは遺伝的にあらかじめ決まった配線を示しているのでは？　「このことについての当初の解釈はこうだった。ああ、そうか、［感覚ニューロンは］もう受容体がないので、標的にたどり着く方法がないのだ。ただ、さまよっている。どうすればいいのかわからない」。その解釈はすぐに崩壊した。嗅覚受容体遺伝子を不活性化することは不可能だとわかったのだ。嗅覚ニューロンの遺伝子を不活性化すると、ニューロンはすばやく、代わりに別の受容体遺伝子を発現すると決める（感覚ニューロンは置き換える遺伝子を一定範囲から選ぶことができる。この範囲内で選択は無作為である）。

「興味深いことがある」とファイアスタインはつけ加えた。「こうした軸索は嗅球のいたるところをさまようのではない。嗅球の一定範囲にとどまる」。そのため、もし細胞が受容体遺伝子を発現できなければ、別の遺伝子を選ぶ。その選択は無作為ではない。細胞は全範囲（マウスでは一〇〇〇個の受容体遺伝子）から受容体を選ぶのではなく、限られた数から選ぶのだ。「何らかの方法で一緒に制御されるグループがある。そのため、すべて［のニューロン］は嗅球のどこかの領域に行く。しかし嗅球のどこであろうとかまわない」。彼はこう続けた。「これは何年も前に行なわれていたはずの実験だ。さまざまな受容体を不活性化して、嗅球にいくつの領域があるかを確認する」。この不活性化実験で完全に気まぐれに見えた軸索の発達は、実際には、複数の遺伝子によって運転されたニューロンによるものだったのだ。

ストライク・スリー。

この一連の遺伝子置換研究は、定型的に配列された嗅球という考えに根本的な問題を提起した。感覚ニューロンの軸索が成長して収まる場所に既存の配列はない。「地図に関する問題は、嗅球の表面上にはあらかじめ定まった地図がないことだ」とファイアスタインは主張した。私たちが知る限り、これは嗅覚系ならではのことである。「ほかの感覚系にはあまり当てはまらない」と彼はつけ加えた。明らかなのは、受容体の遺伝的性質がきわめて重要な因子であることだ。いまのところそれほど明確でないように思えるのは、どんなメカニズムが発達する軸索を導くか、である。「そうした軸索の分布の結果として［地図は］できるのか？ つまり、何らかの地図ができるにしても、それは機能地図なのか？」。ファイアスタインは一息ついた。「私にはわからない」

嗅球地図のように見えるもの

「ひょっとすると発生上の地図にすぎないかもしれない」とファイアスタインは提案した。［嗅球が］発生するのに最も容易な方法なのだ」。軸索は受容体を互いに引き寄せ合ううちに誘導されるのかもしれない。ファイアスタインによると、この仮説は「最初、ピーター・モンバエルツ研究室で浮上し、私たちもそれを採用した。私たちの研究室どうしの、そしてある程度はチャールズ・グリーアとの会話から、おおよそ生まれたものだ」。生まれた仮説は、「嗅球の表面上に既存の糸球体はない、ということだった。細胞が一緒に引き寄せられる。束を形成し、そのあとしばらく移動して、嗅球上の空いた場所に到達したら、どっかり腰を下ろして、糸球体をつくり始める。そして次に、糸球体になるためのほかのものすべて、糸球体をつくるのにかかわるほかの細胞すべてが、その周囲にできる」というものだった。

ファイアスタインとツォウはこの考えを探った。[27] ごく幼いマウスの脳の発達を調べ、嗅球の成熟のさまざまな段階を観察した。こうした発達段階は、糸球体の定型的配置モデルと一致しない。むしろこうした段階は、糸球体の空間配列が成熟中の感覚経験にもとづいていることを示唆している、と彼らは考えた。

彼らの研究から二つの発見が目につく。第一に、糸球体は幼い動物ではつねに同質とは限らない。発達初期には不均質なクラスターを形成する。つまり、そうした未熟な糸球体は、さまざまな受容体を発現しているニューロンからなる。第二に、軸索はそれまで考えられていたように、ただともに成長し、定着し、糸球体で集束するわけではなかった。軸索はまずさまざまな場所に広がるのだ。その後、糸球体が活動によって刈り込まれ、絞り込まれる。

問題は、嗅球の初期の研究は「どちらかというと成熟した動物を調べるだけだった」ことだ、とツォウは説明している。「以前の研究は、ごく早い段階では糸球体はわずか数百くらいであることを示した。のちにその数は脳の片側につき、つまり嗅球一個につき、約二〇〇〇まで増える。したがって糸球体の連続追加が起こっている」。しかしツォウはちがった見方をした。「私の頭の中では、糸球体形成は継続的プロセスだ。すべてがすでに確立しているということではない。もっと動的なプロセスなのだ。すべてが最初に配置されるわけではない」。ツォウによると、ごく幼い動物では成長した動物より糸球体が少ないのではなく、（通説に反して）多いことが観察できるという。「ちょっとショックだった。当時、もし［一ヵ所に］二個の糸球体が見えれば、それはただのノイズだと考えられていた。そのため私は最初、……勘ちがいだと思った。染色が正しくなかったのだ、と。しかしそれから何度も繰り返し見た。そこで考えた。これは本物にちがいない」

化学的手がかりはない。糸球体の形成に均質性はない。同じ場所に複数の糸球体だ。総合するとこうした観察は、あらかじめ配線された感覚地図形成の概念を真剣に阻んだ。しかし、こうした発達についての印象的な洞察も、嗅覚研究界で広く注目されなかった。研究界はにおいコード化の計算論モデルに重心を移していたのだ。その結果、定型的な表象とケモトピーという不適切な概念が、引き続き嗅球に関する研究の大部分を特徴づけている。

発達メカニズムがないがしろにされた理由は二つあるだろう。第一に、嗅球についての研究の大部分は、成長したマウスの脳組織を調べている。嗅球の成熟した構造は、たしかに定型的に見える。そこでの構造と活動の相関はじつに顕著だ。成熟した嗅球は、軸索がまっすぐ遺伝的に指定された場所に向かっているかのように思える。ファイアスタインによると、まるで「軸索を引き寄せている化学物質があるにちがいないようだ」。第二に、発達の研究がなおざりにされる一般的傾向について、グリーアがこう述べている。「歴史的に、発達の観点から［システムを］追う人はそれほど多くない」。結果的に、嗅球の定型的配列という前提は、疑問視されることがほとんどない。ツォウも同意見だ。「多くの場合、遺伝子操作の中心にいる人たちに神経科学の心得があるわけではない。そのため、発達のことはあまり気にしないのだ」。嗅覚分野の中心的問題は、つねに学際的な分断である。

神経表象の決定因子として、発達は嗅球の配線を理解するのに欠かせない。感覚系のどの部分が生まれつきなのか、それとも発達中の経験で決まるのか、という疑問は、初期の視覚研究でも中心的役割を果たしていた。嗅覚では、糸球体形成は基本的に受容体の遺伝的性質と発達メカニズムに左右される。ツォウも同意した。「詳細にたどり着きさえすれば、嗅覚系はほかのシステムとまったくちがうことがわかる」

たしかに嗅球の発達には変動が見られる。しかし糸球体の最終的な配列では、糸球体の配置は変わらず、においによる活性パターンは安定しているようだ。本章ですでに、種の個々のメンバー全体に安定したパターンがあること、つまり嗅球にはにおい物質それぞれの指紋のようなものがあることを確認しなかっただろうか？

しかしもっと詳しく見ると、成熟した嗅球における位置も機能的活動も、真に定型的ではない。ファイアスタインによると、「注意深く見ると」、糸球体は「正確には同じ場所にはない。嗅球のその領域内で糸球体直径の五倍から八倍ずれている場合もあり、領域によってずれの程度に差があり、領域は限定される」（哺乳類の糸球体の直径は三〇から二〇〇ミクロン）。これはレビュー文献と対照的だ。文献は一般的に嗅球を次のように形容している。

「定型的」、「一定」、「地図のように固定的」、「地図で定義されている」、「地図が定型的」、「定型的に配置されている」、「まさに定型的」、「不変」、「空間的に不変」、「正確」、「ほぼ同一」[28]。

二〇一五年、モンバエルツはこのテーマを再びもち出して問いかけた。「そうした正確な位置は、厳密にどれだけ正確なのか？」[29]。この疑問に対する注目は驚くほど小さかった。モンバエルツ研究室は、答えが糸球体しだいであることを明らかにした。糸球体の位置のばらつきは、一般に報告されているより大きい。さらに、六種類の糸球体をテストする中で、そのばらつきが一様でないこともわかった。位置のばらつきがほかより多い糸球体もある。これを理解する方法のひとつは、糸球体の位置のばらつきが、感覚神経で発現しているさまざまな受容体の同調の全範囲と、何らかの形で関係しているかどうかを見ることだ。受容体の遺伝的性質は、嗅球の包括的な空間的バウプランという考えに終止符を打ち続けている。

グリアはすぐに、定型的機能を通してにおいのコード化を理解することへの別の課題を強調した。それは嗅球の不均一な活動だ。成熟した嗅球における活性化の電気生理学的記録は、局所回路でかなりのばらつきを示した（これについては前に探った）。「どんな糸球体を見ても、その糸球体につながる僧帽細胞が八個ないし一二個くらいある。それらの反応パターンは同じではない。そのため、においを示して、同じ糸球体につながる二個の僧帽細胞を記録していると、一方は反応しても、他方はしないかもしれない。あるいは、反応パターンの時間的特徴がちがうこともありうる」

嗅球内の活動について、回路の電気生理学的研究は糸球体の染色や神経画像法より、もっとかなり不均一なイメージを生み出す。これに関してはばらつきの決定的要因がある——具体的には二つだ。

第一に、嗅球内の活動は動物が目覚めているときと麻酔されているときで異なる。嗅ぐ行為の明らかなちがいに加えて、麻酔されている動物の神経反応には、注意、動機づけ、過去の経験のような、求心性のフィードバックおよびトップダウンの因子はかかわらない。したがってそのような研究は、低次の感覚野から高次の感覚野への線形処理という見せかけのモデルにもとづいている。しかし、嗅球の単位活性に対する過去の経験の重大な影響は無視できない。ナタリー・ボンヴィソらは、長時間（二〇分間）においにさらされたラットの細胞が、二四時間後に活性低減を示すことを実証した。[30] 加えて、訓練されていないラットの活動は、動機づけ因子が変化するにつれて、毎日変化した。[31] 言い換えれば、経験と訓練、動機、その他の意思決定因子が、神経活動を決定するのだ（これが知覚にもつ意味は第9章で探る）。

第二の要因は、単一細胞と細胞集団との記録の相違に関係する。単一細胞の記録は、たいてい麻酔されている動物のもので、においコード化の機能特性を十分に説明できない。そのうえ、集団コード化のほうがにおいコード化を決定する可能性が高い（第8章参照）。こうした電気生理学への遠回りの結果、私たちの嗅球に対する理解、とくに活性の地図の重視は、定着するにはほど遠い。

さらに、糸球体の組織とパターンにおける相対的安定性と相対的不変性は、遺伝的に多様な生物や種には見られないし、同一種の中でも、かごに入れられた実験用マウスのような厳しく管理された生活にはない、多様な経験によって脳が形成される個体には現われないようだ。嗅球地図のように見えるものは、方法の設計や実験室基準の材料管理にもとづいた、実験にともなうアーティファクト（人為的構造）によって押しつけられたのかもしれない。

とりわけ、嗅覚系に対する理解はマウス、ラット、ショウジョウバエのような、遺伝的に同質のモデル動物にもとづいている。[32] ヒトのような遺伝的に異質な生物を調べたら、どうなるのだろう？　クリスチャン・マーゴットはチャールズ・グリーアによる研究を指摘した。[33] この研究によると「ヒトについてはほとんどわかっていなかったという。なぜなら［その知識の］一部は献体された年配者の遺体分析に由来していたからだ。チャールズ・グリーアは若者の糸球体［の物質］を分析し、およそ五五〇〇個の糸球体を発見した」。この発見は予想外だった。以前の推定は、二対一の変換率（七〇〇の糸球体に対して三五〇の受容体遺伝子）にもとづいていた。グリーアの研究は一六対一の比率を示唆したのだ。「大きく異なるものがあることは明白だ。これについて説明できる人はいない」。ただし、そのような膨大な数の糸球体は、嗅覚信号表象のロバスト性〔訳注：環境変化など外部要因に影響されにくいこと〕につながるのかもしれない。

結局、嗅球の周辺部とその活性パターンは、見かけほど安定していて不変というわけではない。嗅球が生み出すのは、あらかじめ配線されたバウプランの表象ではなく、発達過程で教えられた受容体活性の表象である。ファイアスタインはこう推論している。「あなたが動物の遺伝子に対して行なう受容体発現に影響することはほぼ何であれ、嗅球の糸球体組織を変える。私が思うに、嗅球の糸球体組織は何よりも可塑性と可鍛《かたん》性が高く、混乱しやすい。定型ではない。生まれつきではない。くるくる変わるのだ」

地図モデルを超えた刺激の表象

嗅球の配線は既定ではなく、受容体の遺伝的性質は糸球体形成に欠かせない役割を果たす。無秩序に見えるものにも、機能がないわけではない。ケモトピーまたはライノトピーの組織として、または刺激の化学作用にもとづく定型的なオドトピーとして理解されるなら、嗅球はにおい地図を提供しない。したがって、刺激のトポロジーは嗅球でコード化されるものではない。しかし主要な謎は残っている。そんなに構造化が大ざっぱで、発達過程で誘導された配列は、いったい何を伝えるのだろう?

「問題は、何を探すべきか正確にわかっていないことだ」とリードが答えた。「こうした疑問にどう取り組めばいいか、良いモデルがない。私が興味深いと思うのは、これは視覚系と聴覚系にはない疑問や問題であることだ。視覚系や聴覚系はこの種の問題と無縁である。そこからの逃げ道は、嗅球にはある種の『オドトピー的』地図があると主張することだが、それは基本的に嗅球を私たちが知っている二つのモデルに押し込もうすることになる。あるいは、基本的に異なるプロセスを使うのだ、と言わなくてはならない」

解決策は嗅覚を支える計算メカニズムにある、とシェファードは考えた。このプロセスは視覚とは基本的にちがうかもしれないが、同じようにあまり理解されていない視覚系の顔認識という特性コード化メカニズムにもとづいている。「私が思うに、新しい顔認識のテクノロジーは最終的に、不規則な嗅糸球体パターンの正確な定量的特性評価にとって、大きな意味合いをもつ――これもまた、嗅覚が主流の科学とテクノロジーから恩恵を受けうることの例である」

顔はにおいと同様、図形や一般的な形状類のような単純な構造では定義されない（されるのなら、私たちはみな画家になるだろう）。顔がそれほど魅力的な理由は、一般的パターンの中の個性によって認識されることにある。シェファードの提案に訴える力があるのは、におい知覚の決定的な特性、つまり、とくに文脈中でのその弁別性のおかげである。シェファードは、顔認識との類推で嗅球内の活動が解明されるだろうと確信していた。「その予測は、新しい顔認識のテクノロジーかそれに似たものを、糸球体活性パターンの認識に応用すれば、現実になるだろう」。地図形成の概念を確保せずとも、シェファードの計算比較は正しいとわかるかもしれない。

におい認識における不規則な化学トポロジーを含めて、刺激が予測不可能であることは、必ずしも規則性がないからモデル化できないことを意味するわけではない。ただ、モデル化に対する異なる見地を必要とするのだ。何が計算されるか、ひいては表象されるかを、考え直す必要がある。

嗅覚が「自然に」遭遇するものの特徴は、環境にあって感覚系と相互作用する化学刺激の予測不可能性である。これに対し、コーネル大学心理学部のトマス・クレランドは、嗅球が表象するのは化学的分類ではなく、化学的環境だと述べている。もっと正確には、嗅球は変化するにおい環境の統計データをたどっている。[34] 嗅球内の活動は、化学的環境の統計データを表現するのかもしれない。

そのような「機能トポロジー」に必要なのは、システムの配線における十分な柔軟性と可塑性であって、（視覚の場合のような）解剖学的近接ではない。具体的には、入力の頻度と可変性について学ぶために最適化された設定である。この設定は、受容体の遺伝的性質と抑制という、嗅覚系の重要な二つの特性にもとづいている。

受容体の遺伝的性質は、受容体タイプの同調と同調範囲を用いて、化学的環境の統計データを追跡するのに欠かせない（受容体の遺伝的性質が受容体結合におけるリガンド親和性と結びつくことを思い出してほしい）。特定のにおい物質に対する活性パターンのまだらな重複が、これで説明できるかもしれない。嗅球の空間構成が表現するのは、刺激トポロジーではなく同調範囲の大ざっぱな表象なのだ。

嗅球内の繊細な微小回路による抑制処理が、ここでコントラスト強調の役割を果たし、似たような刺激の弁別を制御する。ニューロン間の微小回路機構におけるにおい信号の局所処理は、空間パターンを調整して精緻化するだけではない。注目すべきことに、そこで生じる時間的特徴は、とくに化学的に似たにおい物質や、活性パターンが重複する異なる刺激と比較して、特定の嗅覚信号の境界を定め、さらにその信号を区別する。したがって、時間的コード化の原理がにおいの認識と分類をどう補強するのかが、第8章のテーマである。

システム論的観点から、においの神経表象は化学トポロジーで決まるのではなく、環境分類の表現であると結論づけられる。結局、テリー・アクリーがこう言った。「脳はドイツ人化学者ではないのだ！」（シエファードはすぐに切り返した。「しかしドイツ人化学者の脳はそうだ」）。神経表象は生体と環境特性の相互作用に左右される。このことは、そうした特性をシステムの状態にもとづいてモデル化することの必要性も示唆している。結果的に、そして本章で話してきたシステムの配線に対する受容体中心の見方を受けて、次の疑問では中央処理に取り組まなくてはならない。脳はどうやって、刺激の相互作用における環境の規則性を追跡し、記憶することを学ぶのだろう？

第8章　におい地図から、におい測定へ

脳は果てしない葛藤を抱えて生きていることを考えよう。脳が「欲するもの」と「必要とするもの」はちがうようだ。脳は探知犬のように、つねに情報を探し回る。関連する情報、あるいは新しい情報を環境に探し求めながら、変化する身体的・精神的状態に対して、つねに適応したり反応したりしている（空腹なときや不機嫌なときは世界がちがって見えるだろう）。同時に、脳は安定を欲する。自分が何をしているか、というかもっと正確には、現在進行形で外界から伝わってくる信号のカオスの根底に、どんな種類の秩序があるのか、知りたがる。脳はこの過剰なデータに対処するのに、予想される規則性にもとづいて予測する。そこで特定の感覚特性を学習して記憶し、知覚で分類するための重要な条件をつくるのは、（以前の経験からの情報にもとづいた）トップダウン効果である。[1]

ジョン・マッギャンは、これが脳の働き方だと確信しているようだった。「脳はそこにあるものについて、賢く推測している。それが現実かどうかを確認するために、たまに入力をちらっと見ているだけだ。そもそも、見るべき独立した信頼できる純粋にボトムアップの信号など、ないのかもしれないと私は思う。『これが推測だ。合っている？　もしちがったら調整しよう』ということだ」

脳を予測マシンとする考えは新しくない。一九世紀にヘルマン・フォン・ヘルムホルツが同様の考えを

提唱した。一九五〇年にはエリック・フォン・ホルストとホルスト・ミッテルシュテットが、ロジャー・スペリーと同時に、視覚における「遠心性コピー」（または随伴発射）の予測効果について述べている。[2]

簡単なテストでこの考えを実証できる。人差し指を眼の前に立てて、それを見てほしい。そして指を横に、左、右、左、右という具合に動かし始める。動いている指を眼で追いかけよう。あるスピードになると、眼で指を追い続けるのが難しくなり、動いている指の視像がぼやける。そこで指を静止させ、その一方で頭を左、右、左、右と振り始める。すると指の視像はぼやけず、比較的安定したままになる。

何が起こるのかというと、脳は視覚系が求める予想運動行動の内部コピーをつくるのだ。これには二つの予測プロセスがかかわる。第一に、動いている指を眼が追うとき、網膜は外部の物体の動きを追いかける（外因性感覚入力）。ある時点で、網膜の動きが遅すぎて指のスピードについていけなくなり、その結果、指の視像はぼやける。それに対して、視線を指に固定しながら首を振ると、脳は止まっている指に視線が定まるよう、眼の適切な動きを予想する（再帰性感覚入力）。結果的に、知覚処理で網膜の動きが頭の動きのスピードになる。この記憶機能は運動系を感覚の規則性につなぐ――眼が（どこにあるかではなく）どこにあるはずかについての経験にもとづく推測だ。テリー・アクリーはうなずいた。「思い出してほしい。脳が体から進化したのであって、その逆ではない」

順モデル〔訳注：脳から送信される運動指令の遠心性コピーから運動結果を予測するモデル〕のおかげで脳は運動信号を眼に送り、静止している環境との関係で動きを補うことができる。正確さとスピードのトレードオフだ。単純な（正確である必要はなく、ただ「十分に良い」）モデルをつくることによって、脳は対処しなくてはならない信号伝達量を減らす。自己誘導信号は外部入力の信号と区別される。脳は刺激のノイズを減らして、入ってくる情報の処理を自己生成信号によって安定させることで、自身の「認知的負荷」を減らすのだ（このメカニズムはヒトだけのものではなく、ハエ、魚、ゴキブリ、コオロギにも備わっている）。

認知神経科学と哲学における最近の研究が、この考えに飛びついた。予測メカニズムはおもに視覚で研究されたが、聴覚でも行なわれている。一方、ほとんどのモデルは予測脳に対して計算論の角度からアプローチしており、ウェットラボ研究での細胞機構とのつながりが不十分だ。

嗅覚はこの隙間を埋められる。(3)

カオスな世界に対処する柔軟なシステム

鼻の予測力に関する体系的研究はわずかである。初期の例外はカリフォルニア大学バークレー校のウォルター・フリーマンだった。一九八〇年代、彼が提唱した嗅覚処理の非線形動的モデルは、予測する脳に関する現在の考えに通じる。(4)フリーマンは、嗅球のような脳領域は一連の定常状態を呈すると仮定した。それは神経活動の平衡であり、望ましい状態として「アトラクター（引きつけるもの）」のほうに引かれる。嗅覚で受容性の定常状態を決定するのは呼気と吸気であり、（呼気後半から吸気前半で）外部刺激からの情報のほうに、または（呼気で）領域内の神経活動における情報統合のほうに引かれる。この一定の活動を背景に、におい刺激は知っているものとして認識されるか、新しいものとして学習される可能性がある。既知のにおいは定着した時空間的特徴を引き出す。未知のにおいはまずカオスな活動を起こし、そのあと将来的に思い出すための独自の時空間的特徴を獲得する。ここでのカオスは、脳が新しいにおいをすでに知っているものの特徴と混同しないように学習するための条件である。

フリーマンのモデルは、においの神経表象を予想したという点で時代の先を行っていた。彼は嗅球全体の活動がにおい認知に関与していると示唆した。

時空間パターンは「においの表象」ではなかった。なぜなら、同じにおいが異なる活動パターンを獲得する可能性もあったからだ。このパターンは、動物（フリーマンの研究ではウサギ）の特定の背景状態だけでなく、嗅覚刺激に関連する行動にも左右される。認知科学者のアントニー・ケメロが例を挙げた。「つまり、ウサギが特定の行動（たとえば唾液を出す）と特定のにおい（たとえばニンジン）を結びつけることを学んだなら、嗅球全体で特徴的な活性パターンを確実に生み出すだろう。しかし異なる行動（たとえば縮こまる）がニンジンのにおいと同時に起こることを教えられたら、異なる活性パターンをつくるだろう。したがって、［フリーマンと同僚のクリスティン・スカーダによると］活性化のパターンは『ニンジン』の表象ではありえない[5]」

フリーマンは表象を決まった図式やテンプレートの神経相関とする考えを退けた。彼は神経活動の特徴を、脳が刺激と反応の関連を学ぶ方法として理解していた。同じ刺激が、（さまざまな行動にかかわる、あるいはクロスモーダルな手がかりと組み合わさる）意思決定の状況しだいで、複数の特徴的パターンに関与することがありうる。

フリーマンのもとで大学院生だったレスリー・ケイは、非線形動態の考えについて、こう述べている。「たしかに良い比喩だ。システムはカオス系であるかのように働く」。しかし「閉鎖系ではないので、それを証明することはできない」。それでも、その効果を研究することはできる、とケイは言った。「ウォルターは、においの関連性を変えれば、パターンが変わることを示した。そのパターンが変わるだけでなく、ほかのにおいにまつわるほかのパターンも変わる。何かを学ぶたびに、嗅球のネットワークが再配列される」。彼女はこの効果を自分の研究でも発見している[6]。「私たちは研究したい振動や脳活動を誘発するために行動を利用していた。動物の訓練を容易にするために、課題をほんの少し調整すると、脳による物事のやり方が変わる。順序は同じで、相対的タイミングもだいたい同じだ。予測可能である。しかしこうした物事はいたるところで振れ幅があって、課題によってかなり左右される。動物はいくつの課題を知っているのか、どのにおいを嗅いでいるのか、学習のどの段階にいるのか、学習しているのは最初のにおいセットか、それとも次のにおいセットなのか、という具合だ」

嗅覚は、環境への出現も構造変更も予測できない、ひどく不規則な刺激にさらされるタスク駆動型のシステムである。脳はどうして、そのようなカオスな世界に対処する柔軟なふるまいができるのかは、最近の認知神経科学における予測の概念のとらえ方に影響している。では、予測する脳を支える具体的な細胞機構について、嗅覚は何を明らかにできるのだろう?

世界を測定する

少しの間、あなたは脳が経験するとおりに世界を経験すると想像しよう。脳と同じように、あなたは鼻の中で起きていること以外、においの正体を知ることはできない。あなたに「見える」(もっと適切な言葉がないので)のは、受容体層からの信号と、いくつかの処理段階にわたる神経活動だ。信号がいつ、どれくらい速く、どんな順序で生じるかのほうが、どこで生じるかよりも根本的なのかもしれない。それでものの見え方が変わる。私たちは確かなテンプレートとしてにおいに固執するのではなく、嗅覚信号がにおいに計算され、ある程度規則的な知覚パターンにカテゴリー化されるための、神経系の原理を考慮するべきなのだ。これまでの章で見てきたように、嗅覚処理は、化学的環境にある予測不能で変化する情報をどれだけ知っているか、それがどれだけ新しいか、その度数の評価である。本章では、脳がにおいに取り組むには、測定マシンのようなものが必要であることを論じる。

予測するとき、脳は何をするのか？　さまざまな次元で、環境と自分自身との関係を測定する。たとえば、自分は何かからどれだけ近いのか、または遠いのか？　それは動くのか、速く動くのか、それともゆっくり動くのか？　時間とともに質は変わるのか、それとも比較的安定したままなのか？　害になりそうか、それとも心地よさそうか？　等々。これらは物体や環境そのものに本来備わっている特性ではなく、むしろ、知覚している生体にとっての、入力に関する判断を示している（第3〜5章参照）。したがって混合物コード化のメカニズムには、変わりやすい行動状況に入ってくる不規則な刺激信号の柔軟な統合と分類が必要だ。

この考えは、においの意味が固定的な神経表象によって表象される、定型的な地図に合致しない。受容体の挙動に誘発されて混合物をコード化する神経活動は、明快な刺激反応地図を提供しない。嗅覚刺激は加法尺度ではとらえられない。なぜならそのコード化と計算は——嗅球でも、さらには嗅覚皮質でも——足し算ではないからだ。

代わりに、ここでの重要な仮説はこうだ。嗅覚信号伝達は、トップダウンプロセスの予測効果による情報にもとづいて、環境内の変化する信号の比率を測定することである。比率として（第6章に初出の考え）、においは信号の組み合わせと大きさの解釈である。

環境を測定するために、脳は入ってくる信号を構造化し測定する方法を必要とする。それには、いくつかの処理段階にわたる数種類のメカニズムがかかわる可能性がある。末梢では、何らかの背景に照らしたときの化学環境の変化を評価するために、選択的適応がシステム較正の役割を果たすことを、本書で見てきた。中央処理のレベルでは、脳の測定活動は空間地図を必要としない。ただし、ある種の課題のために、あるいは適切な例においては、そういう地図をつくって利用するかもしれない。嗅覚では、刺激情報が最初にいくつかの断片に分解されて、それが次に組み合わされ、比較検討されて、総合的な感覚印象をつくることがわかっている。次に、嗅覚信号のこの広範な分布と複数の並行処理への統合を、構造化して統制する中央処理の正確なメカニズムに着目していこう。

においコード化にはきわめて動的なフォーマットがある。嗅覚系は同じ刺激に複数の意味を割り当てることができる。フリーマンのほかに、フランクフルトにあるマックス・プランク研究所の神経科学者ジル・ローランも、これをにおいコード化のモデル化に欠かせない特性と考え、離散的なケモトピー表象ではなく、ネットワークモデルを支持している。さまざまな意思決定場面において多次元信号をコード化するために、システムは二つの基本プロセスを用いる。拡張コード化空間の形成と、神経信号の広い分散だ。[7]

第一に、嗅覚におけるコード化空間は実際にかなり大きい。これまでの章で、化学的刺激は（1）まず受容体層で組み合わせコード化によって分解され（第6章参照）、（2）さらに嗅球の微小回路での抑制と興奮の動態によって脱相関化〔訳注：刺激によって活性化する神経細胞が活性化していない部分と区別されるように活動パターンが変化する〕される（第7章参照）ことを見てきた。脱相関化は基本的に時間的プロセスであり、介在ニューロンの分子機構で局所処理によって構築される。脱相関化された嗅覚信号それぞれが時間的特徴を明示し、そのおかげで信号は同様の同期した状態にある信号とペアを組むことができる（このプロセスを補強する細胞機構は、このあとすぐに取り上げる）。嗅球内の時空間活動は、においの固定的な表象ではなく、このように動的コード化空間の表現と見るべきである。なぜならにおい物質にはさまざまな意味が、ひいてはパターンが、与えられうるからだ。

第二に、脱相関化された信号は次に嗅覚皮質に広く分散され、まばらになる。その広い分布のおかげで嗅覚信号は、近隣の皮質領野における並行プロセスと統合・同期されることができる（クロスモーダルや視覚その他の刺激とタイムリーに組み合わさることができる）。ここでのまばらなコード化は、多次元刺激の複雑な神経パターンにおける重複を減らす。具体的には、まばらなパターンのおかげで、（フリーマンのウサギの場合のように）特定の嗅覚信号と明確な意味やさまざまな条件付き行動反応との多面的つながりが、迅速かつ一時的に形成できる。神経レベルで信号が細かすぎると、ほかの信号との接続性が――そしてのちに思い出すときの面倒な作業が――非常にややこしくなる。まばらなコードは詳しくはないかもしれないが、処理と認識がすばやく行なわれる（この仮説は、複雑なにおいイメージを「ゲシュタルト」として分析することは成分の分解能に制限されるとする、レイン限界と顕著に共鳴する。第6章と第9章を参照）。

においイメージの動的計算のカギを握るのは、地図形成のようなパターンではなく、時間的処理である。したがって、脳がどうやって変動する情報の断片を理解するかをたとえるには、マッピングされた投射の考えより測定のほうが適切である。

測定の考えは表象の概念も変える。脳が生み出すのは、（パターンXはにおいXを表わすという）対象の固定的パターンではなく、（特徴Xは知覚・反応状態Xを示すために形成されるという）入力情報をほかの反応と結びつける動的にコード化された特徴である。

嗅覚脳が入力を受け取って、こんなふうに働くこと、つまり化学的環境の変わりやすい組成を表象しマッピングするのでなく、そのサンプルを抽出して測定することを可能にするのは、どんな種類の神経構築と細胞機構なのか？　嗅球および皮質と近隣の皮質領域の広範な接続性が、洞察の手がかりとなる。嗅覚皮質はいくつかの領野の集まりだ。僧帽細胞の大部分が嗅球を梨状皮質につなげる。一次嗅覚皮質の最大の領域だ。その構造がにおい信号の広い分散を促進する。

エニグママシン

嗅覚皮質に入ることは、組み合わせで活性化する神経発火が広く分布する場所に、足を踏み入れるようなものだ。「ドイツ人が使っていた暗号機の名前は何だった?」とアクリーは笑った。「エニグマだ！　あなたはエニグママシンで入力を処理している。情報はそこにあるが、入力による偏りはない。入力の構造からは情報が何であるかわからないし、出力から情報の構造がどうであるかもわからない。だからこそエニグマは優れた暗号機械だったのだが、それを解読するためのメカニズムもあったはずだ」。彼はワクワクしているように見えた。「ある意味で、嗅球と梨状皮質のつながりはエニグママシンだ」。エニグマは出力の記述的説明によって解かれたのでもなければ、メッセージそれぞれのコードがあったわけでもない。入力と出力に明らかな一致はなかった。エニグマを解読するには、そのメカニズムで作動する暗号原理の解読が必要だった。同じ考えが、嗅覚脳と、それがどうやって分子の断片をその比率によって心的イメージに置き換えるかにも当てはまる。

梨状皮質は出力との接続が盛んな情報拠点である。海馬（記憶）、扁桃体（サリエンシー、感情、回避）、眼窩前頭皮質（意思決定）、嗅内皮質（経時的なナビゲーションと知覚）、鼻周囲皮質（クロスモーダルな統合）など、ありとあらゆるクロスモーダルや認知の機能にかかわる、たくさんの近隣の皮質領野に信号を送る。梨状皮質はこれらの領域に投射を送るだけではなく、逆に近隣から安定したフィードバックも受け取る。

コード化装置としての嗅覚皮質は、情報をごちゃ混ぜにする。糸球体層のように別々の神経クラスターを形成するのではなく、嗅球から投射される僧帽細胞の軸索は、遠く、広く、ランダムに広がり、嗅覚皮質と近隣領野の五大皮質領域に到達する。「扁桃体のように、空間的秩序を維持する領域もある」とリチャード・アクセルが説明した。そうでない領域もある。「一次感覚皮質を見れば、この秩序が消えているのがわかる。すべてのにおいが分散する表象を活性化するが、表象は互いにかみ合っていて、においごとに異なる。所与のにおいは、異なる脳の……そしてあなた自身の脳の両側の、異なる表象を活性化するのだ」。そのため、(甘いアニスのにおいがする)2－メトキシベンズアルデヒドに反応するあなたの梨状皮質のパターンは、あなたの恋人のそれとちがうだけでなく、あなた自身の脳の右半球の活動は左半球とさえちがうように見える。

梨状皮質は、においオブジェクト形成のきわめて重要な領野と考えられていた。そこでさまざまな嗅覚領域からの信号の大半が、におい知覚の神経相関へと統合される。しかし梨状皮質は明白な秩序を生まない。[8] 二〇一一年、ダラ・ソスルスキーはリチャード・アクセルおよびサンディープ・ロバート・ダッタ(以前はコロンビア大学、現在ハーヴァード大学)とともに、嗅球から梨状皮質への僧帽細胞の投射を追った。[9] 彼らは最も近い軸索および、ほかのもっと遠い軸索への軸索信号を見つけるために、糸球体を支配する僧帽細胞に神経追跡子(TMPテキストラン)を注入した。皮質レベルでは、情報が広く不規則に分散して表示される[10](図8・1)。

嗅球での整然としたクラスター化が感覚皮質で捨て去られるのを見ると困惑する。かつてアクセルの研究室にいたレスリー・ヴォスホールはこう言っている。「アクセルの梨状皮質に関する研究について、人びとが気をもんでいるのを感じた。何かがランダムで柔軟であることを証明するのは難しいからだ。しかし私はその研究に心底ほっとした。なぜなら、調べるシナプスすべてが一対一のマッピングなら、結果が

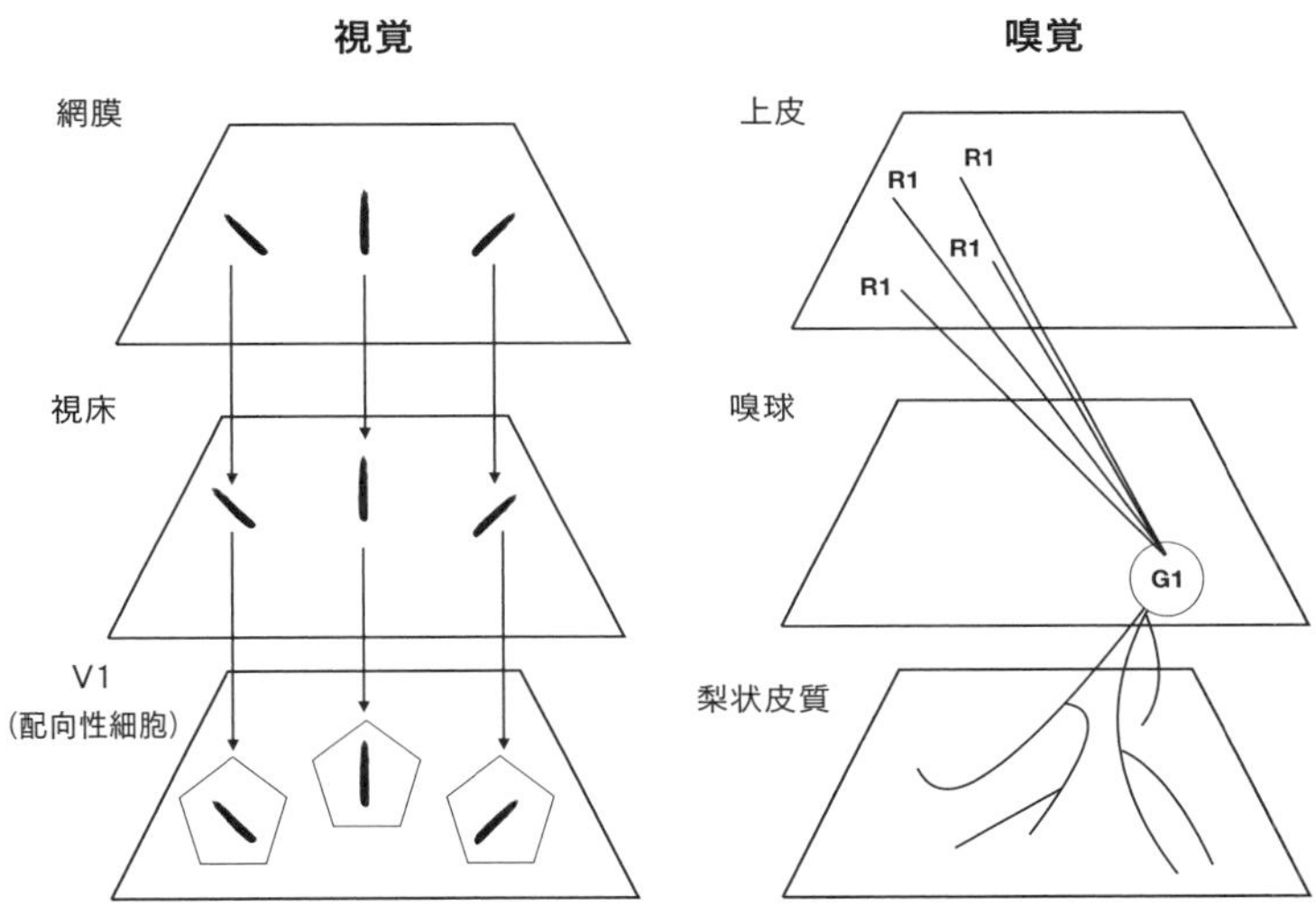

図 8.1 視覚と嗅覚での信号投射比較。左：網膜部位組織は網膜から視床経由で一次視覚野（V1）へ信号が地図を形成するように投射している。右：嗅上皮層における空間的に分散している受容体の活性。活性化信号は集められ、嗅球で空間的に不連続のクラスター（糸球体）へとまとめられたあと、梨状皮質のさまざまな領域に分散する。出典：© Ann-Sophie Barwich

出ないだろうとさえ感じていたからだ。ある時点で、こうした神経パターンから意味を抽象しなくてはならない。それは前に嗅いだことのない何かを知覚できるように柔軟でなくてはならない。それに言葉を当てはめられないかもしれないが、それを感知できる。経験と重ね合わされなくてはならない。だから私は、梨状皮質での柔軟なコード化はすばらしい結果だと思った！」

脳が表現するのは分子ではなく、所与の状況で抽出され検討された一時的な情報パターンであり、そこには無数の分子配列に対応する化学的分類の多層基盤はない。

しかしマシュー・ロジャーズは、もっと良いツールを使えば、何らかの地図が現われるかもしれないと注意を促した。私たちは梨状皮質の「一〇パーセント、一五パーセント、最大で二〇パーセントしか見ていない。いまあるツールですべては見えない。誰かが梨状皮質全体、完全三次元の全体像を示せるまで、ケモトピー地図は嗅球より先にはないという考えを、私は保留にしておくつもりだ」。彼はこうつけ加えた。「その証拠がまったくない、またはごくわずかであることはわかっている。はっきり言って、地図はないと私も思う。ただもっと大きい問題を提起している。いまあるツールと技術で最善の情報を手に入れようとするのだ」

エイヴリー・ギルバートによると、何らかの隠れた地図でさえ、視覚系の特性にもとづいてモデル化されているかぎり、においコード化の説明には不十分に思えるという。これまでの章で見てきたとおり、嗅覚はその図式に当てはまらない。「嗅覚はあらゆる意味で視覚の皮質マッピングのようにはいかないと私は思う。可視光の色、境界検知、色彩恒常性――こういうものはすべて場所を突き止められる。それはシステムの隠れた配管レベルにあり、まったく異なるレベルだ。私たちは生物学的、神経学的に不変の視覚要素をうまく見つけたと思う。嗅覚の不変の要素はすべて、ひどく末梢的だと思う」

アクセルが言うには、視覚系も地図に単純化することはできない。高いレベルの視覚は地図を見限る。「たとえば物体認識の問題を解決するのに地図を使い続けているという考え――これは視覚が実際にしなくてはならないことに比べると、かなり単純な問題だ。つまり空間的秩序を捨てて、ランダムな入力を使うことになる」。脳は遭遇する物体すべてを表象することはできない。ある時点で、もっと抽象的なレベルで働く。「構造はあるということだが、視覚は最終的に再びランダムな入力に行き着くことになると思う」。彼はこうつけ加えた。「このランダム性の考えは、ほかの感覚の後期でも見られることになる。私が感じるところでは、美しい地図的な構成をもつほかの領域も、脳の高次の位置に移ると、すぐにそれを捨て去っている」

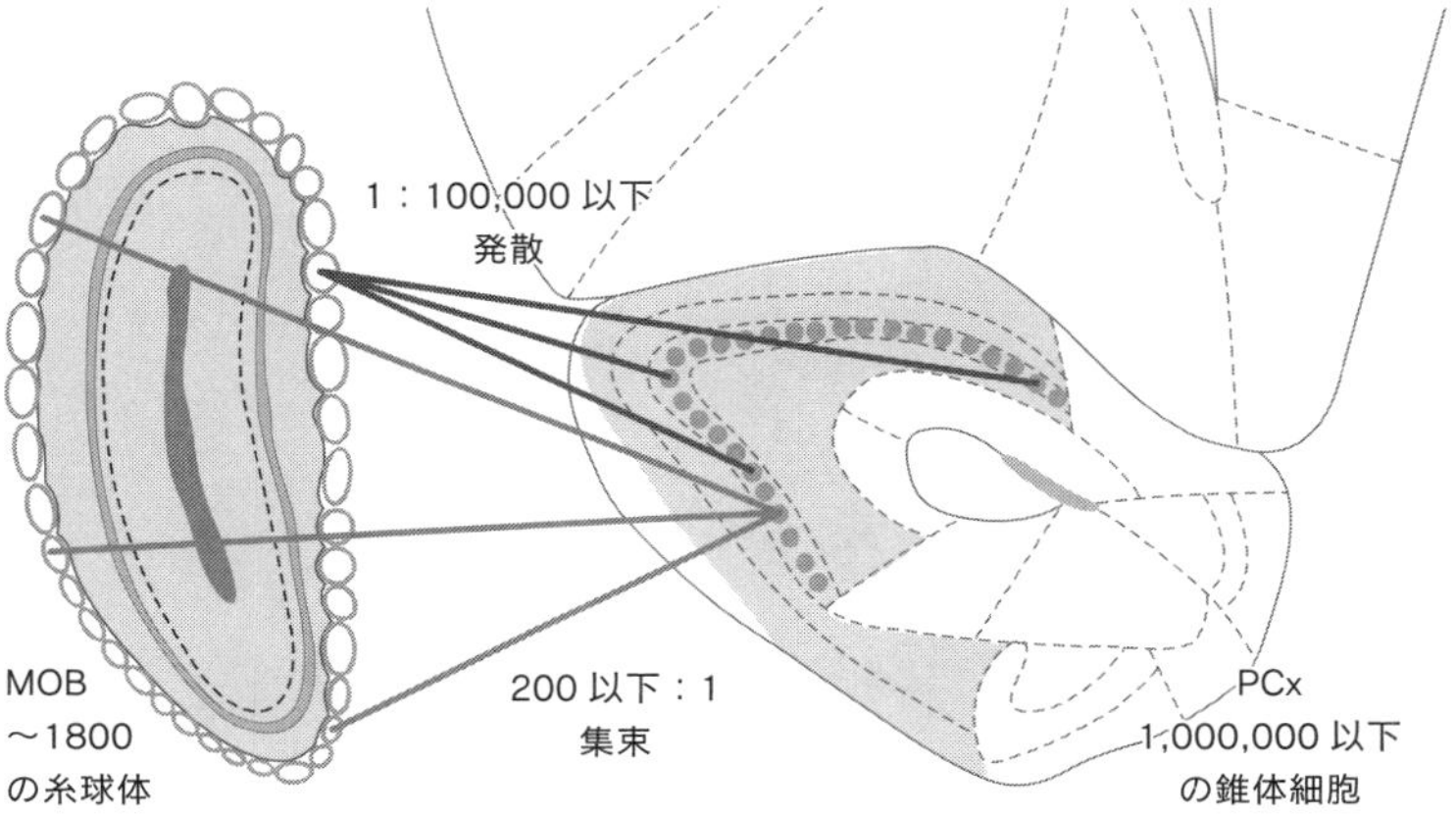

図 8.2　主嗅球（MOB）と梨状皮質（PCx）間の信号の混乱が、信号の集束と発散を示している。出典：M. I. Vicente and Z. F. Mainen, "Convergence in the Piriform Cortex," *Neuron* 70, no. 1 (2011)：1–2, fig. 1.

嗅覚はほかの感覚における高次の処理にとって理想的なモデルになる。より高次の脳の統合は、理解が難しいことで知られる。その信号伝達は地図を形成するのではなく、一見したところランダムで、自己連合的だ。まさに嗅覚系の場合と似ている。

最新のモデルは、梨状皮質を自己連合的構造として表現している（これにはルイス・ハバーリー、ドナルド・ウィルソン、ケヴィン・フランクス、内田直滋、フィリップ・リトードン、ジェフリー・アイザックソンらによる研究が含まれる）[11]。自己連合的とは、梨状皮質と周辺領域とが相互作用し交差接続する処理を指す。梨状皮質の活動の大部分を特徴づけるのはフィードバックであり、それが情報を磨いたり、抑制したり、強化したりする。これには、梨状皮質とより高次の皮質領域とのフィードバックプロセスだけでなく、梨状皮質から嗅球へのフィードバックも含まれる。図8・2を見てほしい。嗅球と梨状皮質の間で起こることは、再度「信号の混乱」として、とても鮮やかに表現される――今回は秩序が回復することはない。投射が梨状皮質のある領域に集中することがわかる糸球体もあれば（信号の集束）、投射がさまよって、まったく異なる領域に分散する糸球体もある（信号の発散）[12]。未解決の問題は、これが遺伝的因子、おそらく受容体の異なる同調範囲と、関係しているかどうかである。アクセルはそのような互いにかみ合う接続性の意味を、こう説明した。「私たちの研究室の実験だけでなく、ほかの人たちの実験でも、一次感覚皮質の所与のニューロンが、こうした糸球体のいくつかから入力を受け取ることが示された。しかし受け取る入力にも秩序がない。感覚皮質の所与のニューロンは、ランダムな糸球体の組み合わせから入力を受け取るのだ」

アクセルはこう強調した。「もしそのとおりなら、所与のにおいは個体によって異なる表象を活性化するはずであり、そうした表象に［本質的な］価値はないという意味合いになる。生体にとって固有の意味はありえないのだ。そして、こうした表象に意味をもたせるには、より高次の脳の連結が必要である。私たちが行なったたくさんの実験は、この不可解な観察結果が実際に正しいことを示しているようだ」

梨状皮質における入力の活動は、分配され、ばらまかれる。そして個体や時間因子と関係している。ヴォスホールは言う。「梨状皮質は、決まった場所や固有性のない情報を表示する、消去可能な読み書き論理マシンだという考えが、私は好きだ。しかしそれがどう読まれるのかはわからない。誰にもわからないと思う。しかし私にとって重要に思えるのは……最悪なのは、四〇〇の糸球体を選んで、そのあと梨状皮質に描かれる四〇〇の糸球体の地図が、らせんか立方体の幾何学的配置になることだ。なにしろ、それでは知覚の問題は解決されない。パターンを押しつけ始めると、情報のコード化が足りない」

このランダム性は機能的だ。情報は無数の断片に分けられて、さまざまに並べ替えられることによって、比較され、分類される。こうして嗅覚系は、さまざまな環境の組み合わせで異なる意味をもたらす刺激に対して、きわめて柔軟な反応を助長する。意味を当てはめるようにエニグママシンを統制するメカニズムは二つある。予測効果をつくるトップダウンのプロセスと、入力の比率を構造化する時間的コード化だ。

出力パターンの重要性

ひょっとするとリバースエンジニアリングをするべき時かもしれない。ドンジン・ツォウは、ここで入力パターンよりむしろ出力パターンを見ることを勧めた。「私が興味をもっているのは、梨状皮質の出力だ。梨状皮質の出力はおそらく、人びとが考えるほど混乱してはいない。たとえば、新しいタイプの集束のような、なんらかの構造があるのかもしれない」

二〇一四年、スチュアート・ファイアスタインとフレッド・チェンは、問題を逆転させることによって梨状皮質を調べた[13]。何のための信号かを問う（つまり、遠心性の結合をたどる）かわりに、信号がどこから来るのかに目を向けた（つまり、求心性の結合をたどった）。具体的には、眼窩前頭皮質内の二つの高レベル領域（無顆粒島《とう》皮質と外側眼窩前頭皮質）から梨状皮質にもどって、投射を追いかけたのだ。彼らは幸運だった。ファイアスタインの研究室は、ほとんど重複しない地図的配列のある、二つのはっきりした神経集団を発見した。これは、トップダウン組織を示している。梨状皮質内の信号は、より高次の皮質領域からのフィードバック結合によって制御されているのだ。

ツォウはこう説明している。「これらの細胞は入り交じっているが、別々の領域に投射する。そのことは、梨状皮質の出力という観点から、何らかのレベルの再組織化があることを示唆するようになる」。しかし結果は決定的ではない。「問題は、梨状皮質が大きいことだ。梨状皮質が投射する領域はほかにもたくさんある。そのことはきちんと研究されていない」

何らかの方法で、トップダウン効果が嗅覚信号の統合を決定する。梨状皮質の信号は出力によって構造化される。アレクサンダー・フライシュマンの研究室による二〇一七年の研究は、梨状皮質の神経サブネットワークと時間パターンをたどっており、この見方を強めた。[14] こうした研究はまだ緒についたばかりだが、すでに新しいモデルの方向を指し示している。

連結性がカギである。梨状皮質における深い連合ネットワークのおかげで、嗅覚信号の広範な分散と近隣のプロセスとの即時統合が可能になる。嗅覚信号が何を意味するかは、入力の系統化よりも並行プロセスへの関与によって決まるのかもしれない。嗅覚皮質の中心では無数の組み合わせ、連結、交差活性化がつねに起きており、そこでの神経表象が根本的にプロセスであることがわかる。梨状皮質は、トップダウンの連結の活動によって情報を与えられ、柔軟な信号伝達活動の指標を提供する。脳の視点からすると、明白な空間的秩序がないなか、脳の主要な仕事は、信号の存在と強さ、連合作用、そして順序を計算することだ。トップダウンのプロセスが信号の統合を決定し、においのカテゴリー化を経験、予測、そしてクロスモーダルな効果につなげる。

これは脳が情報を選択し、その優先順位をつけることによって、環境を測定するやり方についての話の半分だ。もう半分は、入力の調節にかかわる。出現の順序、つまり信号伝達パターンの時系列は、入力をサリエンシー、なじみ深さ、あるいは新しさの観点から比較検討するために、ほかの信号との連合作用や統合を決定する因子である。においの信号の時間的コード化を支配するメカニズムは二つある。受容体レベルでの優先コード化と、神経レベルでの集団コード化だ。

におい受容体での優先コード化

受容体での優先コード化という考えは、においの正体が受容体の選択的な活性化で決まると想定している。最初に、すべてではなく一部の受容体セットだけが所与の濃度で刺激に反応し、脳がどんな入力を嗅上皮から受け取るかを決める。時間的コード化によるにおいの説明は、一九九〇年代半ばのジョン・ホップフィールドによる、嗅覚にもある潜時効果の研究に端を発した[15]（潜時とは、刺激にさらされてから反応までの間隔を指す）。ニューヨーク大学の神経科学者で物理学の素養もあるドミトリー・リンバーグは、この考えを受容体の計算モデルに発展させた[16]「優先コード化の考えは、二年前に私たちの研究室で生まれた」と彼は言った。「実際にはきわめて単純な考えだ――受容体は感度順に整理できる。感度が強い、感度がそれほどでもない、そして非常に弱い受容体である。基本的にそれが脳に見えるものだ」

受容体のパターンは濃度が増えるにつれて変わる。リンバーグは同じにおいでも濃度が異なる場合の仮想上の受容体コードを記述している。たとえば、低濃度のにおいは受容体の小集団｛R1、R2｝を活性化する。このにおいが中程度の濃度で与えられると、さらなる受容体が活性化し、拡張集団｛R1、R2、R3、R4｝を形成する。そして高濃度のにおいには、さらなる受容体｛R1、R2、R3、R4、R5、R6｝が反応する。

混合物の認識はこのモデルに自然に当てはまると、リンバーグは説明した。一部の受容体は、嗅上皮がにおい物質の組み合わせにさらされると抑制され、結果として混合物にとっての優先セットを変える。そのため、上皮に混合物ABを示して活性化する受容体の優先セット｛R1、R2、R3、R4、R5、R6｝を見ると、個別のにおい物質の優先セット、Aの｛R1、R3、R5、R7｝、Bの｛R2、R4、R6｝とは異なる。

この観点からすると、におい信号の正体の相違は優先セットのちがいとよく似ている。優先セットは、刺激の濃度の差異だけでなく、単分子のにおいと混合物でも異なる。アクリーの「ポテトチップス」イメージのような混合物知覚における組成の影響は、具体的に説明がつく。特定の比率が特定の優先セットを活性化するのだ。個々のにおい物質（メタンチオール、メチオナール、2－エチル－3，5－ジメチルピラジン）は、混合物とは異なる優先コードを示す。さらに優先コードは、そのような混合物の成分比率が異なればちがってくる。

ロジャーズは、この考えはシステム論の見地から妥当だと考えた。「ドミトリーが最前線にもち込んだ時間的な優先についての疑問は、じつに興味深い。前提は、特定の分子に最も感度の高い受容体は、知覚出力と直接的に相関しているものだということ」。においコード化に関して新しい疑問が生じる。ロジャーズによると、「二〇種類かそこらの受容体があって、ひとつ『最適のもの』があるとする優先コード化の場合――ほかの一九の受容体についてシステムは何をしているのか？　それらの受容体はなぜあるのか？　何をするのか？」。ロジャーズの言葉でファイアスタインの抑制効果が思い出される（第6章参照）。「コードを変える拮抗薬があったのだ。これがどれだけ起こるかは注目に値する。私の説は、システムに組み込まれた冗長性がある、ということだ。そのため、最適の受容体が活性化していなくても――理由は何にせよ、ひょっとすると混合物に拮抗薬が入っているからかもしれないが――ある程度はにおいを知覚できる」。それは、「受容体活性化の複数のチャンネルが、同じ知覚につながりうるということだ。これが私の言う冗長性である。混合物コード化にまつわる受容体の活動は大きな謎である」

リンバーグは自分のモデルが純粋に計算論的であることをはっきりさせた。成分の生物学的特性には左右されない。「優先コード化モデルの美しさは、こうした因子に必ずしも左右されないことだ」。この考え方は万人に共通ではない。レスリー・ケイは、優先コード化などの受容体の挙動は、生体の生物学的状態に影響されると主張する。運動行動は嗅ぐ速度を、ひいては時間的コード化を左右することもつけ加えた。ケイの説明によると、頭を固定されたネズミから集めたリンバーグのデータの限界は、「嗅ぐ行動による内耳の前庭の影響が足りないことだ」という（前庭の影響は、バランスと運動の制御につながる）。彼女によると、「頭を固定されたラットには、ゆっくり嗅ぐことへの優先傾向があるようだ。ゆっくりした速度で嗅いでいる場合、刺激を拡大していることになる――そのほうが知覚は容易だが、何かほかのことをするのは難しくなるにちがいない。したがって、ラットたちは化学物質を除去しているのではないだろう」。速いにしろ遅いにしろ嗅ぐスピードの調節は、より詳細で正確な感知と、すばやい運動反応とのトレードオフを反映する。

それに対してリンバーグは、におい認識は嗅ぐスピードに左右されないようであることを明らかにした研究もあることを指摘した。[17] このことは、リンバーグの二〇一八年の「嗅ぐことで変わらないにおいコード化」に関する論文に加えられている。[18] それでもそのような安定は、パターン認識による刺激記憶を含めたほかの因子と結びつく可能性がある。におい認識と記憶の境界は、つねにあいまいである。「嗅覚を学習記憶と区別するのは難しい」とツォウは言う。「においをひとつだけ与えると、動物はそれをすぐに記憶する。細胞が記憶する前に、いくつの反復的なにおいを与えることができるだろう？」

優先コード化における生物学的因子への（非）依存、あるいはその程度の問題は、さらなる研究を促す。結果がどうであれ、優先コード化の考えは、においコード化の新境地を開いている。その原理では、感覚系が環境とすばやく相互作用できる。さらに、知覚の正確さの基礎にもなる。見つけるためにすばやく嗅ぐ行動とは対照的に、長く、繰り返し、強く嗅ぐことで、判断を下すより前に、少なくとも鼻に届く化学サンプルが変化する。そのような判断は、神経細胞集団における時間的コード化で決まる。

神経レベルの集団コード化

脳は神経スパイク、または神経インパルスと呼ばれる活動電位を測定する。スパイクをつくる活動は、神経細胞集団での時間的パターンのほかに、はっきりした進度と連続を示す。こうしたスパイクは、刺激がいつ、どんな順序で、どんな組み合わせで、どんな規模で、神経信号に訳されるかを表わしている。信号伝達事象はけっして単独では起こらない。つねに連続する。先行および並列の信号によって次の信号が決まる。一キログラムは、五キログラムを運んだあとには軽く、一〇〇グラムを運んだあとには重く感じられるように、神経信号の尺度はその強さを含めて、ほかの信号と関係している。重さの経験は状況に応じた体の尺度であり、刺激に対する神経反応もそうだ。この類推はにおいにも当てはまる。

私たちはどうやって神経スパイクで時間的コード化を測定するのか？　ロジャーズは笑った。「ここで電気生理学の再登場だ！」。電気生理学は活動電位を記録する。ニューロンが発火すると、イオンの複雑な反応連鎖が細胞膜を通過し、その結果、神経細胞内の電圧と電流が変化する。

嗅覚における神経細胞集団の時間的コード化は、哺乳類では研究不足である。昆虫の嗅覚のほうが研究では先行している。昆虫の嗅覚の時間モデルが哺乳類での研究に入ってこない理由は、ラットと昆虫では研究者の学界がちがうからだ。昆虫に関する著名な研究は、ジル・ローランに加えて、ジョン・ヒルデブラント、ユルゲン・ベーク、ジョン・カールソンのほか、マーク・ストッファーなどの研究室から出ている。[19] 哺乳類と昆虫の嗅覚は相当ちがうにもかかわらず、経路と原理が驚くほど似ている。[20] 私たちは臨機応変に何を学べるのだろう？

昆虫の嗅覚における時間的コード化は、抑制によって制御されている。[21] ストッファーはこう言って笑った。「抑制がすべてだと思う！」。昆虫では「嗅覚受容細胞を調べれば、すでに時間的構造の証拠がある。昆虫では、その細胞が触角葉《しょっかくよう》の投射ニューロンに入力を提供する。この投射ニューロンは、受容細胞よりはるかに複雑な活性化パターンを示す。投射ニューロンの実際の発火パターンを調べてみると、触角にさまざまなにおいを投与したときに、とにかく目に飛び込んでくる」

抑制メカニズムは、各ニューロン内でモールス信号のような信号を組み立てる。ストッファーはこう続けた。「これは複雑で確実なタイミングのパターンだ。抑制のあとに興奮、そのあと抑制というパターンが見られる。スパイク発火のあとに抑制、そしてまたスパイク発火、そのあとまた抑制、そしてまたスパイク発火が見られる。しかも毎回そうなのだ」

異なる刺激に反応して変わる感覚ニューロンのスパイク速度によって誘発される、いくつかの時間尺度がある。たとえば、さまざまな一時的スパイク発火、刺激への曝露より長く続く（ゆっくりで段階的な）緊張性興奮、あるいはその組み合わせもある。さらにスパイクの潜時、間隔、そして強度がある。神経信号は興奮状態の次に、低速または高速に作動する抑制メカニズムなどによって制御される。ケイはこうつけ加えた。「したがって抑制が行なうのは、活性を調整し、その形を整え、リズムをとることだ。それがなければ大量の入力があるだけで、次の皮質領域にたどり着くときには、すべてが不鮮明になってしまう」

抑制活動は事実上、神経細胞集団の振動を制御するのだ、とストッファーは説明した。「たとえば、触角葉には二つの時間尺度で抑制が見られる。とてもゆっくりのパターンが、投射しているニューロンのパターンの形を整えている。それに重ね合わされるのが、とても速いリズミカルな振動であり、それはスパイクと同期する傾向がある。これは嗅覚系のほかの部分にとって、どういう意味がありうるのか？　ジルが思いついた考えは、私も正しいと思うのだが、そこから続いている細胞は同期にきわめて敏感である、ということだ」

ストッファーは活性の同期における抑制の重要性を強調している。「その背景にある考えは、周期的な抑制（つまり振動）が、『同期』を明確にするようにニューロン集団のスパイクを調整する、ということだ。二つの異なるニューロンが発するスパイクは、所与の振動周期内で起こるのであれば、同期している（なぜそれがわかるかと言うと、後続ニューロンは通常、周期のピークにのみスパイクを示すからだ）」

時間的コード化は単一ニューロンのことではなく、神経細胞集団全体で調節される活動である。ストッファーはこう言っている。「あちこちの投射ニューロンで、こうしたスパイクに小さな乱れが多かったら、ケニヨン細胞がスパイクを示すことはできないだろう」（ケニヨン細胞は昆虫のキノコ体という脳の部分にあるニューロンで、哺乳類の梨状皮質に当たる神経構造である）。ところで、こうした細胞がスパイクを示さないのは、「その活性が分散されてしまい、ケニヨン細胞のスパイクをつくるのに必要な閾値に達することがないからだ。同期していれば、十分な投射ニューロンのスパイクが正しいテンポで並んだとき、ケニヨン細胞がスパイクを示すことができる。しかし思い出してほしい。どの投射ニューロンが、互いとの関係でどのタイミングで発火するかを決める、非常にゆっくりの抑制パターンもある。抑制されるものもあれば、活性化されているものもあるので、投射ニューロンの特定の集団だけが、ほぼ同時に発火する」

神経細胞集団のスパイクパターンは互いに依拠していて、結果的に信号伝播から運動行動へ――そしてその逆――の相互作用が、しだいに複雑になる。スパイクは運動・知覚結合の挙動と共鳴する。脳はどうやってこうした信号を読み取るのか？

信号の解釈は三幕構成

きわめて重要な舞台は三幕構成である。第一に、神経反応の特異性は、刺激への曝露とともに高まる。ストッファーはこう詳述している。「初めてにおいを与えるとき、振動はない。においを二回か三回与えてはじめて、振動が構築され始める。なぜなら、触角葉内で生じる活性依存の可塑性があるからだ。活性化される局所ニューロンは、活性化が繰り返されるにつれて、働きが高まる。抑制性の局所ニューロンは、においが繰り返し与えられる間に、ますます効果的に投射ニューロンを同期させる。そのおかげでシステムは、においがずっと存在するとき、特異性を高めることができるのだと思う」

第二に、経験が繰り返されることで、選択性とカテゴリー化につながる。ストッファーはこうつけ加えた。「何が重要で、何が無意味なことなのか？　何が重要かを決める方法のひとつは、あたりにずっと残るかどうか、一時的ではないかどうか、かもしれない。あなたがにおいの源に近ければ、あるいは受容体がとくに敏感なものであるなら、そのにおいとの遭遇は繰り返される。それでこのプロセスの構築が推進され、システムのほかの部分の特異性が高まる。時系列的にこんなふうに展開するのだと思う。つまり、初めてにおいに遭遇したとき、活性が一気に大規模に起こるが、それはあまり特異的ではなく、そこに何か新しいものがあると知らせる定位反応のようなものが起きるのかもしれない。そのにおいがしばらく周囲で続けば、システムはそのにおいに精通せざるをえない。動的システムの観点からすると、触角葉はその刺激の周囲にアトラクターを形成していて〔状態空間を示していて〕、そのあとシステムはそのにおいが何であるかを、より正確に特定できると言える」

第三に、繰り返される経験は、感覚コード化の精緻化を促す。ストッファーはこう続けた。「きわめて一般的な反応から、もっとはるかに特異的な反応に進む。最初、環境中に何か新しいものがあると教える、大きな発火が起こる。次にそのすぐあと、あなたはそれをカテゴリー化し始める。たとえば、花のにおいか、おいしそうなにおいか。まだにおいがある場合、システムはこのプロセスが構築されるにつれ、どんどん特異的になり、下流反応がもっと特異的になり、そのあとそれが何かを正確に特定できる。同じ回路が最初は、何か［果物のようなもの］だという一般論を教える。そして同じ回路がやがてこう言う。ああ、そうだ、イチゴではなくてサクランボだ。そうなるのは、生物が関心を示すくらい長く、においがそこにある場合に限られる」

とくに、このメカニズムは入力をボトムアップで構造化し、優先順位をつける。「それは完全にフィードフォワードする可塑性の例である」とストッファーは言った。トップダウン効果がそのような観測精緻化のプロセスを導き、定着させ、拡張するとはいえ、「脳のほかの部位から下りてくる注意機構には頼らない」。神経反応を測定する脳の活動は、方向性（フィードフォワードとフィードバック）や閾値（特定の信号に関する神経経験に影響される）を含む、いくつかの動態によって決定される。

神経細胞集団の挙動を制御するこれらのメカニズムで、組み合わせコード化と信号分配では不明瞭な、または決定不全なにおいを、嗅覚系がどうやってさらに識別するかの説明がつく。相互作用的な評価が選択性と学習プロセスを促進し、結果的に観測が精緻化される。「これで説明がつかないのは、どうして意味がにおいに結びつくのか、である」とストッファーは結論づけた。「私にとって、それが最大の未解決問題だ——なぜなら、投射ニューロンからケニヨン細胞への連結性は、おもにランダムだとわかるからだ」

信号分配はランダムに思われる。しかしその測定はけっして恣意的ではない、とストッファーは言った。

「嗅覚では、さまざまなニューロンの相対的タイミングが情報を伝える」

一般の原理、個別の表象

嗅覚の神経表象は個別化されている。においに定型的な地図はない。生物の脳内の物理刺激空間を知覚空間と結びつける、一般化できる秩序はないのだ。それでも、においに規則がないわけではない。客観的な測定は、信号を伝える断片を訂正可能な知覚判断へとコード化する計算プロセスだ——知覚者の生理学的状態と、環境中の変化する刺激の比率に応じて継続していく反応である。

嗅覚はコード化と計算が動的である。その神経表現は、固定的な表象ではなく個別の表象によって機能する。マッギャンは同意している。「神経コードは徐々に展開し、脳は自分のコードを内的に知っている。私には、どのマウス、あるいはどの個人にも当てはまる、ひとつのコードを見つける必要は必ずしもない、という感覚がある。なぜなら、それぞれがおそらく、独自の個別の表象をもつことになるからだ。その表象はその個体に特有であって、以前の経験にもとづいている。発達上の出来事、つまり起こったことにもとづいているのだ」。そのため、生物の進化のほかに発達と経験による背景に照らして、世界の測定器としての脳が正しく較正される。世界を測る物差しとしての脳の活動は、自立していて選択的だ。

そのような過程的枠組みでの知覚表象が扱うのは情報内容である。この内容は、普遍的な「知覚対象」の種類として、知覚した出来事を表象するとは限らない。嗅覚脳は、手がかりが互いに(時間的、組み合わせ的、因果関係的に)どう関係しているかを評価し、そうした知覚に特定の価値(快い、非常に不快)と行動反応を結びつけるために、「におい状態」を測定する。そのにおい状態で明らかになる情報内容は変わりやすい。(予想される)相互作用の評価のほかに、入力の比率と組み合わせの間に形成される関連性に左右される。

これがシステムのありかたをすっかり変えてしまう。そしてその分析も変える、とケイは強調した。「あなたが研究しているのはつねに同じシステムではないという事実に慣れなくてはならない。あなたが研究しているのは動的なシステムだ。ある時点のそれをとらえ、その瞬間がどこにあるかを理解しなくてはならない」。これで実験的な課題――そして絶好のチャンス――が生まれる。

嗅覚における入力処理と出力処理のこの深い絡み合いは、ウェットラボ神経科学を計算理論とひとつにまとめるための強力なインターフェースをつくり出す。(梨状皮質の)求心性連結性と時間的コード化(優先コード化と集団コード化)は、最近の「予測脳」理論における二大原理の細胞発現を示す。前にも話したとおり、この理論は脳が刺激の規則性を学習すると仮定している。予測によって環境を測定するが、そこでは知覚内容が現在の入力を以前の経験と照合する。その高い可塑性と状況に応じたコード化のおかげで、嗅覚は、予測(トップダウン)と誤り訂正(ボトムアップ)という二つの計算原理が、末梢および脳内の細胞機構とどうつながるかを分析するための、優れたモデルになる。

心理物理学的研究は長年、嗅覚は予測原理で働くのだと示唆していた。ヨナス・オロフソンは、クロスモダリティ効果を強調した。『レモン』の手がかりを受け取って、続くにおいがレモンかどうかを答えるという課題の場合、それが実際にレモンであるときのほうが、レモンでないときより時間がかからない。その理由は、私たちが立てている理論では、予測される[一時的な]テンプレートを嗅覚皮質に構築し、それが一致するからだ。そのおかげで、そのにおいの質、その特定のにおいオブジェクトの知覚が容易になる。レモンでないにおいがあるとき、脳はそれがどんな種類のものかを解明しなくてはならない。ラベルによる予備知識が与えられていれば、反応時間という意味で反応は促進される。このシナリオでは、嗅覚に必要なのは知覚の変化ではなく、嗅覚以外の手がかりを確かめることである」

最近行なわれている梨状皮質と近隣領域における神経画像実験が、この解釈を支持している。ジェイ・ゴットフリートは「予測する鼻」という考えに気づいたとき、それを検証した。二〇一一年、ゴットフリートと博士研究員のクリスティーナ・ゼラーノは、ヒトで予測プロセスがどうやって嗅覚を導くかを実証した。[22]彼らが行なったのは、活性化パターンと機能的磁気共鳴画像との比較だ。ゴットフリートとゼラーノは最初に、明確に識別できるにおいに被験者を慣れさせた（鼻用マスクで投与を確実に管理した）。被験者はそのあと三種類の刺激を与えられ、その特定のにおいを識別するように言われる。この検査では、与えられる刺激が予測されたにおいの質と一致することもあれば、別のにおいのときもあり、両方の混合物のときもあった（研究では、二つのグループに二種類のにおいのうちの一方に注意を払ってもらっている）。予想していなかったにおいを与えられた被験者の検査に比べて、刺激が予想と合致したときのほうが、においを与えられる前と後の活性は高い相関を示した。

こうした結果は、梨状皮質が一時的な予想によるにおいテンプレートをつくり、その後はよく知っているにおいをすばやく特定できることを示唆している。さらに、一部の皮質領域（前部梨状皮質や眼窩前頭皮質など）における時間差は、刺激の性質に関係なく、刺激を経験したあと数秒間持続する予想パターンを示した。このことから、これらの領域における活性を指示するのは、与えられる刺激ではなく、おもに予想であることがうかがえる。一方、ほかの領域（後部梨状皮質など）は、刺激前から刺激後のパターンへと、すばやい移行を示した。フィードフォワードとフィードバック結合の統合における機能的役割を意味している。ここでは、処理はフィードバック結合ではなく入力によって支配されていたのだ。さらなる研究が進行中である。

現在、知覚効果を変わりやすい刺激の比率の尺度として、再考し始めることは適切に思える。そこには、経験と行動反応によって生じる選択バイアスのもつ意味がある。嗅覚系は反応のコード化と知覚表現において、驚くほど柔軟である。刺激の評価は曝露と経験の微細な差異にも敏感であり、嗅覚の手がかりを多様な判断の状況に組み入れることができる。このことから、同じ物理刺激に対する知覚がばらつくのは、感覚探知レベルの機能不全ではなく、処理システムの一環であることもうかがえる。

神経科学を心理学に結びつける

嗅覚の知覚空間は、経験空間として計算される。文脈中の情報を――具体的には変わりやすい混合物を――評価する動態測定器として、嗅覚は働く。信号伝達する断片の柔軟な再配列は、嗅上皮に分散している受容体の組み合わせ論として始まり（第6章）、嗅球での環境統計の表象（第7章）、そして神経レベルでの個別の計算スケーリング（本章）という、嗅覚経路独特の設定によって可能になる。こうして脳は鼻を用いて世界を測定するのだ。当然、こうしたコード化原理は、におい知覚に現われる。

このような嗅覚を過程としてとらえる考え方は、心理学の観点からすると何をともなうのだろう？　第9章が答えを教えてくれる。第9章は、本章で分析したような神経レベルで嗅覚コード化を支配している中央処理を引き継ぎ、それを心理的メカニズム、つまり反復と観測の精緻化、学習と記憶に結びつける。したがって測定マシンとしての脳のモデルは、神経系の原理を知覚への影響と統合し、分子科学が知覚と出合う枠組みを提供する。

現象学的経験の構造、つまり世界を知覚するとはどういうことかは、それを生み出す神経組織と無関係ではない。心がどう働くかは基本的に、神経処理の表現である――だが同時に、神経プロセスは、行動による世界との相互作用にも左右される。ケイはこう推論している。「動的システムの見地から考えると、行動がアトラクターのようである。行動がシステムを引き入れ、創発的な心がフィードバックする。創発的な心の発想や考えは、低レベルの活性に作用し、それを行動する何かに組み込む。進化圧を受けるのはニューロンではなく生体なのだ」

第9章　スキルとしての知覚

次のような実験に参加しているとしよう。あなたの前には、外観では区別のつかない二本の瓶がある。それぞれに、まったく同じ色と量のにおい混合物が入っている。ラベルだけがちがう。一方には「パルメザンチーズ」、他方には「嘔吐物」と書いてある。あなたにとって二つのにおいは同じか、それともちがう？

パルメザンチーズのほうが嘔吐物より好ましく思える。それぞれのラベルから連想されるイメージは、私たちの経験にある別々のことを指している。パルメザンチーズは食べ物であり、嘔吐物は不潔で疾患要因である。両者の心的イメージはかけ離れ、質の印象は異なり、快・不快が正反対だ。では、この二つの混合物がまったく同じで、どちらの瓶にも酪酸と吉草酸《きっそうさん》のブレンドが入っていると言われたらどうだろう？　人はにおいで両者は同じだとわかるが、それともラベルにだまされる？

二〇〇一年、レイチェル・ハーツと教え子のジュリア・フォン・クレフは、五組の異なるラベルを貼った同じにおいに対する人びとの反応を検証した。言葉のラベルがにおいの知覚におよぼす影響を測定したのだ。[1] 示されたにおいとそれぞれのラベルは、酪酸と吉草酸の混合物（「嘔吐物」対「パルメザンチーズ」）に加えて、パチョリ（「かび臭い地下室」対「お香」）、パイン油（「消毒スプレー」対「クリスマスツリー」)、メントール(「ブレスミント」対「肺の薬」)、そしてバイオレットリーフ(「新鮮なキュウリ」対「白カビ」)。被験者の反応は明確だった。大部分(八三パーセント)が、そのラベルの効用どおり、二つのにおいはちがうと信じた。さらに被験者は一貫して、付いているラベルを快か不快どちらと思うかによって、同じにおいに逆の評価をしていた。

ハーツとフォン・クレフはその結果を、嗅覚の「錯覚」のようなものの証拠として示した。錯覚の概念にはさまざまな意味が含まれる。そのひとつは、だまされることだ。つまり、物事の「現状」と知覚表象がちがうということ。ハーツのねらいは、知覚経験の内容に対する文脈効果を実証することだった。

文脈はにおいのカテゴリー化にとって重要である。「まちがいなく、一〇〇パーセント」とハーツはうなずいた。「人には極端に柔軟なシステムが必要であり、文脈は決定的に重要だ。私はまさにそのレベルで錯覚について話した」。当然、文脈はほかの感覚の錯覚でも重要である。ハーツが強調したのは、よく知られるミュラー・リヤー錯視だ(同じ長さの線なのに、端に付いている矢羽根の向きが外か内かで、長さがちがって見える)。「矢羽根が外を向いているか、内を向いているか、それが文脈だ。矢羽根の向きによって、線が長く見えたり短く見えたりするが、どちらも実際の線の長さは同じである。言葉の文脈はこの矢羽根のようなものだ。文脈を変えることで、酪酸と吉草酸の混合物を嘔吐物にもパルメザンチーズにもすることができる。文脈を変えるのに言葉を使っているのだ。ミュラー・リヤー錯視では、文脈を変えるのに中心線を囲む線の向きを使っている」

混合物は物理特性が同一なので、経験される質はどちらも同じはずだと考えるのが普通である。しかし、酪酸の「真の」知覚的正体は何なのか? 嘔吐物のようなのか、チーズのようなのか、両方なのか、どちらでもないのか? 結局、酪酸のにおいは嘔吐物ともパルメザンチーズとも似ていない。酪酸の分子はさまざまなものの原材料である。嘔吐物の一部であり、チーズのにおいの一部でもある（ほかにギンナンやノニの果実にも含まれる）。したがって、こうした混合物に共通する感覚の正体は、非概念的レベルにある。

概念的レベルでは、こうした刺激は異なるアフォーダンス（環境がヒトや動物に与える意味）をともなう別個の物質を示す。意味の組み立てのような認知プロセスが、物理的入力の知覚される意味を決定する。この心理学的表現は、嗅覚皮質の自己連合構造に通じるのだが、そこでは地図のように広く分散した信号が、さらに下流で統合されている（第8章参照）。この信号は同時にさまざまな並行プロセスと相互作用し、高次の認知レベルからのトップダウン効果によって複数の知覚カテゴリーをつくることができる。これで知覚結果の相違の説明がつく。

多くの分子はありとあらゆる状況や化学的環境で生じ、そこで情報の内容や価値が大きく変わる。分離された刺激とともにコード化され、文脈に応じたにおい経験から抽象される、唯一無二の「固有の意味」も「表象される概念」もない（第3章と第4章を参照）。ヒトの脳は、普通はさらなる手がかり（言葉や視像など）に助けられ、刺激をさまざまな意味概念と結びつけることを学習する。だから脳は、酪酸の性質を文脈に応じてパルメザンチーズや嘔吐物と「解釈する」ことができるのだ。クリスチャン・マーゴットは同意した。「そのとおり。香りを経験や文脈によって変えることができる」。スティーヴン・マンガーはこう言った。「たいてい考慮されないことのひとつは、人がどうやって経験する文脈によって、においをちがうものとして知覚するのか、である。同じにおいでも、過去のかかわり方しだいで異なる意味をもちうる」

「主観的」というレッテルを外す

嗅覚はほかの感覚と比べて、知覚のばらつきが大きい。同じにおいでも、知覚する人によってさまざまな意味をもちうるし、同じ人でも意味が変わることもある。この大幅な変動性は、においの本質的な主観性と、嗅覚の一般認知理論にたどり着くのが難しく思われる理由を、暗に示しているようだ。これまでの章では、ちがうイメージを明らかにしてきた。嗅覚系のコード化原理と分散された表象が、嗅覚信号を(とりわけ末梢ですでに)統合する、いくつかの方法を支えていることを見てきたのだ。

同じ物理的刺激とその特性の情報が、交互だが並行する情報プロセスに加わり、その知覚統合を変え、ひいては行動の意味や概念化を変える。それは、においの感覚が仕事をするのに欠かせない条件だ。その仕事とは、予測できない環境にあって、柔軟ですばやい行動決定を促すこと。におい経験の知覚内容は、(視覚のような)具体的な特徴に対する視点不変の物体認識よりも、文脈と曝露条件で決まる。

変動性は主観性と同じではない。後者は客観的尺度がないことを暗に意味する。しかし嗅覚のばらつきは、においコード化のメカニズム(受容体レベル)と信号統合の計算的基盤(中央処理)から生じることが示されている。このことは、基本的な原因因子による測定可能な影響として、ばらつきを研究する客観的根拠となる。たしかに、ある程度のばらつきは、ほかの感覚でも起こる。そのため要点は一般的なものであり、具体的には(1)嗅覚反応における大幅な変動性は嗅覚系のコード化原理を映し出していて、(2)感覚間に見られる原因と結果のちがいは、この背景に照らして検討されなくてはならない。嗅覚における知覚のばらつきは、主観的な歪みとして「言い逃れ」されるべき相違ではない。嗅覚の働きの顕著な特徴なのだ。

したがって、においはそもそも多義的なのだ。嗅覚刺激は、源となるさまざまな物質と言外の意味を表わすことのできる標識として働く。その知覚内容は曝露の文脈で決まるが、嗅覚系の要求と制約にも左右される。嗅覚に固有の知覚のばらつきを理解するのに最も重要なのは、同じ刺激を「読み取り」、それをまったく異なる種類の情報（食べ物と不潔なもの、快と不快）として扱う方法が、じつに多種多様であることだ。そのような嗅覚系の混乱状態が、こんな疑問を起こす。心はどうやってにおいを理解するのか？

においの認知マッピング

シェイクスピアが言うように「何と呼ぼうとバラは甘い香りがする」かどうかは、私たちが考えるほど明白ではないかもしれない。におい知覚は本質的にあいまいである。そして知ってのとおり、あいまいとは概念的に不正確なのではなく、決定不全だという意味である。そもそも嗅覚情報は、心的イメージだけでなく、生態学的な源、生物学的コード化、そして神経表象に関して、十分にあいまいになっている。嗅覚経験の認知マッピングにかかわる心理的メカニズムの分析は、その問題を反映すべきである。

においのイメージは、刺激にコード化されているのではなく、感覚情報のカテゴリー化から生まれる心的印象である。どんなプロセスがこのカテゴリー化を調整するのだろう？　これまでの章では、嗅覚系における情報の抽出と分配の身体的基礎に注目してきた。そして、構造とにおいを切り離した反応をモデル化することは、種を祖先からの系統ではなく、純粋に形態で定義するようなものだ、と説明してきた。しかし、ここで問わなくてはならない。どうして私たちはそれでも結果的に、バラやリンゴやおしっこといった、そこそこ明確でしっかりした知覚カテゴリーにたどり着くのか？

カテゴリー化は、視点や評価基準を必要とするプロセスだ。刺激を単独で評価する能力は、二つ（以上）の刺激を互いとの関連で評価することとは大きくちがう。一九五六年、アメリカの心理学者ジョージ・アーミテージ・ミラーがこの相違を、相対的弁別と絶対的弁別の差として紹介した。[2]

絶対的弁別は、刺激を単独で特定する能力だ——たとえば、所与のにおい物質をミントのようだと特定し、その質を緑で、さわやかで、新鮮だと表現する。相対的弁別の課題は、二つの刺激が同じかどうか(あるいは、一番目または二番目の刺激が三番目とちがうかどうか)を判断することである。このとき脳は刺激間に知覚される「距離」を測定する。二つの刺激が同一だと知覚されない最小の距離は、「丁度可知差異」と呼ばれる。絶対的と相対的の弁別というこの二つのプロセスでは、知覚判断の種類が異なり、働きと能力が明らかに異なる。

人はにおいの相対的弁別が非常に得意である。訓練されていてもいなくても、異なるにおい物質を区別する能力は驚くほど正確だ。私たちの鼻は、分子や知覚のきわめて小さな差異を感知するように調整されている。心理物理学的研究は、におい識別をテストして、ヒトの鼻が驚くほど少量の異なる成分に反応することを実証している。どれくらい得意なのか? びっくり仰天する例は、TCA(トリクロロアニソール $C_7H_5Cl_3O$)、コルク臭のするワインの原因成分である。[3] 一兆分の一のTCAを感知できると測定された人もいたのだ! 私たちはにおいの嗅ぎ分けがすばらしくうまい。

概念的なラベルや正体がわからなくても、分子レベルの感知にヒトの鼻はとても強い。「あなたの鼻がどれだけ敏感かを話そう」とテリー・アクリーは言った。「ひとつのにおい物質の標準溶液をつくったら、別の溶液をつくりさえすれば、毎回においは異なる。まったく同じにおいのするにおい物質溶液を、二つとつくることはできない」

絶対的弁別では事態はもっと厄介だ。手がかりのないにおいの特定は、訓練されていない鼻にとって難しいことで知られる。文脈のないにおいを表現したり、その名前を言ったりするのは難しい——よく知っているにおいでもそうだ。おまけに、文脈から切り離されたにおいとの遭遇で連想する意味は、人によって大きく異なる。こうした知覚評価における差異は、私たちがにおいに概念内容をあてがうときの認知状態の表われである。

この点を説明する話がある。心理学者のトゥリッグ・エンゲンが、一九八〇年代の出来事を記述しているのだ。[4]「よく売れているフルーツ味飲料のブランドをもつ大企業が、誤ってイチゴ味の飲料にラズベリーのラベルを、ラズベリー味にイチゴのラベルを付けてしまった」。会社はそのミスで消費者の苦情が殺到することを恐れた。ところが苦情はいっさいなかった。誤りに気づいた人さえいなかったのだ。「並べて比べれば味はちがうが、別々に飲むと区別がつかない」。この出来事は単なるエピソードではない。ビル・ケインとボニー・ポッツは、同様の現象を一九九六年に記録している。彼らは、検査でにおい物質をこっそり別のにおい物質と取り替えたことに、被験者が気づくかどうかを調べた。[5]たとえば、ニンニクをビネガー、オレンジをライム、そして醤油を糖蜜と交換する。すると参加者たちは引っかかった！　被験者は検査のにおいが取り替えられたことに気づかなかったのだ。

そのような結果は、ヒトの相対的弁別の精度の高さと比較すると、不可解に思える。「このことは応用の世界でも経験する」とエイヴリー・ギルバートが裏づけた。「私は大勢の人びとに、香水の処方箋、香水の芳香、またはこの香り、あの香りを説明してほしいとお願いしたことがある。それを説明するのが苦手な人たちでも、何が好きで何が嫌いかについては、小数点以下まですぐにわかる。『これは八・五点』、『これは六・三点くらい』と答える。しかもそれについてはとても一貫性がある！　『これは少しスパイシーさが強い』というふうに、とても細かく識別できる。そして香りがちがうときには、そうとわかる。だから識別を簡単そうに、とても上手にこなす」

機能的には、相対的弁別と絶対的弁別はまったく別物で比較できない。相対的弁別は、感覚の変化を差異で検出し、測定する。絶対的弁別では、対象の質、対象の種類、場面のような、概念内容をあてがう必要がある。前者のプロセスは、刺激の特性を互いに比べて感覚的に評価することであり、後者では刺激を以前に遭遇した経験と結びつけて、認知力で心にとどめる必要がある。絶対的弁別には記憶が含まれるのだ。

嗅覚の絶対的弁別能力が一般に低いことについて注目すべきことのひとつは、逆もありえるという事実だ。多くの人が絶対的弁別に苦労するという理由だけでは、ヒトの嗅覚に認知能力がないことにはならない。においの専門家を考えてほしい。専門家はこの課題に長《た》けている。調香師、香料化学者、あるいはワインやウイスキーの鑑定家を考えてほしい。彼らのスキルは、系統だった反復訓練によって獲得され、その土台は緻密な観察とカテゴリー化である。嗅覚のカテゴリー化における認知能力と、そこに生理学的原理がどう反映されているのかを研究するには、専門家に目を向けるべきだ。

専門家の鼻の秘密

熟練した被験者を実験に使うことは珍しくない。専門家か初心者かの選択は、実験の目的と手順で決まる。あなたが研究したいのは何か？　あなたが探っているのは、日常的な活動における統計的に有意な行為か、特定のメカニズムの詳細か、原理の証明か、それとも何かほかのことなのか？　専門家の被験者からデータを集めるからこそ、より信頼できる有力なデータが得られる実験計画もある。その好例が、一九四二年にセリグ・ヘクト、サイモン・シュラー、モーリス・アンリ・ピレンヌが行なった実験だ。（刺激が意識に上る効果を引き起こすためには、網膜の閾値はそれよりも高いはずなのに）網膜受容体が単一の光子を感知することを発見している。[6] 意外なことに、この洞察は最初、心理物理学の実験から生まれた。その結果が、四〇年近くもたってから、生理学的に確認されたのだ。[7] 検証そのものはかなり難しく、被験者が課題に徹底的に集中する必要があった（実験者が交代で行なっていた）。普通の大学生のような、経験も熱意もない被験者では成功しないような、非常に骨の折れる課題だった。[8] そういうわけで、私たちもとくに嗅覚の専門家に目を向けるべきだ。

最初に認めるべきなのは、こうした専門家が、ヒトが普通に感じられる範囲を超えたものを感知できる、（パトリック・ジュースキントの小説『香水』のジャン＝バティスト・グルヌイユのような）特別な鼻をもっているわけではないことだ。香りの専門家には、普通の鼻が嗅ぎとれないものを嗅ぎとれるようにする、隠れた遺伝的特性があるわけではない。生物学の問題ではないのだ。

ワイン醸造家のアリソン・トージアがそのとおりだと言った。「興味深いことに、私がほかの人たちとワインのテイスティングをしていると、彼らは私が嗅覚について彼らよりもはるかに詳しいと思い込んでいる。みんな自分のスキルを過小評価している」。トージアにとって、結局は相対的識別と絶対的識別の訓練のちがいなのだ。「人の前に二つちがうものを置くと、『これはちがうものだ』と言う。しかし私が得意とするのは、そのにおいに結びつける言葉を考え出すことだけである。それは育てる必要のあるスキルだ。誰でもやってみれば、その能力があると思う」

専門家は能動的学習をしている。つまり、認知力でにおいに取り組むことで、的を絞って観察力を磨く。クリストフ・ラウダミエルは調香師の視点を加えた。「私たちに特別な鼻はないが、物事に気づく。たくさんのにおいを識別するのが私たちの仕事だ。私たちは注意を払う。においを識別する。物事の表現方法を知っていて、組み立て方を知っている」

この能力には訓練が必要だ。注意力、知覚スキルの認知的発達、そして時間が必要だ。においの元となる物質についての十分な知識のほか、知覚結果を認知力で構造化することを、長期的に意識する必要がある。

フィルメニッヒ社のハリー・フレモントは、自分の経験を振り返って笑った。「言ったとおり、快適に自分の仕事ができるようになるのに一二年かかった！　そして材料をマスターすることも、その一環だった。知覚や言葉の観点からだけでなく、処方箋の観点から効果を理解するにしても、経験だと思う」

専門技能の研究は、脳について重要なことを明らかにする。嗅覚脳は可塑性がとても高い。そのため、個人的経験と一般的訓練が神経処理におよぼす効果を調べるための、優れたモデルになる。最近の研究で、嗅覚の訓練は脳内にかなりの構造的変化を引き起こすことが明らかになっている。[9] ヨハネス・フラスネリが科学的興味を説明した。「私たちはいくつか研究を行なって、嗅覚処理領域の皮質の厚さや灰白質《かいはくしつ》層の厚さのような、特定の脳領域の構造と、知覚能力の間につながりがあるのだとわかった」。フラスネリのチームはたくさんの検査スコアを見て、知覚能力の高い人たちは皮質が厚いことを発見した。さらにチームは「嗅覚を失った人」も調べた。「そしてその中枢細胞が減少していることもわかっている」。では、生まれつき嗅覚のない人はどうだろう？　皮質の特徴にちがいがあるのか？　「私たちはさまざまなグループを互いに比べる研究をいろいろと行なった[10]」。すべてのグループで脳にちがいが見られた。しかし、専門家の能力はどれくらい生まれつきなのだろう？　「これは彼らがそう生まれついているからなのか？　それとも訓練によって脳が自らを変えるのか？」。二〇一九年、フラスネリのチームは、たった六週間の嗅覚訓練を行なうことで、「右下前頭回、両側紡錘状回、そして右内嗅皮質の」皮質の厚さが変わることを発見した。[11]

嗅覚は、的を絞った経験によって、その能力が伸びる傾向が驚くほど強い感覚である。専門家の鼻のたぐいまれな能力は、知覚学習の一般的プロセスを基盤にしている。ヒトはにおいの知覚と評価の高い分析力を身につけられる。嗅覚の専門家が訓練されていない鼻とちがう理由は、高度な知覚スキルを駆使する、感覚刺激への系統だった認知的取り組みの技量が、卓越していることにある。[12] 知覚を認知と分けるのは、実際にはせいぜい薄くて透けそうな線であって、反復使用と反復練習によって引かれたり、引かれ直されたりする。

嗅覚の専門家は観察で技能を磨く

専門家は注意を払う。もっと言うと、専門家は選択的な注意の払い方を知っている。探すべきものを知っているだけでなく、知覚判断の土台になりうるさまざまな選択肢、基準、そして概念をそろえている。調香師やソムリエが仕事をするところを、見たり聞いたりしてほしい。映画『ソム』の一シーンは、その経験を完璧に要約している。[13] 二〇一二年公開のこのドキュメンタリー映画は、マスターソムリエの試験に挑む四人のソムリエを追っている。あるシーンが典型的だ。ソムリエのイアン・コーブルがワインを評価し、その質を早口で、理解できないほどべらべらと表現している。[14] 白ワインの入ったグラスを見て、コーブルは始める。

一番は白ワイン、透明でスターブライト。ガスや沈殿の兆候はない。
［コーブルはグラスを四五度傾けて、ワインが縁で光をどう変化させるかを分析する］
中心は明るいワラ色で、むらなく縁の緑につながっている。色の濃さは中程度。

［少し間を置いてから、グラスの中でワインを回し、嗅ぎ、続いてオルソネーザルの香りの特徴を描写する］
ライムキャンディー、ライムの皮から出てくるような感じ。砕いたリンゴ。
［間を置いて、回し、また嗅ぐ］
未熟な青いマンゴー。未熟なメロン。メロンの皮。
［嗅ぐ］
青いパイナップル。
味は――
［グラスを回し、ひと口すすり、ワインを口の中でぶくぶくさせて、吐き出す］
極辛口《ボーン・ドライ》。本当にこれは、砕いた粘板岩のよう、砕いたチョークの感じ、砕いた山腹。
［ワインを再び四五度の角度で見る］
白い花のような、摘み立ての花のような、白い花、白いユリ。オーク樽の痕跡なし。
［ワインを回し、また嗅ぐ］
テニスボールの缶を開けたときのような、切り立ての新しいゴムホースのような感じ。
［間を置く］
ストラクチャーは――
［またすすり、また吐き出す］
酸味は中度プラス。アルコールは中度。複雑さは中度プラス。
［引き続きグラスの中でワインを回す。グラスはテーブルの上。色を見る］
結論として、このワインは新世界のもの、温暖な気候のものだ。考えられるブドウはリースリング。

おそらく国はオーストラリア。一年から三年もの。これしかありえない。

［最後に嗅ぐ］

このワインはオーストラリア産。サウスオーストラリア州産だ。クレアヴァレー地区の、二〇〇九年のリースリング、質の高い生産者だ。

コーブルはおよそ一分で判断した。そして正しかった。多くの観客にとって、このシーンはソムリエの知られざる独特の文化をすてきに垣間見せてくれる――日常のワイン消費とはあまり共通点のない世界だ（ワインがバケツに吐き出されたからだけではない）。ほぼ不可解な独特の言葉（「テニスボールの缶を開けたときのような、切り立ての新しいゴムホースのような」）のせいで、自分はのぞき見しているただの部外者のように感じる。

このシーンで大事なのは言葉ではない。このシーンはコーブルの知覚能力を理解するのに欠かせない。テニスボールは忘れて。ゴムホースは忘れて。こうした特異なラベルはワインの質を説明するものではなく、コーブルの演繹的なテイスティングにおける認知的手がかりなのだ。コーブルが「オークの痕跡なし」と言うとき、それは認知のための情報である。アクリーがこう説明した。「ドイツ産のリースリングはオーク樽で貯蔵するのが一般的だが、このワインはそうではない」。このワインは「オーストラリアで、ステンレスタンクでつくられている。オーストラリア産リースリングにオーク香はない。それからグアヤコール、これを主成分のひとつとするのが――」と彼は笑った。「ゴムホースではなくて、プラスチックホースだ。バンドエイドのにおいで、さらにテニスボールのようなものにも含まれる。ポリマーをベースとする製品だ。テニスボールの缶を開けるとこのにおいがして、リースリングは醸造方法によって最終的にグアヤコールになる場合もあるし、ならない場合もある」

コーブルがしていることを見てみよう。実際の作業は、テイスティング中の一連の知覚的印象をどう構造化するか、という彼の演繹的処理の中での認知的試飲である。コーブルのようなソムリエは、ワインとワインの特性を網羅するテイスティング・グリッド〔訳注：ワインの見た目、香り、味などの特徴のリスト〕を使う訓練をしている。各ワイン、地域、そして収穫年が、固有の特徴の中に記憶されている。新しい「認知言語」の文法、語彙、そして意味を学習するようなものだ。この語彙をともなうグリッドが、知覚を構造化するための記憶の枠組みとして働く。

『ソム』のシーンをもう一度考えると、いくつか戦略的作戦が展開されているのが見てとれる。ソムリエはまずワイングラスを四五度の角度に倒して、ワインのボディと呼ばれるものを評価する。赤ワインで、たとえば明るめの赤紫色であれば、それはピノノワールかもしれない。あるいは、白ワインの基調に黄色が見えれば、シャルドネの可能性がある。ワインの表面で光がどう変化するか、表面にわずかな油膜があるかどうか、といった目に見える指標が、すでに特性のリストを提供しており、そのおかげでソムリエは手にしているワインの種類について、最初の大まかな仮説を立てることができる。それはワイン愛好家がワインを回す理由でもある。回すことで液体の表面積が増えて、より多くのアロマ分子が解き放たれ、ワインのブーケ（熟成香）がさらに明らかになる。試してみよう。グラスにワインを注いで。とくに赤ワインで効果的だ。まず、回さないでワインのにおいを嗅いでみよう。次に回して、もう一度においを嗅ごう。二回目のほうが「はるかに多くの」香りがある。これは魔法ではなく、単なる表面物理学と化学である。

コーブルによるアロマの質のリストは、無限でも広範でもなく、三つの基本特性にとどまっていた。ライムキャンディー、ライムの皮、砕いたリンゴだ。この限定された一組のアロマは、レイン限界（第8章参照）に通じる。レインの研究の大ファンであるアクリーは、再びレイン限界の重要性を強調した。レインはもともと、「混合物に入っている個々の成分を特定できるかどうかをテストするのに、個別の成分を使った。被験者は七種類のうち一から五種類の化学物質を与えられたのだろう。……そして七種類の化学物質それぞれを、ひとつの単語に結びつけるよう訓練されていた」。しかし、それはレイン限界を理解するためのカギではなかった。

「レインはそのあと実験全体を再現し、そのなかで、化学物質の混合物を自然の産物として認識するように被験者を訓練した。ユリのエキス、ベルガモットのエキス、またはダマスクスローズのエキス、という具合に、言葉を化学物質の集合体に結びつけたのだ。次にそれらを混ぜ合わせたところ、同じ結果が出た！　混合物中の混合物を二つ三つしか感知できなかったのだ。これが意味することを考えよう。いま私たちが話しているのは、個々の化学物質についてではなく、化学物質のパターンである」。アクリーは次のように強調した。「成分は混ぜ合わされると、じつに多種多様なパターンをつくる——それでもソムリエは、このパターンとあのパターンを識別することができた……が、そのうちの二つか三つだけだ。だから私はこう考える。イメージ形成ではなく、イメージ認識について話そう」

映画の中でコーブルは、自分のワインアロマ分析表の記憶と一致するはっきりしたパターンを探し求めた。コーブルが選んだ三つのカテゴリーで、ワイン分析表の範囲が予備的に限定され、彼はそれを使ってさらに突き進み、ワインのもっと具体的な質に注意を向けた。そして近いにおいの質のフローチャートにしたがって、ワインの特徴を抽出して探った。それが未熟な青いマンゴー、未熟なメロン、メロンの皮だ。これは注意と詳述を繰り返す手法である。コーブルは（心の中に形成されつつある仮説との関連で）「青いパイナップル」というにおいにたどり着き、こだわった。アクリーはこう説明している。「リンゴとマンゴーがあって、彼は砕けたリンゴと未熟なマンゴーと言っている。いい？ メロンの皮とパイナップル。リンゴ、マンゴー、メロン、パイナップルといったものすべてが、揮発性混合物の中に高い割合のヘキサン酸エチルを含む。ヘキサン酸エチルはほかの成分との組み合わせで、この三つか四つのいずれかのイメージをつくる可能性がある」

「主要なにおい物質、たとえば六から九種類の主要なにおい物質の集合体があれば……いくつかの集合体が『派閥』をつくることもある。それは全体像のサブセットである。そしてそのサブセットには独自の特徴がある。においのスペクトルを構成する九種類の主要なにおい物質を含むワインがあって、あなたがそれを嗅げば、あなたの脳はそのうち三つを選んで、その三つでひとつのにおいイメージを見つけ出す。重複する別の三つのにおい物質を選べば、別のにおいのイメージができるかもしれない。別の三つなら、別のにおいイメージを経験する」

「それこそまさに、ソムリエがワインを嗅いでいるときに進行していることだ。彼らはユリのにおいを感じ、バラのにおいを感じ、テニスボールのにおいを感じる」。アクリーはこの点を図解するために、図9・1を描いた。「彼らがしているのは、においのサブセットを派閥ととらえ、そうしたサブセットが異なるイメージを表象していると考えることだ。だからこそ、ひとつの混合物から重複するイメージがわくことがある。演繹的なにおい感知のプロセスは、化学的成分を見つけることではなく、知覚される成分、あるいは知覚される説を見つけることだ。基本的に、それはひとつの文から単語を選んで、さまざまな文をつくるようなものだ。文字から単語だけでなく、『das Fingerspitzengefühl』のような複合語もつくるようになる、スクラブルゲームだ」。彼は笑った。「ひょっとすると、嗅覚はドイツ人化学者によって設計されたのかも！」

ソムリエ——リースリング

アロマ（オルソネーザル）

ライム（キャンディー）
ライム（皮）
リンゴ（砕いた）
マンゴー（未熟で青い）
メロンの皮（未熟）
パイナップル（青い）

アロマ（レトロネーザル）
［極辛口］
粘板岩（砕いた）
チョーク（砕いた）
山腹（砕いた）
花（摘み立て、白い）
ユリ（白い）
　オーク（なし）
テニスボール（缶を開けたとき）
ゴムホース（新しい）

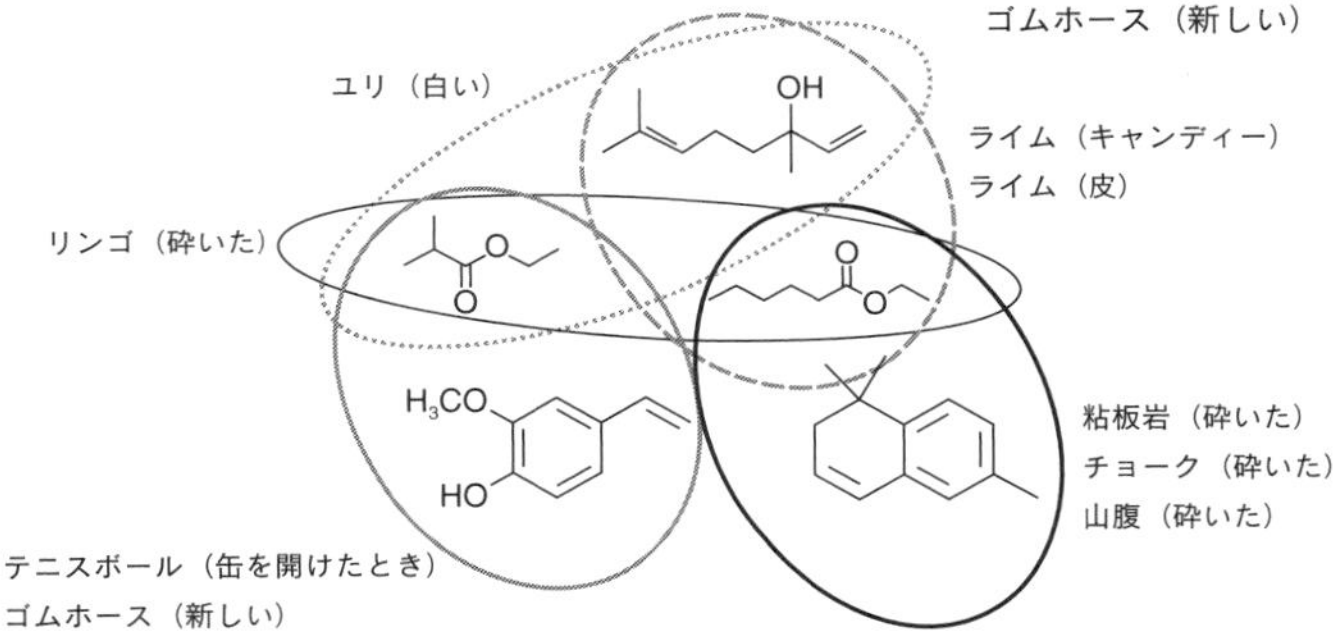

図 9.1　知覚の派閥と重複する化学的グループ。『ソム』で描かれているようなリースリングのアロマのパターンを図解。知覚される特徴を化学的特徴と一致させる（本文中で説明）。出典：© Terry Acree, reprinted with permission.

ワインのテイスティングは演繹的な知覚である。コーブルはオルソネーザルでにおいを嗅いだあと、リースリングの種類について浮かんでくる仮説を、ほかの感覚とダブルチェックした。嗅覚的な質から別の感覚に切り替え、口当たりと酸味を表現して、ワインの正体についてしだいに絞り込まれる自分の想定を、さらに厳しく追及した。これまでにコーブルは考えられる選択肢にたどり着いていて、ワインの香りについての自分の所見を検証し、ふるいにかけながら、品目を除外し始めた（この時点で、コーブルは再び回したり嗅いだりしている）。そういうわけで映画のこのシーンは、判断を下すときの複数の感覚を統合する複雑な手順を描いている。コーブルはいくつかの認知段階で刺激（ワイン）に対して的を絞って集中することにより、繰り返し自分の所見に磨きをかけた。

コーブルのものは手法のひとつにすぎない。専門技能の性質を分析するのに、注目すべき決定的な点はグリッドの特定の構造ではない。それはワインスクールによって異なる。実質的に、プロセス全体の目的は、習得した認知体系によって知覚を構造化することである。トージアはこう説明している。「何はともあれ、においを嗅いで、味わい、それから……選択肢を狭める。熟した果物や濃く黒ずんだ果物のような、ものすごく熟した何かがあれば、比較的温暖な地域であることがわかる。味わった場合に、たとえば酸味の強弱があれば……それでも暖かさについてわかる。そこから始まって、世界のどの地域でブドウが栽培された可能性があるかを見きわめていく。フレッシュさや進化具合から、時間軸についてわかる。それから……こういう天候が発生したからこの年だろうとか、ああいう天候が発生したからあの年だろうと、進むことができる。そういうわけで、私を成功に導くワインの調べ方はいくつかある。私は『どこ』で『いつ』なのかに向かって進む」

熟練した嗅覚は、知覚が層状であることを教えてくれる。嗅覚刺激の感覚的な複雑さは、すぐに理解できるものではない。理解するには、選択的に繰り返し注意する必要がある。知覚の専門技能は基本的に、的を絞った観察による精緻な判断を必要とする。それはスキルであり、専門家の嗅覚経験の内容と構造を決定する多種多様な評価の次元にもとづいている。嗅覚学習の二つの特性はとくに関係している。観察を精緻なものにして、訓練された知覚でも普通の知覚でも知覚内容の形成を支えるのは、言語の使用と分野の特異性である。

認知的手がかりとしての言語

専門家は、知覚を以前経験し記憶しているグリッドにつなげることによって、観察結果を組み立てるための言語を習得する。言語は注意を構造化し、固定し、導き、移すためのツールであり、認知的手がかりである。つまり、重要なのは言葉や表現の選択ではなく、それを使うこと、つまり言語行為である。

においの言語は本質的に共用される。専門家の言語はすべての言語と同様、主観的な感覚のほかに、カテゴリーの内容や抽象的な内容を伝えることを目的としている。それは進行中の交渉であり、状況に応じたにおい経験が、個人だけでなくコミュニティのものも含めた、より広範な認知的景観に統合される。ラウダミエルはこう言っている。「調香師たちは訓練中にすでに語彙を学習する。新しい単語を頻繁に、毎日ではないが頻繁に導入する。なぜなら、表現しなくてはならない新しいにおいがしょっちゅう出てくるからだ。私たちは自分が見たり嗅いだりするものを、誰かにわかってもらいたい。私がその香りをフランスで嗅いだのなら、私が知ったもののほんの少しでも、ニューヨークの調香師がわかってくれたらうれしい」

言語行為としてのコミュニケーションは合意にもとづいており、十分なレベルのしきたりを必要とする。表現の細部は異なるかもしれないが、特定の参照標準は存在する。こうした標準は、習得と専門技能のレベル（あなたは基本を学習している最中なのか？　それとも化学の教育を受けたことがあるか？）、応用の文脈（誰に話しているのか？　コミュニケーションの目的は何か？）、その他の実際的な要因によって決まる。たとえば、あなたはワインのアロマを特定して表現する方法について、学び始めたいとしよう。ワイン試飲のキットを買い、それを使って、赤や白のワインで一般的に使われるおよそ五〇種類のにおいを認識するよう腕を磨き、古典的な条件づけによって、そのにおいからラベルを連想することを習得できる。いわゆるフレグランス（またはアロマ）ホイールを用いて、最初の嗅覚レパートリーを獲得することもできる。このホイールは、きわめて特異な分野にとっての、一連の基本的なにおいの質を、円形に配列して示している。たとえば赤ワイン、白ワイン、ウイスキー、ブランデー、ビール、そして大麻のにおいを体系化しているのだ。それどころか、最近ではほぼ何についてもフレグランスホイールがある――下水にさえ。[15]

一九八四年にワインのアロマホイールを創始した人物は、カリフォルニア大学デイヴィス校のアン・C・ノーブルである。[16]ノーブルはそのアイデアを思いついた経緯をこう語っている。「問題は私たちに用語集がないことだった。なにしろ、においを表現することによって世界について考えているというのは、ほとんどの人にとって不自然だ」。ノーブルとしては、認知力で表現できないものにアクセスするツールを、人びとに与えたかった。「私は当時教えていて、とくに、ワインのアロマを表現するための記述分析と呼ばれる技法に取り組んでいた。その技法では、質を表現する言葉を記述しなくてはならない。それを風味、テクスチャー、味、口当たりなどについて行なう。特性を表現する具体的な言葉を見つけるのだ。ワインにとって、それは第一ににおい、そして味、そして口当たり。言葉を見つけながら、私は授業で教えていて、学生たちにそのやり方を伝え、そして当然、その過程で自分が学んでいる。私としては、学生がにおいを嗅いで『ああ、そうだ。わかる？　それはクローヴ、そしてあれはシナモン』とか、『それはパイナップルで、あれはピーマンで、それは私がこのワインで嗅いでいるものだ』などと言えるように、つねに物理的標準を盛り込んだ。こうした表現をアロマにつなげるとき、それは高速学習作業だ」。ノーブルのホイールは突破口を開いて、記述語以上のものを提供した。どんなスーパーでも買える参照基準のあるラベル（ブラックベリー、ローズマリー、クローヴ、等々）を与えたのだ。しかも、ノーブルのホイールが現われたのは、カリフォルニアのワイン醸造が軌道に乗り始めたときだった。

香料メーカーも同様にフレグランスホイールを使う。一例がマイケル・エドワードの改訂版だ。一九八三年に初めて提案されてから、数回にわたって修正されている。[17] エドワードのホイールには、一連の一般的な性質が入っている。「フローラル（花のような）」、「オリエンタル（東洋的）」、「ウッディー（木のような）」、「さわやか」、「フゼア」（「シダ」を意味するフランス語に由来する――ラベンダー、ベチベルソウ、ゼラニウム、クマリン、ベルガモット、オークモスのようなにおいを特徴とする）。こうしたカテゴリーは、「ドライウッズ（乾いた木）」や「モッシーウッズ（苔《こけ》むした木）」のようなサブグループを含む。（ハーマン・アンド・ライマー社の）U・ハーダーとジボダンは、ほかの人たちと同様、別のフレグランスホイールを開発した。[18] プロの調香師にとって、こうしたホイールは当然基本的すぎるが、小売でのやり取りには役立つ。どのみち、香料業界は数種類のニッチな専門分野の専門家を雇う。フィルメニッヒやジボダンのような大会社は、調香師のほか、化学者、小売業者、マーケティング担当者、そのほか香水（その他の香り製品）の開発、発売、流通に携わる人たちを雇うのだ。[19] こうした分野は、目的と背景に応じて、さまざまな知識、ターゲット、語彙にもとづいて構築されている。最終製品にたどり着くためには、さまざまな分野がうまくコミュニケーションをとる必要がある。

フィルメニッヒの神経生物学研究部門に所属しているマシュー・ロジャーズは、こうした大企業の基本構造を説明してくれた。「コミュニケーションは大問題だ。なぜならプロセスが非常に細分化されているからで、業界のどこにもある問題だと思う。たとえば、最終製品がシャンプー用の香料だとしよう。そこに入るものはたくさんある。そのため、その香料の差別化に役立つ材料を見つけるための、川上の研究開発がありえる。その香料を差別化するのに役立つ技術、たとえばボトルを開けたとき、強いにおいがすばやく立ち上がるようにする技術もある。その背後にはテクノロジーがある。それは川上の部分だ。その一方で、新しいものの研究が関与しない場合、技術開発チームは顧客からの要望を受ける。『私はこんなにおいがして、こんなふうに作用する香料がほしい』。技術開発チーム内に調香師がいるかもしれない。しかし、伝統的な訓練を受けた調香師ではない、フレグランス開発者（ＦＤＭ）がいる。彼らが開発するよう指示されるフレグランスは、最終的に一人または数人の調香師に認められる必要がある」

やはりフィルメニッヒで働くフレモントは、調香師の考え方を詳述している。製品評価で一般の人と話すとき、「彼らはどちらかというと嗅いでいるものの全体像をとらえ、目的は印象を表現することになる。『ああ、私はこの香りがとても好き。すごくさわやかだが、クリーミーさが足りないかもしれない』。評価で材料の名称を使う人もいるが、たいていの場合、優秀な人はもっと一般的な用語を使っていて、それを調香師が解釈する。『粉っぽいとか、クリーミーさが足りないとか、甘すぎるとか、重すぎるとか、薄すぎるとか、青くさいとか、さわやかさが足りないとか、柑橘が強すぎるとか、何とかかんとか』」。フレモントは胸を張った。「調香師はそれを理解する。私たちは世間から孤立してつくるわけではない。まず顧客からの依頼がある。調香師として何をするかというと、実はライフスタイル、感情、色、どんなものでも意味をくんでいるのだ。私たちは顧客から依頼を受けるが、たいていの場合、それは特定のブランド向けである。そして、普通はこのブランドには私たちが知っている何らかの特性、言ってみればブランドのＤＮＡのようなものがあって、それを自分の仕事に組み込まなくてはならない。依頼はたとえばスポーティーな香り、モダンな香り、などをつくることだ。顧客は企画用のパネルとか、写真パネルとか、動画など、さまざまな情報を提供してくる。最新のコレクションを見せる場合もある。調香師としては、それを解釈してアイデアにしようとする」

結局、嗅覚専門家の言語は、あらゆる言語と同じで学習される。基本から始まり、そのあと機能的に特殊なものになり、精緻化していく。その使用法は発話の一般的しきたりを守る。では、専門家は嗅覚の学習と実践において、言語をどう利用するのか？

知覚レパートリーの構築

コミュニケーションの基本は、指示するもの《シニフィアン》（言葉や記号、記号論）、指示対象《レフェラン》（シニフィアンによって識別されるもの）、そしてその心的表象（概念化、意味内容）〔訳注：指示されるもの《シニフィエ》〕の三角関係として要約されることがある。この三角のそもそもの由来は、二〇世紀初めにスイスの言語学者フェルディナン・ド・ソシュールによって着想されたもので、語用論や文脈を除外した、言語行為にかかわる要素の簡易的な理解を示している。[20] この三角は、少なくとも視覚の概念にとっては、直観でわかるように思える。たとえば色覚では、「赤」／「レッド」／「ルージュ」のような単語は、指示対象（電磁スペクトル内の明確な波長範囲、ここでは七〇〇～六三五ナノメーター以下）および心的表象（知覚カテゴリーとしての赤）と連合している。色覚と言語使用はもっと複雑だが、この単純な図式は基本的な考えの典型である。

においの用語はそれほど明快ではない、と神経科学者のキャサリン・ルービーと言語学者のダニエル・デュボアは論じている。[21]「バラのような」というにおいの例について考えよう。その正しい指示対象は何だろう？　遠位でも近位でも嗅覚刺激は、視覚や聴覚の刺激ほど非連続的でも一様でもない。特定の「バラの分子」やバラの特性はない。調香師のジャン＝クロード・エレナによると、バラの刺激というようなものを探すことは――

バラの香りが何百という異なる分子からなっていて、そのどれもバラのようなにおいはしないことがわかっているいま、無知なアプローチに思われる。いまのところ私はバラの分子というものを見つけていないが、花のにおいには生物学的に決まるサイクルがあって、その独自性はそのままでも、組成が大きく変化しうることはわかった(22)。

認知の手がかりとしての言語によって、私たちは注意して知覚に関与することができる。言語は心にとって、知覚されるものへの道筋を構造化し、はっきりさせ、さらに見直すためのツールだ。それが起こるのは嗅覚の訓練中であり、そこでこのプロセスが知覚経験を方向づける。何が知覚されるかは、経験と学習しだいである。ここで注意は基本的に有益である。そして言語による基礎があるからこそ、特徴的なパターンの認識のために、選ばれた基準の指示対象である固有の特性に「心の視線」を注ぐことができる。

真の嗅覚の専門技能は、この時点でようやく始まる。基準となるにおい物質の名前を知っていることでは、調香師の知識と知覚の範囲は説明がつかない。調香師に不可欠の条件は、原料がどうして知覚を生じさせるかを体系的に理解し、その理解を深めることである。これには原料の化学的挙動、混合パターン、そして関連性が含まれる。フレモントはうなずいた。「これは大変な仕事だが、だからといって、すべての材料を記憶すれば、優秀な調香師になるということではない。正直なところ、こうした材料の効果が処方箋でどうなるかを知ることのほうが重要だ」。基準となるにおい物質を覚えることで、多くの一般的な材料を「心の中にとどめる」ことは、原料がどんな組み合わせで、どう相互作用するか、どんな効果がもたらされるかのような、パターン認識を鍛えるのに必要なのだ。ラウダミエルも同意見である。「私たちはパターン認識がとても得意だ」

パターン認識にはいくつか層がある。原料のレパートリー、つまり習得された原料の相互作用リストがある。特定の材料は、混合物内で特有の効果を上げることが知られている。単一成分の特性を足し算するだけでは説明できない効果だ。香料製造においては、全体は部分の合計にとどまらない。ラウダミエルが例を示した。「黒オリーブはどうだろう？　黒オリーブがほしいなら、燃えたゴムと木なのだ」。そのように積極的に材料をブレンドし、単純な処方箋や材料の組み合わせのレパートリーを構築することで習得された知識は、完成した組成の分析にフィードバックされる。フレモントが例を挙げた。「先日、ある人が『ブラックシトラス』と呼ばれるものを持って来た。どこかのシャワージェルだ。そして私は言った。『でもそれは、「ライトブルー」のこのにおいだ』。実際に分析したところ、それはライトブルーだった。私は材料の組み合わせに気づいたのだ」

原料のレパートリーを知ることの次に来るのは、訓練された連想である。連想とは関係づくりを意味する――原料どうし、原料と概念、概念とほかの概念をつなぎ、さらにその過程で人の知覚背景も考慮する。ラウダミエルによると、「材料、対象、概念、イメージ、物体のいずれにしろ、関係のない物事どうしのパターンを見ることだ。関係ないように思えるし、これまで関係を見たこともない。しかし、一定の方法を学んだので、新しいものに新しいパターンが見える。私たちはそれがとてもうまいのだ」。こうした知覚の連想は学習過程の一部であり、ごく専門的な概念と原料のレパートリーを個人の積極的関与と結びつけている。

訓練とコミュニケーションの成功は、さまざまなレベルの認識に依存している。そのレベルとは（1）有形無形のさまざまな物質、（2）過去と現在の自分自身の経験、（3）この二つを結びつける能力の獲得。ここで先ほどの三角にもどるが、改訂が必要だ（図9・2）。

認知の手がかりとして言語を使って専門技能を確立することは、異なるレベルの認知的関与を結びつけることを意味する。第一に概念的知識（表象）のレベルでは、過去にコード化された経験といま現在の経験には時間的隔たりがある。その基盤となる記憶と概念的枠組みによって、別々の経験が同じか、似ているか、ほかの形の親近感でつながっているかを比較する。第二に物質（指示対象）のレベルでは、所与の刺激を以前に遭遇したにおい源と区別することが非常に重要だ――なぜなら、刺激は大きな物体か、におい物質の入った小瓶のどちらでもありえる。後者の場合、瓶に入っているのは、頭の中では同じカテゴリーに入るが実際には異なるにおい物質――たとえば、「オレンジ」ならオクタナール（$C_8H_{16}O$）かオクチルアセテート（$C_{10}H_{20}O_2$）――かもしれない。最後に、ラベリング（指示するもの《シニフィアン》）ということになると、さまざまなレベルの高度な知識がある。調香師は一般的ラベルとカテゴリー（バラと花）の両方を知っているし、化学物質（たとえばフェネチアルコール）と、おそらくそれが（たとえば知覚的特徴やパターンの典型として）出現する一般製品も知っている。

こうしたレベルをつなぐのは反復プロセスであり、育まれていく認知的景観に、さらなる用語、物質、そして表象がひとつずつ加えられる。新しい言語の学習に似ているが、におい言語の習得には、知覚を組み立てる指導下での観察もともなう。

嗅覚言語の学習は、二つの一般的な認知プロセスを基礎としている。名称が指示対象の物質とどう関係するかについての知識の獲得、そして心的概念やカテゴリーによる知覚内容の認識である。知識の獲得は、知覚表象を必要としない言語能力であり、単なる語彙の把握だ。たとえば、調香師は「ネロール」という用語が$C_{10}H_{18}O$という化学式のモノテルペンを意味することを知っている。そしていま、あなたはネロールを嗅いだことがなくても、それを知っている。次に、心的概念やカテゴリーによる知覚内容の認識があ

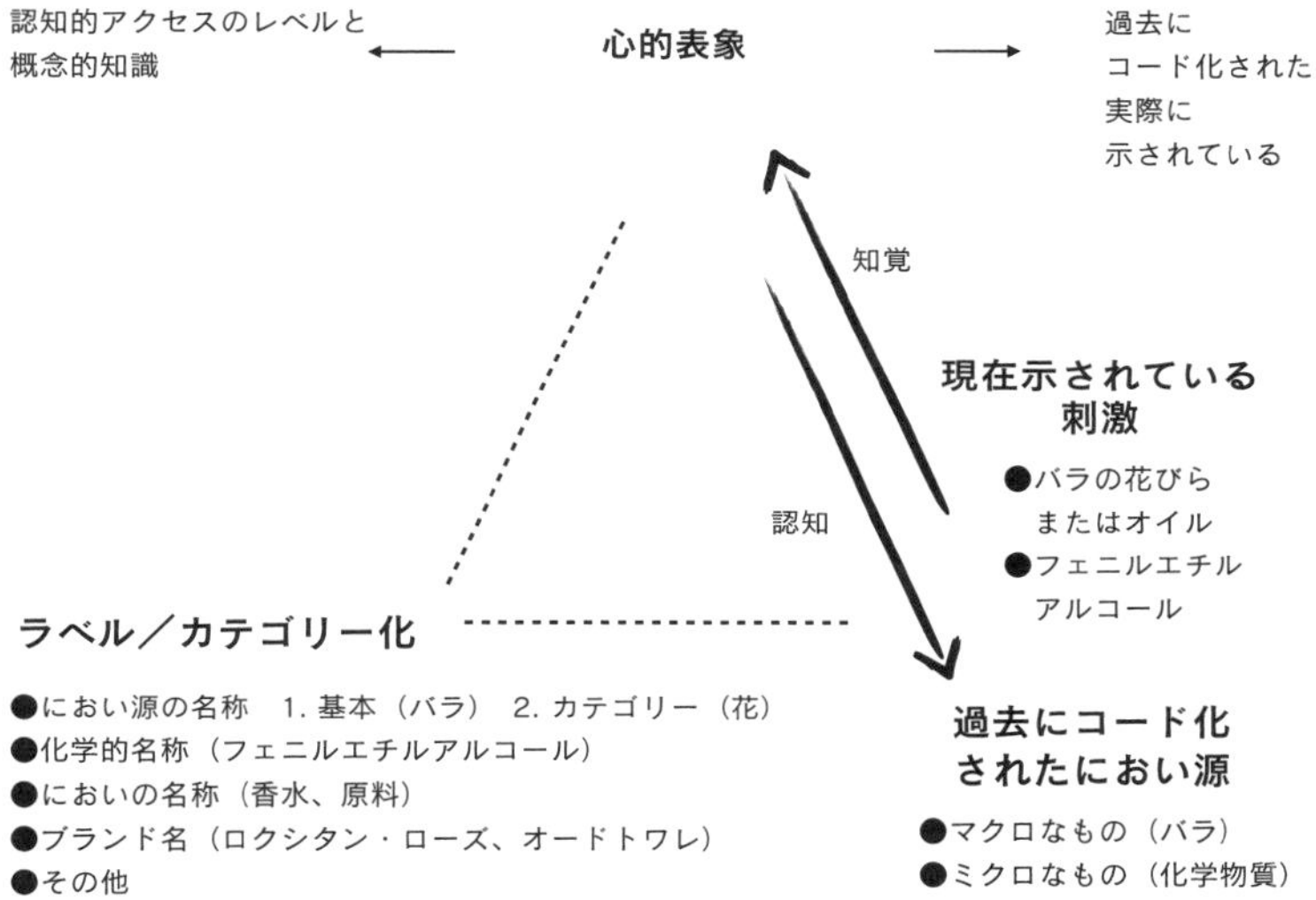

図 9.2　においの言語次元。概念（においの質）、レフェラン（においオブジェクト）、そしてシニフィアン（においの名前）の関係を図解している。出典：D. Dubois and C. Rouby, "Names and Categories for Odors: The Veridical Label," in *Olfaction, Taste, and Cognition*, ed. C. Rouby et al. (Cambridge: Cambridge University Press, 2002), 47-66, fig. 4.2, https://doi.org/10.1017/CBO9780511546389.009 を再構成。

る――たとえば、においを嗅ぐようにネロールを与えられているときだ（「おお、これはネロールだ！」）。この二つのプロセスはもちろん結びついていて、繰り返し互いを強化する。まず、感覚に名前をつけて、特定の文脈でそれを適切に使うことを学習する、心理言語学的能力によって結びつく。特定の文脈とは、たとえば香料製造だ（Tという香り用語はにおい物質Oを意味して、一般的に有形の原料Sを連想させる）。そしてこの結びつきを育てるために、その知覚内容は前に経験されていると認識し、それをよく似た例やカテゴリーと結びつけるという心理プロセスを足場にする。

嗅覚学習に焦点を当てると、知覚と認知は完全に区別できるモジュールではないことがわかる。実際にはからみ合っているのだ。知覚が示すのは、「一定の知覚結果」だと考えてはならない。心はあとで処理すべきデータを感覚印象から受け取るだけではない。心は能動的に、どんな種類の感覚情報をつかむのかを決定し、経験が認知的景観を教える。それはあなたの観察を構造化するレンズだ（したがって知覚と認知は厳密に同じではないが、並べてはじめて理解できる）。

嗅覚の専門家はにおいに関与するとき、人より多くを感知するようだ。この余分に含まれる複雑な質の詳細、差異、そして連想は、指導下での経験としての学習にともなうものである。基本的に観察の精緻化がにおいの内容形成とカテゴリー化を導く。だからこそ、知覚の専門技能は分野に特化している。ベテランのワイン醸造家と優れた調香師では、世界のにおいの感じ方がちがう。

知覚の専門技能は分野特化型

嗅覚について注目すべきは、専門技能の範囲、その概念リストがいかに多種多様か、専門化がいかに強く知覚評価に影響するか、である。嗅覚の専門化には、鼻とその訓練だけには収まらない知識がともなう。ほかの関連するスキルの獲得が求められる。ワイン醸造家は調香師と同じ種類の仕事は行なわない。両者は同じ特性に興味をもたないし、物質への認知的関与も異なる。どちらのスポーツも身体運動とボール投げが関係するからといって、バスケットボールの選手が自動的に野球を得意とするわけではないのと同じだ。ヨナス・オロフソンは同意見だった。「専門家を自分の快適ゾーンから連れ出せば、訓練されていないにおいについては明らかに能力が落ちる。やることは嗅覚が鋭い一般人と似たようなものだ。多くの専門技能は特定の形式の訓練、その語彙の特異性、そして遭遇する刺激空間に依存していると言えよう」

二〇一六年のイリヤ・クロイマンスとアシファ・マジドによる研究「風味の専門技能はすべて同じでは

ない」は、専門家の鼻による知覚の差異を研究している。クロイマンスとマジドは、三つのグループをテストした。ワインの専門家、コーヒーの専門家、そして訓練されていない試飲者だ。三グループすべて、コーヒーとワインの香りを評価するよう指示された。ワインの専門家はワインの香りを特定して名前を言う課題で、コーヒー専門家と素人被験者のどちらよりも優れていた（興味深いことに、コーヒー専門家はコーヒーの香りを特定して名前を言う課題で、ワイン専門家や素人被験者を超えなかったが、記述語の使用では際立っていた）。嗅覚専門家でも分野がちがえば、においを嗅ぎ分ける経験のない人と比べて、そこそこの優位しか示さなかった。ある分野の専門家であるからといって、自動的に別の専門分野で成功するわけではないのだ。クロイマンスとマジドの結果から、においの性質の概念的理解はその文脈に深く根づいているので、嗅覚の専門技能は適用範囲が限られていることがうかがえる。

熟練能力の相違は意外ではないはずだ。さまざまな嗅覚の専門家は、専門職に固有のニーズによって、自分の嗅覚の構成や内容に積極的に関与する。心が何に注意を払うか、どうやって注意を払う訓練をするかは、分野によって異なる。

フレモントは嗅覚の専門技能の差異について考察している。調香師として、彼はずっとワイン醸造家の仕事に興味をかき立てられてきた。彼によると、専門家の嗅覚スキル構築と知覚能力が異なる理由は、芳香物質とのかかわり方が特有であることだ。このかかわり方は、物質の操作性だけでなく、取り扱いと管理の度合にも関係している。「ワインの場合、季節がどうなるかはわからない。どれだけ雨が降るか、どれだけ寒いかわからない。いつブドウが熟すかわからない。だからこそ変動がある。年によって、同じワインでもまったくちがう味がする。さらに、たとえば樽の条件を操るのはとても難しいと思う。樽の条件は以前の条件と同一とは限らない」。一方、香料製造では原料をコントロールして安定させることができる。「香料では、どの物質も品質管理をする。一部の天然産物にはばらつきがありえるが、さまざまな原料を混ぜることによって、そのばらつきをコントロールしようとする。そうやって品質を安定させる。分子は通常、厳密に同一のはずである。それから香料をどれくらい熟成させるかを決める。それはとても重要だからだ」

ワインの専門家は、複雑なワインのアロマに含まれる個々の香り成分を区別し、識別する方法を知っている。仕事に使うワインのアロマ分析表を知っている。それに対して調香師はワインのような分析表をもたないが、元素組成と具体的な材料で、その効果を実現する方法の観点から考える。

トージアは例を挙げた。「ある若い女性が私たちのワインに着想を得て、香水を考案したのだが、彼女と仕事をしたとき私は、自分がワインに何のにおいを感じるかを説明していた。ローリエ、セージ、乾燥セージか生のセージか、といったようなことだ。すると彼女はそれを化合物、具体的な化合物にしようとしていた。なぜなら彼女は処方箋を組み立てていて、それを私のために分析していたからだ」

ワイン醸造家はワインとその質を、総合的な文脈で考える。たとえば、干しぶどうのにおいは熱波のしるしで、特定の年とブドウ園のある地域を指しているのかもしれない。調香師は処方箋で考える。これはまったくちがう話だ。部外者としては、調香師が処方箋で何を観察するのか理解するのは難しい。香水の処方箋は、材料とその割合のリストに見える。これが何にどれくらい入るのか、正確な分量はどれくらいか。こうした処方箋は一般に特許で守られている。ほかの専門家はその読み方を知っている。緻密な暗号のようだ。そのようなリストを見ても、あなたの心は、調香師が見るように訓練されているものをとらえられない。本に単語が書いてあると言っているようなものだ。アルゴリズム、音楽注記記号、レントゲンや脳スキャンと比べてほしい——読み方についての概念知識が必要な画像である。

こうした処方箋に隠されているのは、処方箋を効果につなげる方法についての理解だ。調香師にとって、物質とその変わりやすい知覚される質の微妙な関係を記録し、描写するのに役立つ。解決策は例によって単純なマッピングを受けつけない。やはり処方箋には未知の要因が含まれるからである。「処方箋があるとき、その処方箋はたいてい複雑だ」とラウダミエルは説明している。

「処方箋には何らかの働きをするものが隠れている。処方箋が何らかの振る舞いをするのだ。この処方箋を『揉む』つもりのとき、何かを足したり、何かを減らしたりして……そんな開発中に突然、その処方箋でにおいが生まれる――突出していて、以前に確認したことがないものだ。処方箋には、木、バニラ、柑橘がある。すべて申し分なかったが、次に何かほかのものを入れると、突然、バニラと柑橘しかわからなくなる。あるいは、バニラ、柑橘、そしてユリがわかるが、とても不快なにおいがする。前にもあったのだが、においの中で目立つものではなかった。私がそこにあると言っても、あなたにはわからない。ところが私が処方箋の何かを変えると、それが突出する。材料かもしれないし、効果かもしれない。効果の場合、それがどこから来るのかわからないので悪夢だ！　何だろう？　コーヒー、レモン、バニラ？　このにおいを一緒にしたことがないのでわからないし、単独でどんなにおいがするのかもわからない」

調香師は物質を混ぜ合わせる。加え、取り除き、バランスを取ることによって、材料の組み合わせをねらう。彼らは経験から、化学物質のどんな組み合わせが、個々の成分のにおいとは異なるにおいを知覚させるのがわかる、あるいは予測できる。逆に言うと、この獲得した知識は、複雑な香料にどんな要素が入っているかを把握するための、一種のパターン認識も育成する。前述のコーブルによるワインテイスティングの分析にもどると、熟練したパターン認識こそが、調香師とソムリエの知覚的専門技能に共通するものである。

においの経験の認知構造

視覚のように、知覚のカテゴリー化が子ども時代の早い時期に、比較的容易に獲得される感覚もある。そのような知覚カテゴリーは直覚的で直接的に思える。カテゴリー化がそれほど単純でない感覚信号もあって、嗅覚信号はとくにそうだ。これは信号が広く分散し、コード化があいまいであることと関係がある（第5〜8章参照）。嗅覚信号が何を意味するかは、さらなる手がかり（たとえばクロスモーダルなもの、意味論的なもの）によって既存のカテゴリーまたは新しいカテゴリーと結びつける訓練で決まる。

こうした結びつきは基本的に学習される。学習はヘルマン・フォン・ヘルムホルツが知覚の認知理論で「無意識的推論」と呼んだもの——意識下の処理によって知覚を形成する推論——の発達を推進する。[23] 無意識的推論は、以前の経験と記憶を背景に生まれ、すぐに現在の予測と、それに続くプロセスのさらなる形成につながる。ある意味で、無意識的推論は感覚系の条件反射に変化する（ヘルムホルツの考えは、現在の認知神経科学における「予測脳」の前身である。第8章参照）。

ここでの知覚には判断がともなう。直接の感覚ではない。過去と現在の経験的背景と切り離せない、習慣的な反応パターンを構成している。そうした無意識的推論の仕組みは、それ自体知覚できない。私たちの心は、内省によって感覚内容を自身の過去の経験から切り離すことはできないのだ。

人はどうやって最終的に、比較的安定したバランスのいい知覚を得るのだろう？　ここに作用する因子が二つある。

1　私たちの感覚系と身体は似たような特性を感知するよう調整されていて、生理学的条件が共通していると同時に、だいたい同等のエナクティブな（行為を促す）適所または環境に関与している。

2　私たちは孤独に生きているわけではない。社会的生きものであり、いくつかのレベル（家族、利益集団、社会など）のコミュニティ構造の一部として、物事にかかわり、それについて情報をやり取りすることを覚える。そのような習得された無意識的推論の条件づけは、内省によってアクセスできるとは限らない。

知覚をその学習歴から切り離せないからといって、それが変化しないわけではない。詰まるところ、専門技能は目標を定めた努力と注意の産物である。しかし調香師やワイン醸造家のような知覚専門家の認知的条件づけは、嗅ぎ分ける経験のない人や初心者の知覚学習とは大きく異なる。認知科学者のジョン・ウィリッツは、意味論的発達と知識習得を専門としており、そのちがいをまとめている。専門家は特定の課題の目標と成功の条件について、「教師あり訓練」によって学習する。彼らのカテゴリー化は、ほかの専門家から獲得された概念であり、認知構造は専門家の知覚能力にとってためになる。素人は、教師なしで課題に依存しないやり方で学習する。彼らのカテゴリーは社会的に伝えられるもので、一般的な入力の一部であって、対象を絞って提示されるものではない。そして認知の枠組みは知覚能力に付随する。[24]

したがって専門家の認知構造は、認知戦略と学習がちがう結果として、異なるものになる。専門家の嗅覚訓練は素人とちがって、行き当たりばったりではなく系統立っている。概念表象と知覚カテゴリーが物質へとマッピングされる。分類因子と比較基準は、目前の課題に対して選ばれる。そして先ほど見たとおり、それらは専門技能や物質とのかかわり方にも関連している。結果として、専門家は重要視する次元が異なる。

専門家の知覚に見られる意味空間の多様性は、クラスター学習から生じる。[25] 嗅覚専門家も素人も、単独で知覚のリストやスキルを獲得するわけではない。素人の能力にかなりのばらつきがある原因は、においと知覚のカテゴリーがまったく構造化されないまま習得されることにある。私たちはにおいについて、行動環境をとおして行き当たりばったりに、たいてい対象との緩やかな連想（食べ物、都市の「スメルスケープ（におい環境）」、庭など）で学習する。においについて、においとして学習することはほとんどないのだ。それに対して専門家は、においから的を絞った分類因子を連想する特殊な訓練を受ける。同じ分野にいるかぎり、能力のばらつきは小さい。もちろん専門家間に個人差はありえる。ワインテイスティングでの的確な記述語の選択を考えてほしい。そこに見られるばらつきは、訓練や地域的な言語のしきたりの個人差を映しているが、言語によるアロマ知覚の一般的な認知的構造化や分析は同等である。これは、優れたソムリエ一人ひとりが独力で、同じワインを正しく識別するくらいに確かなことだ。

分野特有の嗅覚能力が広く安定している理由は、専門家の学習が、構造化されたクラスター化のモデルを取り込んでいることにある。クラスター学習は、分類因子と要素（基準となるにおい物質の一連の基本的カテゴリー）を確立してつなげることで始まり、さまざまなクラスターの体系的配列によって進展する。学習の一般的プロセスは、本質的に関係を築いていくものである。新しい物質と概念が、以前に獲得されたグループにつながるように配列され、だんだんに個人の意味空間を発達させるのだ。専門家の学習は、教師ありで特定の課題を行なう手順としきたりを必要とするという点が異なる。このように中心プロセスは似ているが、ツールが異なり、専門家の学習は結果をともなう。

専門家の鼻の知覚構造は、素人とかなり異なる。なにしろ専門家は、知覚判断のさまざまなプロセスにかかわっている。このことは二通りに作用する。第一に、知覚空間とその概念的クラスター化が高度で、物質と質のニュアンスでクラスター間に双方向の結びつきがある。たとえば調香師は、オクタナール（$C_8H_{16}O$）やオクチルアセテート（$C_{10}H_{20}O_2$）のようなオレンジのにおいのするにおい物質のレパートリーを記憶しているだろう。その調香師はオクチルアセテートなどのにおい物質の香りを、二つ以上の一般的で素人向けの記述語（「フルーティー」とか「オレンジっぽい」）によって識別し、その質的特性をより詳細に（「わずかにワックスっぽい」のようなニュアンスを加えて）分析できる。逆に、「わずかにワックスっぽい」の知覚クラスターには、オクチルアセテートのほかに、グリコール酸アリルアミルのような、いくつかほかのにおい物質が含まれる（こちらの場合はオレンジっぽいではなく、ナシっぽくて緑の香り）。さらに調香師は、においクラスターを化学的に応用するのにどう使えばいいかを知っている（たとえば、におい物質が洗剤やシャンプー用になるくらい安定しているかどうかを判断する）。素人のそれとくらべて、専門家の知覚空間は細部が豊かで、とくに、いくつかの分析層にまたがる基準によって構造化されている。

嗅覚の概念的クラスター化は、本質的に非線形である。物質の分類と知覚カテゴリー化を縦横に網羅する。この場合、嗅覚の基準は分野横断的であいまいで、線形ではない（「赤はこの範囲の波長を意味する」とはちがう）。においの認知マッピングの（個人間および分野間の）差異は、知覚の主観性の問題ではない。分子や知覚の次元にかかわる複雑さの結果なのだ。

第二に、においに熟練した人には、長年にわたる観察のスキルと改良によって育まれた知覚能力がある。嗅覚の専門技能に関する最も重要なポイントは、的を絞った訓練のおかげで、においの質の細かいニュアンスを感知できることだ。さらに、におい物質がどんな種類の質を伝えるかに関して、余分な情報を引き出すこともできる。そのおかげで、実務経験のない鼻には信じられないような観察結果が出てくる。におい物質が伝えるのはにおいの質ひとつだけではないのだ。

色刺激とちがってにおい物質は、たいてい二つ以上の質を伝える。多くのにおいは複数の異なるにおいの質を生み出す。ラウダミエルはこう説明している。「香料の場合、材料にはつねにいくつかの側面がある。『においの単位』はない。これからもその状況は変わらないと思う。なぜなら、あらゆる分子は……こう表現しよう。あなたが緑色を見るとき、緑色しか見えない。黄色は見えないし、青も見えない。緑が見える。赤を見るときは赤しか見えない。なぜなら特定の波長を活性化するからだ。そのため、とてもはっきり説明できる。ひとつの波長で色が定義される。香料の場合、何かのにおいを嗅いで、それがひとつのものだけということはない。単一の分子は知らない。たとえば刈った草。刈った草にはいろんなものが感じられる。刈った草には湿った土がある。ナシのにおいがある。緑の香りがあって、それは青くさい葉っぱのにおいだと、あなたは言うだろう。しかしそれなら、青くさい葉っぱのにおいをどうやって定義するのか？　それは刈った草のようなにおいがするもの。これではお手上げだ。香料製造においては、ここで始まってここで終わる完成品などない、と言うべきである」

マーゴットはこう応じた。「とても重要なことだ。好例として、シュウ酸シトロネリルエチルと呼ばれる物質がある。構造活性における作用は麝香と表現される。しかし内容を知らせずに示すと、調香師はこう言うだろう。『そう、ナシだ。フルーティーなナシ。甘い』。ある種の麝香分子には、においにこのフルーティーなナシの成分もある」

ウォルト・ホイットマンの詩の言葉を借りれば、におい物質にはいろんなものが詰まっている〔訳注：ホイットマンの詩集『草の葉』に収められた詩の一行「私にはいろんなものが詰まっている」〕。におい物質のこの情報の豊かさにアクセスし、それを理解するための基盤は、系統立てて繰り返し注意を払うことによる認知的関与である。この事実から浮かび上がる知覚理論にとって最も重要なメッセージは、知覚は直接的なものではないということ、つまり物事には隠れた面がある、あるいは出合ってすぐにはわからないものがあるということだ。もちろん、このことは視覚からもわかる。視覚でも、私たちは意識的に気づくよりはるかに多くを知覚している（変化の見落としを考えてほしい）。そしていま、嗅覚にも同じことが言えるとわかっている。

これまでの章で、におい知覚は物理的情報も、生理学的コード化も、知覚による解釈も、本質的にあいまいであることを見てきた。それに対して本章の感覚専門家の分析は、知覚カテゴリー化の心理学的活動について、刺激の分類にもとづく従来のアプローチを超えた新たな視点を提供している。

においは単一の均質なものではない。単一のにおい物質でも、さまざまな質的意味を伝える可能性がある。概念レベルでは、脳がにおいのイメージを積極的につくり出すチャンスが与えられる。一般に認められている知覚理論が示唆するような、刺激をそのまま映し出して再現するものではない。この知覚における概念内容の構築は、嗅覚が遭遇する感覚経験とは切り離せないし、そこに取ってつけるものでもない。それどころか、このプロセスは感覚処理に複雑に織り込まれているのだ。

したがって嗅覚の客観的価値は、特定の刺激に結びつく経験が同じだということではない。嗅覚の客観性は、情報コード化の原理にあるのだ。嗅覚やほかの感覚を特徴づける客観性の考えを理解するには、感覚信号と適切な反応を確実につなげる因果プロセスのほうが、はるかに優れた土台になる。あなたの鼻は外の世界にある重要な情報を感じ取るが、その情報がもたらす行動や概念化など、情報が引き起こすことは、コード化システムによって具現化される評価の範囲、原理、そして関連性に大きく依存している——要は、感覚系がどうやって刺激の情報を理解するか、である。

変化する環境内の経験にもとづくタグ

専門家と素人のどちらが経験するにしても、嗅覚の個人差を単なる主観で片づけてはならない。知覚の理論化にシステム論的考え方を採用する必要性が示されているのだ。知覚のカテゴリー化はスキル構築を含めた習得されるプロセスなので、専門技能の程度はさまざまであり、結果的に精緻化は数段階にわたって進む。においは脳の創作物であり、その目的は、知覚者の生理やその変化するニーズに合わせて、多種多様な環境で比率の変動する刺激としての情報に、適切に反応することである。非線形で、ごちゃ混ぜで、分散している処理のおかげで、においは驚くほど挙動が柔軟になり、文脈に応じた意味が割り当てられる。そのようにして鼻は化学的環境に対し、個人に合わせたごく精緻な測定を行なう。

脳はにおいを使って、選び、区別し、適切に物事や状況の本質を判断する。真の難題は、鼻によってどんな種類の選択が行なわれるか、世界に対する志向的態度の一環として心がにおいをどうするか、を理解することである。そこで嗅覚はいくつかの認知的役割を果たすことができる。嗅覚情報は計算されて、視覚情報のように見方の変わらない知覚対象になるわけではない[26]。

何よりもまず、嗅覚で肝心なのは変化である。環境中の複雑な化学組成に起こるごくわずかな変化を、その文脈に照らした評価の十分な柔軟性を含めて、鼻が測定する。知覚形成の過程で、感覚入力はさまざまなほかの関連するプロセス――期待と予想、経験と学習、記憶と意味連想、注意と意識、クロスモダリティ効果と空腹や疲れのような生理的条件など――によってふるいにかけられ、構造化される。したがって、私たちが最終的ににおいとして知覚するものは、信号と、この信号がどんな知覚判断をもたらすかを決めるほかのプロセスとの組み合わせに、大きく依存している。同じにおい物質が知覚的に異なるものを意味することもある。なぜなら、その情報は一義的ではなく、コード化システムは情報を断片的に読み取るわけではないからだ。観測者と観測者が関与しているにおい物質との質的関係の指標として、においは働くのだ。

実際に鼻は何が得意かというと、ごく小さな質的変化と微妙な差異の認識を必要とする、においの質的比較である。におい一般は物体や状況の質的尺度であり、物体そのものとしてコード化されることなく、物事や環境を確認する機能を果たす。何もわからず嗅ぐにおいは、その源という点では十分にあいまいなままである――嗅覚が主観的感覚だからではなく、（嗅覚刺激の雑多な環境に対応する）嗅覚系のコード化と計算の特性のせいだ。

この観点からすると、においの感覚は生物の意思決定のツールとして分析され、モデル化されなくてはならない。におい知覚は、物体や複雑なシナリオを比較するときの明確な文脈の標識であって、個別の感覚情報の「代役」を務める心的イメージや「においとして」のにおいのコード化ではない。ここで言うにおいは一般に、より広い心的風景の一部として、はっきりした対象の質を明らかにする。日常的な知覚では、鼻は文脈の測定器として働く。同様に、心理学者のE・P・ケスターは、「においは通常、かつてそれが生じた状況のエピソード記憶によって、とりわけうまく特定される」と主張している。[27]

私たちはにおいを、一般的な認知処理における知覚タグとして経験する。考えてほしい。においそのものの概念記憶は、それほどスキルを要しないかもしれないが、（よく言われるおばあちゃんの家のにおいのような）物事や文脈の連想タグとしてのにおいのエピソード記憶は、とても優れた能力だ。脳はにおいを物や状況とともに記憶する傾向がある。将来的に遭遇して比較するときのためにさらに検討して、似たようなものに注目したり特定の状況に注意したりする価値があるように思える場合は、なおさらである。

脳が思い出すように準備しているのは、におい物質そのものではなく、しばしば記憶が役立つ文脈の情報なのだ。

だからと言って、においオブジェクトについて論じられないということではない。私たちは確かに論じる。そして、(バラやおしっこのような) 概念レベルの嗅覚の印象について話すとき、明確なカテゴリーに取り組むのに、便宜上、「においオブジェクト」や「においイメージ」のような概念を使う。しかし私たちは哲学的誤謬の犠牲となって、こうしたカテゴリーが、外部の物体の確固たる表象を構成するという点で、視覚オブジェクトと同じに扱えると考えてはならない。においは物理的刺激空間にある物体単独の表われではない。そうではなく、物質の質の文脈に照らした測定値として、刺激パターンの規則性から習得された連想(相関的共起)として、処理される。

その区別はとても重要だ。においの質の豊かな知覚表現は、嗅覚のコード化原理の直接的結果として、刺激の空間や分類に公平かつ一様にマッピングできるものではない。

そしてこのことから、嗅覚に対する新しい見方が浮かび上がる。たとえばオロフソンの意見では、「嗅覚を研究することで、新たな方法で記憶のメカニズムを理解できる。陳述記憶は嗅覚と比べて、明らかにかなり発展した分野である。しかし嗅覚は、視覚とは大きく異なる、きわめて特徴的な種類の知覚組織をもっている。この二つのまったく異なるタイプの感覚記憶を、どうやって似たような長期記憶保存形式へと流し込まれるのかという観点から対比するのは、とても有効である。こうして嗅覚はおそらく自らの枠を超え、私たちがもっと一般的な認知機能を理解するのに役立つ可能性がある」

嗅覚へのカギを握るのは、その連想記憶の機能であり、においは強化された経験によって習得された連想の表象として作用する。だからこそにおいは、単独で投与されると特定するのがとても難しい。専門家として訓練されていない場合、鼻はどうやってにおいと概念内容を結びつけるかというと、文脈中でそのにおいに触れるのであって、きまってほかの感覚手がかりもある。そのため普通の日常的知覚において、においは認知作用に助けられながら、脳が背景として、あるいは意識の指針として利用する、経験にもとづくタグの役割を果たすのだ。

実際、こういうときほど心の鼻が利くことはない。

第10章　要点——心と脳をのぞく窓としての鼻

感覚の包括的理論にたどり着き、情報処理の神経基盤をモデル化するための前提を解明する絶好の機会が、嗅覚によって生まれる。

知覚理論の主要な哲学的前提は、（1）知覚経験の個人差は知覚の客観性と両立しない（第9章参照）、（2）知覚の恒常性は感覚処理の最重要機能である（第3、4章参照）、（3）神経地図形成は脳内の根本的な組織化原理である（第6〜8章参照）。においの感覚はこうした前提の正当性に疑問を投げかける。そのため、私たちは脳による心の創出に対する洞察を修正することになる。

視覚中心の理論はたいてい、知覚とは要するに——たとえ視覚処理の中心が動作検出だとしても——対象の不変の表象であるという考えにしたがっている。「人は日常生活で、たえず変化する感覚をもとに、どうやって一貫した知覚を得るのだろう？」。これはいい質問だ。この考えを述べたのはジェームズ・J・ギブソンである。[1] のちに、デイヴィッド・マーが強調した。[2] しかしこの考えが表現するのは、知覚の典型的な機能ではなく、いくつかあるうちのひとつの機能である。それなのに哲学と科学の論争は、この問題を中心にしている。なぜなら、知覚における見かけと現実のちがいをはっきりさせる客観性の表われとして、安定性を主張しているからだ。

視覚系の定型的地図形成は、この見解を支持するように見える。人は世界を脳にマッピングできる。脳はあまり動かない舞台に似ていて、そこで世界と心が互いにかかわり合う。心と世界については哲学的な二元論がすでにあるが、その細かいところを神経科学が埋める。脳がどうやって構造化された世界の表象にたどり着くかは、実験科学の刺激的な研究プログラムになっている。ところが、それが脳の機能かどうかは、ほとんど問題視されない。

嗅覚はこの対応モデルにはまらない。嗅覚が向き合う刺激は、行動文脈も物理的な位置特定の可能性も、予測ができない。化学的環境はつねに流動的で、その統計データを追いかけるには、複雑な問題に対する単純な解決策が必要である。特化されすぎた既定の地図をもつことは、この状況では不都合でさえあるかもしれない（第6、7章参照）。代わりに、入ってくる情報とトップダウン効果の細い境界線が繰り返し引き直されることを、本書では見てきた（第8、9章参照）。嗅覚はきわめて評価的な感覚である。においの経験では、知覚と判断がからみ合っている。人が遭遇した物事の関連づけを学ぶやり方から、そうした物事のカテゴリー化と価値判断のやり方がわかる（第3、4章参照）。世界と心はやり取りしているが、脳はそんな世界と心のやり取りを表示してはいない。

脳は動的であり、世界をマッピングするというより測定する。そういう意味で、脳は何を、いつ、どうやって選ぶかに答えるために、においを評価する。においは比率の解釈であり、信号の組み合わせと大きさの評価である。そして質的に似たものの表象を具体化している。測定マシンとしての脳は、知覚の第一の目的が安定した物体認識とその特定ではないことを示している。そうではなくて知覚の目的は、さまざまな意思決定の文脈で、ごくわずかな質の差異を柔軟に評価するために、観測にもとづいて経験を磨くことである。何がにおい状況の情報内容を知らせるのかは変わりやすく、入力の具体的な比率と組み合わせとの間に形成される連想と、その（ありえる）相互作用の期待値で決まる。そのような感覚測定値を解釈して知覚カテゴリーに一般化する可能性は、生物のニーズ、経験、そして学習に根ざしている。それは記憶ベースであるだけでなく活動にも関連していて、理解するには、知覚している生物とその環境の相互作用の視点に立たなくてはならない。

脳を活性化と活動の観点から見ると、つまりかなり柔軟な意思決定組織として見ると、空間表象は、一時的な文脈測定の行為にともなう副産物になる。知覚処理を定義する最も根本的な原理は、刺激の表象ではなく測定であり、生物の進化的発達と個体の経歴がその較正の役割を果たす。

嗅覚の話は、哲学的直観を受け入れないシステムについてじっくり考え、神経科学の概念的基盤を考え直す方法を示している。そして既存のものに代わる知覚の概念をも切り開く。

知覚はスキルだ。レベルがいくつかあるスキルであり、生物がにおいを感じることを学ぶための神経プロセスと認知戦略を必要とする。知覚の目的は何よりもまず、意思決定における情報の測定であって、安定性そのものではない。感覚系はどんな種類の分類活動ができるかを含めて、感覚情報がどうやって知覚カテゴリーと認知対象に処理されるか、それこそまさに問題になっていることだ。

知覚の特徴は、継続的な探索活動と学習行動だ。外部情報は、あらかじめカテゴリーを形成して入ってくるわけでも、ラベルが付いているわけでもない。私たちが知覚カテゴリーとして経験するのは、作用する感覚の結果である。それは活動だ。感覚入力はさまざまな源から来る。表面反射が目に届き、圧力波が耳に届き、揮発性化学物質が鼻まで移動し、機械的圧力が皮膚にかけられ、感覚は自分自身の心拍によっても生じる。この身体的情報の寄せ集めは、神経信号に変換され、それから数段階で処理されるあいだに、情報はふるいにかけられ、信号を伝達するまとまりに構造化され、クラスターに統合され、さらには神経系内のほかの並行するプロセスと連携させられる。

したがって、においの知覚内容は、おもに「においオブジェクト」の実例としてではなく、「においの状況」について、分析されなくてはならない。においの状況は文脈に応じた神経系による判断のための知覚尺度を表わし、そこでは入力の手がかりが時間的関係と学習された連想の観点から統合される。この見方からすると、知覚は環境内で変化する信号比の測定器を構成しており、情報はトップダウンプロセスからの予想効果によってもたらされる。

鼻が眼と交わるところ

嗅覚はどれだけ視覚の理論に情報を与えるのか？　神経組織の原理となると、視覚でごく明白に見えることのすべてが、実際に明白とは限らない。地図形成は、主流のモデルのニュアンスほどには、視覚にとって基本ではない。たとえば、ウミガメその他の爬虫《はちゅう》類の一次視覚野には、視覚入力の地図形成組織が見られない。ウミガメの視覚野には視野地図がないのだ。(3)　おそらく、一般的なモデル動物――ネズミと霊長類――に代わるものを見つけるべきなのだろう。

二〇一七年、著名な神経科学者のマーガレット・リヴィングストンが、マカク属のサルの紡錘状領域に見られる、空間的に不連続の活性化パターンは、経験で決まることを発見した。(4)　感覚学習は、視覚情報処理での神経信号の配列にとっても基本である。こうした視覚系の計算原理には、遺伝的にあらかじめ決まっているバウプラン以上のものが関与する。嗅覚における地図形成とは異なる形の結合的な神経信号伝達を支える接続の仕方は、地図を超える計算原理を探るための補足モデルを提供する。

感覚系が働くための原理、すなわち対象の特性の選択と統合は、知覚の特徴を突き止めて評価するための確固たる根拠を提供する。たとえば、色のような何かの知覚カテゴリーが、たとえばにおいのようなほかのカテゴリーより、非連続的で明確であるかどうかは、情報がどうやってまずコード化され、さらにまとまりに統合されるかで決まる。したがって知覚の理論は、知覚効果の認識にかかわる複数の相互作用にもとづいていなければならない。どんな種類の認知および行動のメカニズムが、分子および神経の基盤によってもたらされるのか、また逆に、どんな分子・神経基盤が認知・行動のメカニズムを生み出すのかを問わなくてはならないのだ。

これに関連して錯覚について考えよう。ヘルマン・フォン・ヘルムホルツは、錯覚は無意識的推論の結果だと考えた――心が感覚から知覚を構築するメカニズムだ（第9章参照）。この考えは、視覚だけでなく嗅覚にも当てはまる。認知科学者のマーク・チャンギージーは、多くの錯視は「神経系の遅れ」で説明がつくと主張した[5]。その一例のヘリング錯視〔訳注：二本の平行線が湾曲して見える〕では、脳が消失点に向かう前進運動を予測する。ゆがんだ線は、運動を知覚的にシミュレーションした予測の結果である。これは、視覚系がどうやって世界を理解するかのもっともらしい解釈であり、その神経基盤に適合し、動作と知覚の結合を統合する予測脳の理論に通じる。

視覚のようなきちんと体系化され、構造があらかじめきっちり定められたシステムでさえ、知覚は基本的に発達と経験によって形成される。脳をとおして心を理解したければ、脳の構造的・機能的多様性を、もっと真剣に受け止めなくてはならない。

知覚の理論は視覚の理論ではない

現実は目に映るものだけではない。知覚の包括的理論は視覚の理論に還元できない。感覚には分岐進化した歴史がある。視覚は比較的遅くできたもので、化学受容のほうが進化の経路では早く現われていた。すべての感覚が、さまざまな行動機能に関与し、さまざまな手段でそうした機能に役立つ。なぜ、知覚を理解するには視覚が最善の選択だと決めてかかるのか？　なぜ、すべての感覚が同じ原理で働き、その最適のモデルが視覚だと考えるのか？

視覚はとても優れた感覚系であり、現代神経科学の考え方を築いた。しかし本質的に視覚中心のアプローチは、「ほかの感覚」に対する誤った優越主義を生んだ。視覚のレンズは、知覚とその機能や条件についての考え方を枠にはめてしまった。知覚とは何だと考えるかに、決定的な影響を与えたのだ——「ほかの感覚」がいくつあるかは言うまでもなく、何であるかも十分に理解されていないことを考えれば、おかしな結論である。知覚における優越主義はつねに、とくにあまり目立たないシステムの軽視を助長する。深刻な脳障害を負うまで意識にのぼらない、きわめて重要な感覚もある。一般人の考えに反して、私たちには五感より多くの感覚があるのだ。

現代の感覚科学は、数え方や分類の目的によっては、最大二七の感覚様相があると推定している。触覚、固有受容感覚（後述）、内受容感覚〔空腹や心拍など身体内部の状態についての知覚〕など、標準的な知覚モデルには当てはまらない感覚がたくさん存在する。こうした感覚はアフォーダンスによる行動がさまざまで、生理的な機能や現象が異なる。

移動について考えよう。移動は感覚系の進化に中心的役割を果たした。視覚、嗅覚、固有受容感覚のような感覚のおかげで、生物は動き、環境に反応することができる。移動は生物の行動の中心的要素であり、さまざまなタイプの環境データを処理するために神経系がどう配線されたかを含めて、感覚情報がどう使われるかを決定する。すべての感覚が刺激処理で同じような規則性に取り組むわけではないし、あらゆる感覚が同じように空間ナビゲーションに合わせて調整されているわけではない。行動がどういうふうに特定の感覚系の神経組織を形成し、感覚プロセスを決定しているかはそれぞれで異なるはずだ。

先ほど挙げた三つの感覚を比較すると、この問題がよくわかる。固有受容感覚はどうだろう。これは自分自身の体の姿勢と動きについての知覚である。自分の体を空間内でナビゲートしている物理的存在としての、私たちの空間経験に結びついている。目立たない感覚だが、体の内側の感覚をとおして、もっと言えば物理的存在としての自分自身の自己認識をとおして、空間性の無意識な理解を促す。嗅覚の働き方は異なる。オルソネーザルなにおいによって、外部手がかりにもとづく空間行動はできるが、それでもなお空間的次元そのものに対する同じような感覚はない。自分自身の体をとおして空間感覚を得るために、固有受容感覚は外部手がかりを処理するのではなく、視知覚と強く結びついている。一方の嗅覚は、嗅ぐ行為による空間ナビゲーションを促すのに、体性感覚と結びついている。感覚は、一斉にとは限らないが一体となって、相補的に働く。

このような感覚の多様性に照らして、少しの間、嗅覚ではなく視覚が異質なものかもしれないという考えを受け入れてほしい。視覚系はとても異例である。大ざっぱに言って、視覚系は三次元の環境を二次元の網膜像に変換して、特定の特性（形、色、動き）を抽出したあと、奥行きを加えて三次元の心的イメージを再構築する。これは触覚の計算の仕組みとは異なる。味覚その他の感覚系の仕組みとも異なる。

視覚は、予測できる刺激から情報を抽出することによって、空間ナビゲーションの仕事と直接結びつく、きわめて特異的な神経組織をともなう感覚である。しかし触覚や嗅覚など多くの感覚は、予測不能な刺激に反応するよう発達した。規則性はあっても予測可能性をともなわない感覚もあって、たとえば内受容感覚は恒常性（心拍やホルモンバランスのような生理的プロセスにおける安定した均衡）を条件とする。したがって、視覚の理論化は知覚の包括的理論の土台にはなりえない。

嗅覚の何がそれほど特別なのか

なぜ鼻は感覚のモデルに適しているのか？　嗅覚は本当に視覚とそれほどちがうのか？　たしかに、嗅覚と視覚で共通する知覚効果がいくつかある。例の「パルメザンチーズと嘔吐物」の例は、少なくとも視覚の「ゲシュタルトスイッチ」〔訳注：見方によって二種類のものに見える絵を見ていて、どちらに見えるかが切り替わる現象〕を思い起こさせる。嗅覚は根本的には視覚とちがわない。しかし、これは画期的意味合いをもつポイントである。心と脳の理論への関与を含めて、感覚を考え直し始めるのに、嗅覚があらゆる点で視覚と異なる必要はない。現実の問題は、二つの感覚の類似点と相違点は何か、その相違が何を意味するのか、である。

本書をとおして、あなたは視覚、聴覚、体性感覚と比較して、明らかに異なる神経表象の原理によって働く感覚系について知った（第2、5〜8章参照）。嗅覚はすでに末梢において、その遺伝的性質ゆえに、とても変わりやすい。刺激コード化の足し算で働くわけでも、定型的な地図のような刺激表象を採用するわけでもない。こうした特徴は、二〇世紀の感覚神経科学の中心にあった刺激マッピングの考えとは、まったく対照的である。心と脳の理論でマッピングについて語ることは、表象理論が知覚に関する話題の中心となる哲学的議論にも根づいていた(6)。そこでは、信頼できる知覚は物理特性の正確な心的表象である。しかしそのようなマッピングの話題は、知覚が実際に何であるかをあいまいにする。それは連想の学習であり、観測の精緻化であり、文脈に応じた判断なのだ。鼻にまつわる話からは、概念の心的表象（第3、9章参照）を含めて、一般的な知覚効果は刺激のトポロジーより神経構造の発達に依存していることがわかる。

知覚効果は、その発生という視点からの理解を必要とする——明確にそのコード化を、つまり計算と神経系の原理を見ることだ。このアプローチはかつてパトリシア・チャーチランドが、神経哲学《ニューロフィロソフィー》と名づけたものの仕事である。「心を理解することは脳を理解することを意味する」。脳を理解するためには、その構造と配置に注目するだけでは不十分なのだ。

個人的な要点

ここで嗅覚脳の物語は終わるが、その研究はまだ継続中である。神経科学の最新動向を探ると、主要な哲学的教訓が前面に出てきた。つまり、個人差は知覚の客観性の概念と対立するわけではなく、むしろ、感覚系の核となるメカニズムの表われなのだ。主観効果は、その発生の因果原理を経由してアクセスし、測定し、比較できる。伝統的な知覚の客観性と主観性の二元論は、過去の哲学的枠組みの遺物というイメージだ。この二元論の考え方を変えるべきときである。

これはチャンスでもある。自然主義的哲学を二一世紀にまで放り込み、神経科学的研究と哲学的研究をはっきり区別している、制度的な学問体系の縦割りを壊すのだ。哲学は、自分たちの発想と論争は時代を超越していて、その応用は実験開発と無関係であるという考え方を捨てなくてはならない。哲学が心とその発生、構造、環境について、歴史的に育まれてきて深く染みついた直観を考え直すための新たな疑問と角度が、神経科学によって生み出されてきている。私たちは謎に手法を適応させるべきなのであって、その逆ではない。

神経哲学は、理論上のこぎれいな言葉より深いところに到達している、実際的な物の見方なのだ。そして本書は個人的な覚え書きで終わる。ひとりの哲学者が実験室で、三年間来る日も来る日も、必ず痕跡を残してきた――哲学と科学の両方に。近ごろは、スチュアート・ファイアスタインが科学的研究のほかに、記録保管所で一九世紀の原稿を読んでいるのを見かけるかもしれない。その一方、私の将来は実験主義に変わった。私はまもなく実験室を立ち上げることになるのだ。きっかけはゴードン・シェファードとの運命的な朝食だった。彼にこう訊かれた。「実験主義になることを考えたことがある？」

謝辞

本書は個人的な旅の締めくくりである。

名前を挙げるべき大勢の中で、突出している人がひとりいる。スチュアート・ファイアスタインだ。私がコロンビア大学の彼の研究室で過ごした三年間、神経科学のよき指導者だった。彼の考え方は私の考え方を変えた。ありえる別の可能性をつねに問いかける彼の考えの徹底ぶりは、画期的な哲学的発想は哲学者から生まれるとは限らないことを教えてくれた。その影響は甚大だったが、そこから発展した深い友情にはおよばない。

この友情はファイアスタイン研究室のほかのメンバーにも広がり、彼らはこの風変わりな哲学者を彼らの中に、つまり研究室のミーティングに、実験台での作業に、そして年に一度のシダを選ぶ儀式に、迎え入れてくれた。ドンジン・ツォウ、リュー・シュー、エルワン・ポアヴェ、セン・チャン、ナーミン・タイロワ、クララ・アルトメア、彼らからは本人たちが知りえないくらいたくさんのことを学んだ。

本書の刊行に強い影響を与えた人はほかにも大勢いる。テリー・アクリーの頭脳に会うのは『不思議の国のアリス』を読むようで、珠玉のアイデアが自由な形で現われた。アンドレアス・マーシンは、私が科学について考えるだけでなく、科学をやるのだと信じてくれた最初の人物だ。ゴードン・シェファードは、哲学者が——アイデアを実験にするのに——自分の手を使うきっかけをくれた。現場での長時間にわたる会話のあと、彼は実験的手法の選び方を指導してくれた。バリー・C・スミスは、言葉と経験——そしてワイン——をとおして、知覚についての哲学的思考に私の心を開かせてくれた。クリス・ピーコックとの会話は、科学用語に隠れてしまうこともあった私の哲学的な声を増幅させてくれた。アンドレアス・ケラーは、革命的精神の同志になってくれた。そして私のすばらしい編集者、ジャニス・オーデットがいる。彼女は本書が形になるのに欠かせないひとりである。

私がジャニスと出会った経緯を少し補足しておきたい。本書の誕生秘話とそんなことが起こる都市をよく表わしている。始まりは二〇一五年、私がクリスマスの時期に初めてニューヨークからドイツに旅したときのことだ。フランクフルトで、私は高齢の紳士が列車で荷物を運ぶのを手伝った。彼は英語で返事をした。そして明らかになったのだが、その紳士ピーター・ジャッドもニューヨークから来ていて、私たちはそれからの二年で親友どうしになった。その友情には隔週でのメトロポリタン・オペラ通いが含まれ、『フィデリオ』（ベートーヴェン唯一のオペラで私のお気に入り）の幕間には、ピーターと同じ共同住宅に住んでいる彼の友人たちに会った。そのひとりのジョイス・セルツァーに私は帰宅途中、嗅覚について知っていることを質問され、本を書くことについて考えたことはないかと訊かれた。もちろん考えたことがあったし、考えていた！　つまり書き始めよう、と。そして彼女から、見せられる提案書はあるかと訊かれた。彼女はハーヴァード大学出版局の編集者だったのだ。しかし提案書には手直しが必要だった。ある日の午後、ニューヨークで、ジョイスは私の頭にあることをひと通り説明させ、本書の核心部の組み立てを助けてくれて、それを科学担当の同僚に送った。その後のある日、ジャニスから連絡をもらった。ジャニスは庭師のように、手入れや刈り込みが必要な部分を見つけてくれた。内容が種々雑多だったり、原稿を書くうちに必要以上に量が増えたりしたところだ。

査読前ぎりぎりの時間に、二人の人物が最初の（そしてかなり長かった！）原稿を最初から最後まで読んでくれた。アイナ・ピュースとエイヴリー・ギルバートだ。二人には深く感謝する。彼らは原稿を仕上げる最後の数カ月、長い夜によく私を笑わせてくれた。このとても重要な期間に彼らがくれたコメントが、私の考えに磨きをかけた。さらにマシュー・ロドリゲスとグレッグ・カポラエルには最後の校正段階での協力に、クリスティン・ハウスケラーには二つの核となる章の最終的な筆致についての建設的な意見に、そしてイングリッド・バークには原稿の校閲に、ありがとうと言いたい。私にはとても幸運なことに、異例なほど建設的な意見をくれる査読者が三人いた。そのひとりがジョン・ビックルで、私は彼の中に情熱的で、親切で、とりわけ分子に関するすべてのことに博識の、心の友を見いだした。明らかに嗅覚の研究をしている、名前が明かされていないほかの二人の査読者に言いたい。もし、たまたま同じ場所にいることがあって、名乗り出てくれたら、ぜひ一杯おごらせてほしい。

原稿の切り詰めを難しくしたきわめて重要な要素は、快く意見を聞かせてくれた人びとへの魅力的なインタビューという宝の山である。もし本書に無知や愚かな考えがあっても、それは彼らの責任ではない。スチュアート、テリー、エイヴリー、二人のアンドレアス、そしてバリーのほかに、チャールズ・グリーア、リンダ・バック、リチャード・アクセル、マーク・ストッファー、レスリー・ケイ、クリスチャン・マーゴット、マシュー・ロジャーズ、エルワン・ポアヴェ、ドンジン・ツォウ、レスリー・ヴォスホール、テレサ・ホワイト、レイチェル・ハーツ、クリストフ・ラウダミエル、ハリー・フレモント、アリソン・トージア、ドナルド・ウィルソン、ランドール・リード、ドミトリー・リンバーグ、トリストラム・ワイアット、トマス・フンメル、スティーヴン・マンガー、ヨハネス・フラスネリ、ジョン・マッギャン、ジエイ・ゴットフリート、ジョエル・メインランド、リチャード・ガーキン、アシファ・マジド、ヨナス・オロフソン、マリオン・フランク、トマス・ヘッティンガー、リンダ・バルトシュク、トム・フィンガー、リチャード・ドーティ、アレクサンドラ・ホロウィッツ、アン・C・ノーブル、パブロ・メイヤーに感謝したい。最後になるが、化学受容学会（AChemS）の創始者、マクスウェル・モゼルは真に剛毅の人だ。

本書の刊行は、コロンビア大学の社会・神経科学プレジデンシャル・スカラー・プログラムからの惜しみない資金援助のおかげで可能になった。とくにパメラ・スミスに深謝する。さらにピーター・トッドとジュッタ・シコールにも、勘定を払い、私をインディアナ大学ブルーミントン校に連れて行ってくれたことを心から感謝する。本書はそこのとても快適な環境で仕上げられた。科学史・科学哲学科のメンバーに感謝しなくてはならない。とくにジュッタ・キャットとジョーディ・キャットは、この原稿を読んで議論してくれた。最後に、オーストリアのクロスターノイブルクにあるコンラート・ローレンツ研究所で指導してくれた、友人でもあるウェルナー・カレボーが、まだ生きていたらよかったのにと思う。本書で引用されているインタビューのアイデアは、彼が授けてくれたものだ。

触れておくべき人が五人いる。彼らとの議論は、本のことを超えて学者として影響を与えてくれた。ドナ・ビラク、クリスティン・ハウスケラー、ハソク・チャン、リンダ・カポラエル、ジョン・デュプレだ。

本書の修正は、二〇一九年夏、ドイツのヴァイマールにあるアンナ・アマーリア大公妃図書館で行なわれた。この図書館は、奔放な哲学者が科学者に変わるきっかけとなった、予測不可能な旅を終えるのにぴったりの舞台だった。

本書を執筆していた厳しい時期、仕事上の将来もずっと不確かだったとき、私にはメモをタイプしたり洗濯をしたりしてくれることを感謝するべき妻も子どももいなかった。それでも、私がおかしなことをするのを許してくれたすばらしい家族がいた。母、いとこのワーナー、おじのディーター（彼は最近亡くなったが、私が単純に科学から始められただろうとしょっちゅう指摘していた）。よくも悪くも、彼らは結果の責任の一部を負っている。

索引

さ行

た行

な行

は行

ま行

や行

ら行

わ行

アルファベット

原注

（邦訳のあるものについては書誌情報を示したが、
本文での引用文は特に注記のないかぎり独自訳である）

はしがき

（1） Abbé de Étienne Bonnot Condillac, *Condillac's Treatise on the Sensations,* trans. M. G. S. Carr (1754; repr., London: Favil, 1930), xxxi.〔『感覚論　上下』コンディヤク著、加藤周一・三宅徳嘉訳、創元社〕。

（2） Immanuel Kant, *Anthropology from a Pragmatic Point of View,* ed. and trans. R. B. Louden (1798; repr., Cambridge: Cambridge University Press, 2006), 50–51.〔『カント全集 15　人間学』カント著、渋谷治美・高橋克也訳、岩波書店〕。

（3） Charles Darwin, *The Descent of Man, and Selection in Relation to Sex,* vol. 1 (London: Murray, 1874), 17.〔『人間の由来　上下』チャールズ・ダーウィン著、長谷川眞理子訳、講談社学術文庫〕。

序章　鼻から突っ込む

（1） Alexander Graham Bell, "Discovery and Invention," Alexander Graham Bell Family Papers, 1834 to 1974: Article and Speech Files, Library of Congress, reprinted from *National Geographic Magazine,* June 1914.

（2） Jutta Schickore, "Doing Science, Writing Science," *Philosophy of Science* 75, no. 3 (2008): 323–343.

（3） Stuart Firestein, *Failure: Why Science Is So Successful* (New York: Oxford University Press, 2015); Stuart Firestein, *Ignorance: How It Drives Science* (New York: Oxford University Press, 2012).〔『イグノランス：無知こそ科学の原動力』S・ファイアスタイン著、佐倉統・小田文子訳、東京化学同人〕。

（4） Patricia Smith Churchland, *Neurophilosophy: Toward a Unified Science of the Mind-Brain* (Cambridge, MA: MIT Press, 1989); 引用は Patricia Smith Churchland, "Of Brains & Minds: An Exchange," New York Review of Books 61, no. 11, June 19, 2014, accessed March 20, 2019, https://www.nybooks.com/articles/2014/06/19/brains-and-minds-exchange/

（5） Paul M. Churchland, *The Engine of Reason, the Seat of the Soul: A Philosophical Journey into the Brain* (Cambridge, MA: MIT Press, 1996)〔『認知哲学：脳科学から心の哲学へ』ポール・M・チャーチランド著、信原幸弘・宮島昭二訳、産業図書〕; John Bickle, *Psychoneural Reduction: The New Wave* (Cambridge, MA: MIT Press, 1998).

第１章　鼻の歴史

（1） Aristotle, *The Works of Aristotle,* ed. J. A. Smith and W. D. Ross, vol. 3, *On the Senses and the Sensible* (Oxford: Clarendon Press, 1931), 441b, 442b（強調は引用者）.〔「感覚と感覚されるものについて」『アリストテレス全集７　自然学小論集』アリストテレス著、坂下浩司訳、岩波書店〕。

(2) Theophrastus, *Enquiry into Plants and Minor Works on Odours and Weather Signs,* ed. and trans. Sir Arthur Hort (London: William Heinemann, 1916), 2: 413.

(3) Susan Ashbrook Harvey, *Scenting Salvation: Ancient Christianity and the Olfactory Imagination* (Berkeley: University of California Press, 2006); Christopher M. Woolgar, *The Senses in Late Medieval England* (New Haven, CT: Yale University Press, 2006).

(4) Adam Hart-Davis and Emily Troscianko, *Taking the Piss: A Potted History of Pee* (Hornchurch, UK: Chalford Press, 2006), 55.

(5) Sabine Krist and Wilfried Grießer, *Die Erforschung der chemischen Sinne: Geruchs- und Geschmackstheorien von der Antike bis zur Gegenwart* (Berlin: Peter Lang, 2006), 53; Robert Jütte, *A History of the Senses* (Cambridge, UK: Polity Press, 2005), 59.

(6) Simon Kemp, "A Medieval Controversy about Odor," *Journal of the History of the Behavioral Sciences* 33, no. 3 (1997): 211–219; Jütte, *History of the Senses*; Woolgar, *Senses in Medieval England*; Krist and Grießer, *Erforschung der chemischen Sinne,* 55–58.

(7) Kriest and Grießer, *Erforschung der chemischen Sinne,* 52; Avicenna Latinus, *Liber de anima seu sextus de naturalibus,* ed. Simone van Riet, vols. 1–3 (Leuven, Belgium: Peeters; Leiden, Netherlands: E. J. Brill, 1972), 146–153.

(8) Andrea Porzionato, Veronica Macchi, and Raffaele De Caro, "The Role of Caspar Bartholin the Elder in the Evolution of the Terminology of the Cranial Nerves," *Annals of Anatomy* 195, no. 1 (2013): 28–31.

(9) Woolgar, *Senses in Medieval England,* 15.

(10) Carl Linnaeus and Andreas Wåhlin, *Dissertatio medica odores medicamentorum exhibens* (Stockholm: L. Salvius, 1752).

(11) Carl Linnaeus, *Clavis Medicinae Duplex: The Two Keys of Medicine,* from a Swedish translation with introduction and commentary by Birger Bergh et al., trans. Peter Hogg, ed. Lars Hansen (London: Whitby, 2012).

(12) Albrecht von Haller, *Elementa physiologiae corporis humani* (Lausanne: Sumptibus Marci-Michael Bousquet & Sociorum, 1757).

(13) Hendrik Zwaardemaker, *Die Physiologie des Geruchs* (Leipzig: Verlag von Wilhelm Engelmann, 1895).

(14) Anton Kerner von Marilaun, *The Natural History of Plants: Their Forms, Growth, Reproduction, and Distribution* (New York: H. Holt and Company, 1895–1896).

(15) John Harvey Lovell, "Flower Odors and Their Importance to Bees: A Series of Articles," *American Bee Journal* 15 (1934): 392.

(16) Frank Anthony Hampton, *The Scent of Flowers and Leaves: Its Purpose and Relation to Man* (London: Dulau, 1925).

(17) G. W. Septimus Piesse, *The Art of Perfumery, and Method of Obtaining the Odors of Plants* (Philadelphia: Lindsay and Blakiston, 1857); Edward Sagarin, *The Science and Art of Perfumery* (London: McGraw-Hill, 1945); Mandy Aftel, *Essence and Alchemy: A Book of Perfume* (New York: North Point Press, 2001); Matthias Guentert, "The Flavour and Fragrance Industry—Past, Present, and Future," in *Flavours and Fragrances* (Berlin: Springer, 2007), 1–14.

(18) Andrea Büttner, *Springer Handbook of Odor* (New York: Springer, 2017), 4–5.

(19) Robert Boyle, *Experiments and Observations about the Mechanical Production of Odours* (London: E. Flesher, 1675).

(20) Lawrence M. Principe, *The Aspiring Adept: Robert Boyle and His Alchemical Quest* (Princeton, NJ: Princeton University Press, 2000).

(21) Robert Boyle, *The Philosophical Works of the Honourable Robert Boyle Esq., in Three Volumes,* ed. Peter Shaw, vol. 1 (London: W. Innys, R. Manby, and T. Longman, 1738), 412.

(22) Herman Boerhaave, "Of the Smelling," in *Dr. Boerhaave's Academical Lectures on the Theory of Physic,* vol. 4 (London: W. Innys, 1745), 39–54, 40.

(23) Antoine-François de Fourcroy, "Mémoire sur l'esprit recteur de Boerhaave," *Annales de chimie* 26 (1798): 232.

(24) Johann Franz Simon, *Animal Chemistry with Reference to the Physiology and Pathology of Man,* vol. 2 (London: Sydenham Society, 1846), 343.

(25) Friedrich Wöhler, "Ueber künstliche Bildung des Harnstoffs," *Annalen der Physik und Chemie* 88, no. 2 (1828): 253–256.

(26) Günther Ohloff, Wilhelm Pickenhagen, and Philip Kraft, *Scent and Chemistry: The Molecular World of Odors* (Zürich: Wiley-VCH, 2011), 5.

(27) Jean-Baptiste Dumas, "Über die vegetabilischen Substanzen, welche sich dem Campher nähert und Über einige Ätherische Öle," *Justus Liebigs Annalen der Chemie* 6, no. 3 (1833): 245–258.

(28) Ohloff, Pickenhagen, and Kraft, *Scent and Chemistry,* 5.

(29) Ferdinand Tiemann and Wilhelm Haarmann, "Über das Coniferin und seine Umwandlung in das aromatische Princip der Vanille," *Berichte der Deutschen Chemischen Gesellschaft* 7, no. 1 (1874): 608–623.

(30) Karl Reimer, "Über eine neue Bildungsweise aromatischer Aldehyde," *Berichte der Deutschen Chemischen Gesellschaft* 9, no. 1 (1876): 423–424.

(31) Firmenich, *Firmenich & Co., Successors to Chuit Naef & Co., Geneva, 1895–1945* (Geneva: Firmenich, 1945); Percy Kemp, ed., *An Odyssey of Flavors and Fragrances: Givaudan* (New York: Abrams, 2016).

(32) Christopher Kemp, *Floating Gold: A Natural (and Unnatural) History of Ambergris* (Chicago: University of Chicago Press, 2012).

(33) Leopold Ružička, "Die Grundlagen der Geruchschemie," *ChemikerZeitung* 44, no. 1 (1920): 93, 129.

(34) Daniel Speich, "Leopold Ružička und das Verhältnis von Wissenschaft und Wirtschaft in der Chemie," ETH History (blog), Eidgenossische Technische Hochschule Zürich [Swiss Federal Institute of Technology, Zurich], accessed March 18, 2019, http://www.ethistory.ethz.ch/besichtigungen/touren/vitrinen/konjunkturkurven/vitrine61/

(35) Olivier Walusinski, "Joseph Hippolyte Cloquet (1787–1840)—Physiology of Smell: Portrait of a Pioneer," *Clinical and Translational Neuroscience* 2, no. 1 (2018): 2514183X17738406.

(36) Hippolyte Cloquet, *Osphrésiologie: ou traité des odeurs, de sens et des organes de l'olfaction*

(Paris: Chez Méquignon-Marvis, 1821).

(37) Walusinski, "Joseph Hippolyte Cloquet," 6.

(38) Eduard Paulsen, "Experimentelle Untersuchungen über die Strömung der Luft in der Nasenhöhle," *Sitzungsbericht der Kaiserlichen Akademie der Wissenschaften* 85 (1882): 348–373.

(39) Zwaardemaker, *Die Physiologie des Geruchs,* 49–52.

(40) Annick Le Guérer, "Olfaction and Cognition: A Philosophical and Psychoanalytic View," in *Olfaction, Taste, and Cognition,* ed. Catherine Rouby et al. (Cambridge: Cambridge University Press, 2002), 3–15.

(41) Thomas Laycock, *A Treatise on the Nervous Diseases of Women* (London: Longman, Orme, Brown, Green, and Longmans, 1840).

(42) Havelock Ellis, "Sexual Selection in Man: Touch, Smell, Hearing, and Vision," part 1 in *Studies in the Psychology of Sex,* vol. 2 (Philadelphia: F. A. Davis, 1905), 47–83〔『性の心理第 3 巻　感覚と性的淘汰』ハヴロック・エリス著、佐藤晴夫訳、未知谷〕; Constance Classen, David Howes, and Anthony Synnott, *Aroma: The Cultural History of Smell* (London: Routledge, 2002).

(43) Ellis, "Sexual Selection in Man."

(44) Carl Max Giessler, *Wegweiser zu einer Psychologie des Geruches* (Hamburg, Leipzig: Leopold Voss, 1894).

(45) Joel Michell, *Measurement in Psychology: A Critical History of a Methodological Concept* (Cambridge: Cambridge University Press, 1999).

(46) Eleanor Acheson McCulloch Gamble, "The Applicability of Weber's Law to Smell," *American Journal of Psychology* 10, no. 1 (1898): 93.

(47) Hans Henning, *Der Geruch* (Leipzig: Verlag von Johann Ambrosius Barth, 1916).

(48) Eleanor Acheson McCulloch Gamble, "Taste and Smell," *Psychological Bulletin* 13, no. 3 (1916): 137. Eleanor Acheson McCulloch Gamble, "Review of 'Der Geruch' by Hans Henning," *American Journal of Psychology* 32, no. 2 (1921): 290–295 も参照。

(49) E. C. Crocker and L. F. Henderson, "Analysis and Classification of Odors," *American Perfumer Essential Oil Review* 22 (1927): 325–327.

(50) Ralf D. Bienfang, "Dimensional Characterisation of Odours," *Chronica botanica* 6 (1941): 249–250.

(51) F. Nowell Jones and Margaret Hubbard Jones, "Modern Theories of Olfaction: A Critical Review," *Journal of Psychology: Interdisciplinary and Applied* 36, no. 1 (1953): 207–241.

(52) Ellis, "Sexual Selection in Man." エリスは von Walther (1807–1808), Zwaardemaker (1898), Haycraft (1887–1888), Rutherford (1892), Southerden (1903), Vaschide and Van Melle (1899) の説に言及している。

(53) Malcolm Dyson, "Some Aspects of the Vibration Theory of Odour," *Perfumery and Essential Oil Record* 19 (1928): 456–459; Malcolm Dyson, "The Scientific Basis of Odour," *Journal of the Society of Chemical Industry* 57, no. 28 (1938): 647–651.

(54) Robert H. Wright, "Odor and Molecular Vibration: The Far Infrared Spectra of Some Perfume Chemicals," *Annals of the New York Academy of Sciences* 116 (1964): 552–558; Robert H.

Wright, "Odor and Molecular Vibration: Neural Coding of Olfactory Information," *Journal of Theoretical Biology* 64, no. 3 (1977): 473–474.

(55) H. Teudt, "Eine Erklärung der Geruchserscheinungen," *Biologisches Zentralblatt* 33 (1913): 716–724.

(56) M. N. Banerji, "Incidence of Smell: Theory of Surface Friction," *Indian Journal of Psychological Medicine* 6 (1930): 87–94.

(57) Luca Turin, *The Secret of Scent* (London: Faber & Faber, 2006); AnnSophie Barwich, "How to Be Rational about Empirical Success in Ongoing Science: The Case of the Quantum Nose and Its Critics," *Studies in History and Philosophy of Science* 69 (2018): 40–51.

(58) Lloyd H. Beck and Walter R. Miles, "Some Theoretical and Experimental Relationships between Infrared Absorption and Olfaction," *Science* 106 (1947): 511.

(59) A. Müller, "A Dipolar Theory of the Sense of Odour," *Perfumery and Essential Oil Record* 27 (1936): 202.

(60) M. Heyninx, "La physiologie de l'olfaction," *Revue d'Oto-NeuroOphthalmology* 11 (1933): 10–19.

(61) T. H. Durrans, "The 'Residual Affinity' Odour Theory," *Perfumery and Essential Oil* Record 11 (1920): 391–393; C. E. Pressler, "Theories on Odors," *Drug and Cosmetic Industry* 62 (1948): 180–182.

(62) Gertrud Woker, "The Relations between Structure and Smell in Organic Compounds," *Journal of Physical Chemistry* 10 (1906): 455–473.

(63) Gösta Ehrensvärd, "Über die Primärvorgänge bei Chemozeptorenbeeinflussung," *Acta physiologica Scandinavica* 3, suppl. 9 (1942): 151.

(64) J. Le Magnen, "Analyse d'odeurs complexes et homologues par fatigue," *Comptes rendus de l'Académie des Sciences* 226 (1949): 753–754; M. Ghirlanda, "Sulla presenza di glicogena nella mucosa olfattoria, puo'avere il glicogeno nasale rapporto con la funzione dell'olfatto?" *Atti dell'Accademia delle Scienze di Siena, detta dei fisiocritici* 18 (1950): 407–412.

(65) J. H. Kremer, "Adsorption de matières odorantes et de narcotiques odorants par les lipoïdes," *Archives Néerlandaises de Physiologie de l'Homme et des Animaux* 1 (1916–1917): 715–725.

(66) G. B. Kistiakowsky, "On the Theory of Odours," *Science* 112 (1950): 154–155.

(67) John E. Amoore, "Current Status of the Steric Theory of Odor," *Annals of the New York Academy of Sciences* 116, no. 2 (1964): 457–476; John E. Amoore, *Recent Advances in Odor: Theory, Measurement, and Control* (New York: New York Academy of Sciences, 1964), 457–476; John E. Amoore, *The Molecular Basis of Odor* (Springfield, IL: Thomas, 1970).

(68) Linus Pauling, "Molecular Architecture and Biological Reactions," *Chemical and Engineering News* 24, no. 10 (1946): 1375–1377.

(69) Robert W. Moncrieff, "What Is Odor? A New Theory," *American Perfumer* 54 (1949): 453.

(70) Günther Ohloff, *Scent and Fragrances: The Fascination of Odors and Their Chemical Perspectives,* trans. W. Pickenhagen and B. M. Lawrence (New York: Springer, 1994).

(71) Günther Ohloff, "Relationship between Odor Sensation and Stereochemistry of Decalin Ring Compounds," in *Gustation and Olfaction,* ed. G. Ohloff and A. F. Thomas (Cambridge, MA:

Academic Press, 1971), 178–183.
(72) Ohloff, Pickenhagen, and Kraft, *Scent and Chemistry.*
(73) Charles S. Sell, *Fundamentals of Fragrance Chemistry* (Weinheim, Germany: Wiley-VCH, 2019); Paolo Pelosi, *On the Scent: A Journey Through the Science of Smell* (Oxford: Oxford University Press, 2016).
(74) Karen J. Rossiter, "Structure-Odor Relationships," *Chemical Reviews* 96, no. 8 (1996): 3201–3240; M. Chastrette, "Trends in Structure-Odor Relationship," *SAR and QSAR in Environmental Research* 6, no. 3–4 (1997): 215–254; Charles S. Sell, "On the Unpredictability of Odor," *Angewandte Chemie International Edition* 45, no. 38 (2006): 6254–6261.
(75) Ann-Sophie Barwich, "Bending Molecules or Bending the Rules? The Application of Theoretical Models in Fragrance Chemistry," *Perspectives on Science* 23, no. 4 (2015): 443–465.
(76) Maxwell M. Mozell, "The Spatiotemporal Analysis of Odorants at the Level of the Olfactory Receptor Sheet," *Journal of General Physiology* 50, no. 1 (1966): 25–41; Paul F. Kent et al., "Mucosal Activity Patterns as a Basis for Olfactory Discrimination: Comparing Behavior and Optical Recordings," *Brain Research* 981, no. 1–2 (2003): 1–11.

第２章　現代の嗅覚研究

(1) Linda B. Buck and Richard Axel, "A Novel Multigene Family May Encode Odorant Receptors: A Molecular Basis for Odor Recognition," *Cell* 65, no. 1 (1991): 175–187.
(2) 2016年5月18日のスチュアート・ファイアスタインによるハーヴェイ学会の講演における賛辞。未刊のこのネタを話してくれたことを、スチュアート・ファイアスタインに感謝する。
(3) Stuart Firestein, Charles Greer, and Peter Mombaerts, "The Molecular Basis for Odor Recognition," *Cell* Annotated Classics, accessed March 20, 2019, https://www.cell.com/pb/assets/raw/journals/research/cell/libraries/annotated-classics/ACBuck.pdf
(4) Stuart Firestein, "A Nobel Nose: The 2004 Nobel Prize in Physiology and Medicine," *Neuron* 45, no. 3 (2005): 333–338; Richard Axel, "Scents and Sensibility: A Molecular Logic of Olfactory Perception (Nobel Lecture)," *Angewandte Chemie International Edition* 44, no. 38 (2005): 6110–6127; Linda B. Buck, "Unraveling the Sense of Smell (Nobel Lecture)," *Angewandte Chemie International Edition* 44, no. 38 (2005): 6128–6140.
(5) Ann-Sophie Barwich and Karim Bschir, "The Manipulability of What? The History of G-Protein Coupled Receptors," *Biology & Philosophy* 32, no. 6 (2017): 1317–1339; Robert J. Lefkowitz, "A Brief History of G-protein Coupled Receptors (Nobel Lecture)," *Angewandte Chemie International Edition* 52, no. 25 (2013): 6366–6378; Sara Snogerup-Linse, "Studies of G-protein Coupled Receptors. The Nobel Prize in Chemistry 2012. Award Ceremony Speech," *Royal Swedish Academy of Sciences* (2012), accessed July 9, 2017, https://www.nobelprize.org/nobel_prizes/chemistry/laureates/2012/presentation-speech.html
(6) Ann-Sophie Barwich, "What Is So Special about Smell? Olfaction as a Model System in Neurobiology," *Postgraduate Medical Journal* 92 (2015): 27–33.
(7) Nicholas Wade, "Scientist at Work/Kary Mullis; After the 'Eureka,' a Nobelist Drops Out,"

New York Times, September 15, 1998, accessed December 31, 2019, https://www.nytimes.com/1998/09/15/science/scientist-at-work-kary-mullis-after-the-eureka-a-nobelist-drops-out.html; PCR の歴史については Paul Rabinow, *Making PCR: A Story of Biotechnology* (Chicago: University of Chicago Press, 2011).

(8) Chaim Linhart and Ron Shamir, "The Degenerate Primer Design Problem," *Bioinformatics* 18, suppl. 1 (2002): S172–S181.

(9) David Hubel, *Eye, Brain, and Vision,* Scientific American Library 22 (New York: W. H. Freeman, 1988); Patricia Smith Churchland, *Neurophilosophy: Toward a Unified Science of the Mind-Brain* (Cambridge, MA: MIT Press, 1989).

(10) David H. Hubel and Torsten N. Wiesel, *Brain and Visual Perception: The Story of a 25-Year Collaboration* (New York: Oxford University Press, 2004).

(11) Barbara Tizard, "Theories of Brain Localization from Flourens to Lashley," *Medical History* 3, no. 2 (1959): 132–145; Stanley Finger, *Origins of Neuroscience: A History of Explorations into Brain Function* (Oxford: Oxford University Press, 2001); Erhard Oeser, *Geschichte der Hirnforschung: Von der Antike bis zur Gegenwart,* 2nd ed. (Darmstadt, Germany: WBG, 2010); S. Finger, "The Birth of Localization Theory," chap. 10 in *Handbook of Clinical Neurology* 95 (3rd series), *History of Neurology,* ed. M. Aminoff, F. Boller, and D. Swaab (Amsterdam, Netherlands: Elsevier, 2010), 117–128.

(12) Lily E. Kay, *Who Wrote the Book of Life? A History of the Genetic Code* (Palo Alto, CA: Stanford University Press, 2000).

(13) Stephen William Kuffler, "Neurons in the Retina: Organization, Inhibition and Excitatory Problems," *Cold Spring Harbor Symposia on Quantitative Biology* 17 (1952): 281–292; Stephen William Kuffler, "Discharge Patterns and Functional Organization of Mammalian Retina," *Journal of Neurophysiology* 16, no. 1 (1953): 37–68.

(14) Jerome Y. Lettvin et al., "What the Frog's Eye Tells the Frog's Brain," *IEEE Xplore: Proceedings of the Institute of Radio Engineers* 47, no. 11 (1959): 1940–1951.

(15) Gordon M. Shepherd, *Creating Modern Neuroscience: The Revolutionary 1950s* (New York: Oxford University Press, 2009).

(16) Hubel, *Eye, Brain, and Vision,* 115.

(17) Vernon B. Mountcastle, "Modality and Topographic Properties of Single Neurons of Cat's Somatic Sensory Cortex," *Journal of Neurophysiology* 20, no. 4 (1957): 408–434; Vernon B. Mountcastle, "Vernon B. Mountcastle," in *The History of Neuroscience in Autobiography,* vol. 6, ed. L. Squire (New York: Oxford University Press, 2009), 342–379.

(18) Jennifer F. Linden and Christoph E. Schreiner, "Columnar Transformations in Auditory Cortex? A Comparison to Visual and Somatosensory Cortices?" *Cerebral Cortex* 13, no. 1 (2003): 83–89.

(19) Jonathan C. Horton and Daniel L. Adams, "The Cortical Column: A Structure without a Function," *Philosophical Transactions of the Royal Society B: Biological Sciences* 360, no. 1456 (2005): 837–862.

(20) Henry J. Alitto and Dan Yang, "Function of Inhibition in Visual Cortical Processing,"

Current Opinion in Neurobiology 20, no. 3 (2010) : 340–346.

(21) Bettina Malnic et al., “Combinatorial Receptor Codes for Odors,” *Cell* 96, no. 5 (1999) : 713–723；シェファードとファイアスタインも同様のメカニズムを示唆している。Gordon M. Shepherd and Stuart Firestein, “Toward a Pharmacology of Odor Receptors and the Processing of Odor Images,” *Journal of Steroid Biochemistry and Molecular Biology* 39, no. 4 (1991) : 583–592.

(22) Hans Henning, *Der Geruch* (Leipzig : Verlag von Johann Ambrosius Barth, 1916) ; John E. Amoore, “Specific Anosmia and the Concept of Primary Odors,” *Chemical Senses* 2, no. 3 (1977) : 267–281.

(23) Haiqing Zhao et al., “Functional Expression of a Mammalian Odorant Receptor,” *Science* 279 (1998) : 237–242.

(24) Michael S. Singer, “Analysis of the Molecular Basis for Octanal Interactions in the Expressed Rat I7 Olfactory Receptor,” *Chemical Senses* 25, no. 2 (2000) : 155–165.

(25) Sandeepa Dey et al., “Assaying Surface Expression of Chemosensory Receptors in Heterologous Cells,” *Journal of Visualized Experiments* 48 (2011) : e2405 ; Hiro Matsunami, “Mammalian Odorant Receptors : Heterologous Expression and Deorphanization,” *Chemical Senses* 41, no. 9 (2016) : E123. この問題の概要に関する論評は Zita Peterlin, S. Firestein, and Matthew E. Rogers, “The State of the Art of Odorant Receptor Deorphanization : A Report from the Orphanage,” *Journal of General Physiology* 143, no. 5 (2014) : 527–542.

(26) Joel D. Mainland et al., “Human Olfactory Receptor Responses to Odorants,” *Scientific Data* 2 (2015) : 150002.

(27) Kerry J. Ressler, Susan L. Sullivan, and Linda B. Buck, “A Zonal Organization of Odorant Receptor Gene Expression in the Olfactory Epithelium,” *Cell* 73, no. 3 (1993) : 597–609.

(28) Ramón y Cajal, “Studies on the Human Cerebral Cortex IV : Structure of the Olfactory Cerebral Cortex of Man and Mammals,” in *Cajal on the Cerebral Cortex : An Annotated Translation of the Complete Writings,* ed. J. DeFelipe and E. G. Jones (1901/02 ; repr., New York : Oxford University Press, 1988), 289.（強調は引用者）

(29) Robert Vassar et al., “Topographic Organization of Sensory Projections to the Olfactory Bulb,” *Cell* 79, no. 6 (1994) : 981–991.

(30) Gordon M. Shepherd, *Neurogastronomy : How the Brain Creates Flavor and Why It Matters* (New York : Columbia University Press, 2012), 66.〔『美味しさの脳科学：においが味わいを決めている』ゴードン・M・シェファード著、小松淳子訳、発行・インターシフト、発売・合同出版〕。

(31) Edgar D. Adrian, “Olfactory Reactions in the Brain of the Hedgehog,” *Journal of Physiology* 100, no. 4 (1942) : 459–473 ; Edgar D. Adrian, “Sensory Messages and Sensation : The Response of the Olfactory Organ to Different Smells,” *Acta Physiologica Scandinavica* 29, no. 1 (1953) : 12–13.

(32) Gordon M. Shepherd, “Gordon M. Shepherd,” in *The History of Neuroscience in Autobiography,* vol. 7, ed. L. R. Squire, Society for Neuroscience, accessed March 31, 2019, http://www.sfn.org/About/History-of-Neuroscience/Autobiographical-Chapters

(33)　Frank. R. Sharp, John S. Kauer, and Gordon M. Shepherd, "Local Sites of Activity-Related Glucose Metabolism in Rat Olfactory Bulb during Odor Stimulation," *Brain Research* 98, no. 3 (1975): 596–600; William B. Stewart, John S. Kauer, and Gordon M. Shepherd, "Functional Organization of the Rat Olfactory Bulb Analyzed by the 2-deoxyglucose Method," *Journal of Comparative Neurology* 185, no. 4 (1979): 489–495.

(34)　Peter Mombaerts et al., "Visualizing an Olfactory Sensory Map," *Cell* 87, no. 4 (1996): 675–686.

(35)　Fuqiang Xu, Charles A. Greer, and Gordon M. Shepherd, "Odor Maps in the Olfactory Bulb," *Journal of Comparative Neurology* 422, no. 4 (2000): 489–495; Gordon M. Shepherd, W. R. Chen, and Charles A. Greer, "Olfactory Bulb," in *The Synaptic Organization of the Brain,* ed. G. M. Shepherd (Oxford: Oxford University Press, 2004), 165–216.

第３章　鼻を意識する

(1)　Günther Ohloff, Wilhelm Pickenhagen, and Philip Kraft, *Scent and Chemistry: The Molecular World of Odors* (Zürich: Wiley-VCH, 2011); Paolo Pelosi, *On the Scent: A Journey through the Science of Smell* (Oxford: Oxford University Press, 2016).

(2)　Donald A. Wilson and Richard J. Stevenson, *Learning to Smell: Olfactory Perception from Neurobiology to Behavior* (Baltimore: Johns Hopkins University Press, 2006).〔『「においオブジェクト」を学ぶ：神経生物学から行動科学が示すにおいの知覚』ドナルド・A・ウィルソン；リチャード・J・スティーブンソン著、鈴木まや・柾木隆寿監訳、フレグランスジャーナル社〕。

(3)　Gordon M. Shepherd, *Neurogastronomy: How the Brain Creates Flavor and Why It Matters* (New York: Columbia University Press, 2012).

(4)　Constance Classen, David Howes, and Anthony Synnott, *Aroma: The Cultural History of Smell* (London: Routledge, 1994).〔『アローマ：匂いの文化史』コンスタンス・クラッセン；デイヴィッド・ハウズ；アンソニー・シノット著、時田正博訳、筑摩書房〕; Jim Drobnick, ed., *The Smell Culture Reader* (New York: Berg, 2006).

(5)　Andreas Keller, *Philosophy of Olfactory Perception* (New York: Palgrave Macmillan, 2017); Barry C. Smith, "The Nature of Sensory Experience: The Case of Taste and Tasting," *Phenomenology and Mind* 4 (2016): 212–227; Clare Batty, "A Representational Account of Olfactory Experience," *Canadian Journal of Philosophy* 40, no. 4 (2010): 511–538.

(6)　Jean-Claude Ellena, *The Diary of a Nose: A Year in the Life of a Parfumeur* (London: Particular Books, 2012).〔『調香師日記』ジャン゠クロード・エレナ著、新間美也監修、大林薫訳、原書房〕。

(7)　Paul H. Freedman, ed., *Food: The History of Taste* (Berkeley: University of California Press, 2007).〔『世界食事の歴史：先史から現代まで』ポール・フリードマン編、南直人・山辺規子訳、東洋書林〕。

(8)　Nadia Berenstein, "Designing Flavors for Mass Consumption," *Senses and Society* 13, no. 1 (2018): 19–40.

(9)　Russell S. J. Keast and Andrew Costanzo, "Is Fat the Sixth Taste Primary? Evidence and

Implications," *Flavour* 4, no. 1 (2015): 5.

(10) Linda M. Bartoshuk, "Taste," Stevens' *Handbook of Experimental Psychology and Cognitive Neuroscience* 2 (2018): 121–154.

(11) International Standards Organization, "ISO 18794: 2018 (en)," accessed August 17, 2019, https://www.iso.org/obp/ui/#iso:std:iso:18794:ed-1:v1:en:term:3.1.6

(12) Roger Jankowski, *The Evo-Devo Origin of the Nose, Anterior Skull Base and Midface* (Paris: Springer, 2016), chap. 6.

(13) Dana M. Small et al., "Differential Neural Responses Evoked by Orthonasal versus Retronasal Odorant Perception in Humans," *Neuron* 47, no. 4 (2005): 593–605.

(14) Charles Spence, "Oral Referral: On the Mislocalization of Odours to the Mouth," *Food Quality and Preference* 50 (2016): 117–128.

(15) "The Truth about Youth," *McCann Worldgroup,* 2011, accessed March 24, 2019, https://mccann.com.au/wp-content/uploads/the-truth-about-youth.pdf

(16) David Melcher and Zoltán Vidnyánszky, "Subthreshold Features of Visual Objects: Unseen but Not Unbound," *Vision Research* 46, no. 12 (2006): 1863–1867.

(17) Birgitta Dresp-Langley, "Why the Brain Knows More than We Do: Non-conscious Representations and Their Role in the Construction of Conscious Experience," *Brain Sciences* 2, no. 1 (2011): 1–21.

(18) Andreas Keller et al., "Genetic Variation in a Human Odorant Receptor Alters Odour Perception," *Nature* 449, no. 7161 (2007): 468; Casey Trimmer et al., "Genetic Variation across the Human Olfactory Receptor Repertoire Alters Odor Perception," *Proceedings of the National Academy of Sciences* 116, no. 19 (2019): 9475–9480.

(19) Nicholas Eriksson et al., "A Genetic Variant near Olfactory Receptor Genes Influences Cilantro Preference," *Flavour* 1, no. 1 (2012): 22.

(20) Michael Tye, "Qualia," in *Stanford Encyclopedia of Philosophy,* ed. E. Zalta, accessed May 7, 2018, https://plato.stanford.edu/entries/qualia/

(21) Richard L. Doty, Avron Marcus, and W. William Lee, "Development of the 12-Item Cross-Cultural Smell Identification Test (CC-SIT)," *Laryngoscope* 106, no. 3 (1996): 353–356.

(22) Gordon M. Shepherd, "The Human Sense of Smell: Are We Better than We Think?," *PLoS Biology* 2, no. 5 (2004): e146.

(23) Yaara Yeshurun and Noam Sobel, "An Odor Is Not Worth a Thousand Words: From Multidimensional Odors to Unidimensional Odor Objects," *Annual Review of Psychology* 61 (2010): 219–241.

(24) Shepherd, *Neurogastronomy,* chap. 8.

(25) Tyler S. Lorig, "On the Similarity of Odor and Language Perception," *Neuroscience & Biobehavioral Reviews* 23, no. 3 (1999): 391–398.

(26) Asifa Majid and Niclas Burenhult, "Odors Are Expressible in Language, as Long as You Speak the Right Language," *Cognition* 130, no. 2 (2014): 266–270.

(27) Ewelina Wnuk and Asifa Majid, "Revisiting the Limits of Language: The Odor Lexicon of Maniq," *Cognition* 131, no. 1 (2014): 125–138.

(28) Jonas K. Olofsson and Donald A. Wilson, "Human Olfaction: It Takes Two Villages," *Current Biology* 28, no. 3 (2018): R108–R110.

(29) Andrew Dravnieks, *Atlas of Odor Character Profiles* (Philadelphia: ASTM, 1985).

(30) René Magritte, *The Treachery of Images* (Los Angeles: Los Angeles County Museum of Art, 1929).

(31) William G. Lycan, *Consciousness and Experience* (Cambridge, MA: MIT Press, 1996).

(32) Benjamin D. Young, "Smelling Matter," *Philosophical Psychology* 29, no. 4 (2016): 520–534.

(33) Ann-Sophie Barwich, "A Critique of Olfactory Objects," *Frontiers in Psychology* (June 12, 2019), http://doi.org/10.3389/fpsyg.2019.01337

(34) Tali Weiss et al., "Perceptual Convergence of Multi-component Mixtures in Olfaction Implies an Olfactory White," *Proceedings of the National Academy of Sciences* 109, no. 49 (2012): 19959–19964.

(35) Karen J. Rossiter, "Structure-Odor Relationships," *Chemical Reviews* 96, no. 8 (1996): 3201–3240; Charles Sell, "On the Unpredictability of Odor," *Angewandte Chemie International Edition* 45, no. 38 (2006): 6254–6261.

(36) 例 Robert W. Moncrieff, *The Chemical Senses* (London: L. Hill, 1944); Ruth Gross-Isseroff and Doron Lancet, "ConcentrationDependent Changes of Perceived Odour Quality," *Chemical Senses* 13, no. 2 (1988): 191–204; Andrew Dravnieks, "Odor Measurement," *Environmental Letters* 3, no. 2 (1972): 81–100.

(37) Henk Maarse, ed., *Volatile Compounds in Foods and Beverages* (New York and Basel: Marcel Dekker, 1991).

(38) Kathleen M. Dorries et al., "Changes in Sensitivity to the Odor of Androstenone during Adolescence," *Developmental Psychobiology* 22, no. 5 (1989): 423–435.

(39) Donald A. Wilson, "Pattern Separation and Completion in Olfaction," *Annals of the New York Academy of Sciences* 1170, no. 1 (2009): 306–312.

(40) Dan Rokni et al., "An Olfactory Cocktail Party: Figure-Ground Segregation of Odorants in Rodents," *Nature Neuroscience* 17, no. 9 (2014): 1225.

(41) Christophe Laudamiel, "The Human Sense of Smell," Center for Science and Society at Columbia University, YouTube video, accessed August 13, 2019, https://www.youtube.com/watch?v=C7uhbnRJvc8

(42) Daniel C. Dennett, *Consciousness Explained* (New York: Back Bay Books, 1991), 9.〔『解明される意識』ダニエル・C・デネット著、山口泰司訳、青土社〕。

第４章　行動はどうして化学を感じるのか

(1) Andreas A. Keller and Leslie B. Vosshall, "Human Olfactory Psychophysics," *Current Biology* 14, no. 20 (2004): R875–R878.

(2) Idan Frumin et al., "A Social Chemosignaling Function for Human Handshaking," *eLife* 4 (2015): e05154.

(3) Clare Batty, "A Representational Account of Olfactory Experience," *Canadian Journal of Philosophy* 40, no. 4 (2010): 511–538; Clare Batty, "What the Nose Doesn't Know: Non-

veridicality and Olfactory Experience," *Journal of Consciousness Studies* 17, no. 3–4 (2010): 10–27; Clare Batty, "Smell, Philosophical Perspectives," in *Encyclopedia of the Mind,* ed. H. E. Pashler (Los Angeles: SAGE, 2013), 700–704.

(4) Tim Crane, *Elements of the Mind: An Introduction to the Philosophy of Mind* (Oxford: Oxford University Press, 2001).〔『心の哲学：心を形づくるもの』ティム・クレイン著、植原亮訳、勁草書房〕。

(5) Jean-Jacques Rousseau, *Emilius and Sophia: Or, A New System of Education,* vol. 1 (London: T. Becket and P. A. de Hondt, 1763), 294.

(6) Oliver Wendell Holmes, *The Autocrat of the Breakfast-Table* (Boston: Tricknor and Fields, 1865), 88; cf. Constance Classen, David Howes, and Anthony Synnott, *Aroma: The Cultural History of Smell* (London: Routledge, 1994), 87.

(7) Jean-Paul Guerlain, quoted in Suzanne Biallôt, "Taking Leave of Your Senses," *Elle* 8, no. 1 (1992): 266; Jean-Paul Guerlain, quoted in Ellen Stern, "Shalimar and the House of Guerlain," *Gourmet* 56, no. 3 (1996): 84.

(8) Marcel Proust, "Within a Budding Grove," in *Remembrance of Things Past,* vol. 1, *Swann's Way,* trans. C. K. Scott Moncrieff (1922; repr., New York: Modern Library, 1992), 48.〔『失われた時を求めて』マルセル・プルースト著、高遠弘美訳、光文社古典新訳文庫〕。

(9) Crétien Van Campen, *The Proust Effect: The Senses as Doorways to Lost Memories,* trans. J. Ross (Oxford: Oxford University Press, 2014).

(10) Avery N. Gilbert, *What the Nose Knows: The Science of Scent in Everyday Life* (New York: Crown Publisher, 2008), chap. 10, esp. 351.〔『匂いの人類学：鼻は知っている』エイヴリー・ギルバート著、勅使河原まゆみ訳、ランダムハウス講談社〕。

(11) Rachel S. Herz, "Trygg Engen, Pioneer of Olfactory Psychology, 1926–2009," *Chemosensory Perception* 3, no. 2 (2010): 135; Gesualdo Zucco, "Professor Trygg Engen (1926–2009)," *Chemical Senses* 35, no. 3 (2010): 181–182.

(12) Harry T. Lawless and William S. Cain, "Recognition Memory for Odors," *Chemical Senses* 1, no. 3 (1975): 331–337.

(13) Rachel Herz and Trygg Engen, "Odor Memory: Review and Analysis," *Psychonomic Bulletin & Review* 3, no. 3 (1996): 300–313.

(14) Harry T. Lawless and Trygg Engen, "Associations to Odors: Interference, Mnemonics, and Verbal Labeling," *Journal of Experimental Psychology: Human Learning and Memory* 3, no. 1 (1977): 52.

(15) Lizzie Ostrom, *Perfume: A Century of Scents* (London: Random House, 2015); Laura Eliza Enriquez, "Perfume: A Sensory Journey through Contemporary Scent," *The Senses and Society* 13, no. 1 (2018): 126–130.

(16) Rachel Herz, "Perfume," in *Neurobiology of Sensation and Reward,* Frontiers in Neuroscience, ed. J. Gottfried (Boca Raton, FL: CRC Press, 2011), 371.

(17) Benoist Schaal, Luc Marlier, and Robert Soussignan, "Human Foetuses Learn Odours from Their Pregnant Mother's Diet," *Chemical Senses* 25, no. 6 (2000): 729–737.

(18) E.g., Paul Rozin and Edward B. Royzman, "Negativity Bias, Negativity Dominance, and

Contagion," *Personality and Social Psychology Review* 5, no. 4 (2001): 296–320; Paul Rozin, Amy Wrzesniewski, and Deidre Byrnes, "The Elusiveness of Evaluative Conditioning," *Learning and Motivation* 29, no. 4 (1998): 397–415.

(19) Alain Corbin, *The Foul and the Fragrant: Odor and the French Social Imagination* (Cambridge, MA: Harvard University Press, 1986).〔『においの歴史：嗅覚と社会的想像力』アラン・コルバン著、山田登世子・鹿島茂訳、藤原書店〕。

(20) Melanie A. Kiechle, *Smell Detectives: An Olfactory History of NineteenthCentury Urban America* (Seattle: University of Washington Press, 2017).

(21) K. Liddell, "Smell as a Diagnostic Marker," *Postgraduate Medical Journal* 52, no. 605 (1976): 136–138.

(22) E.g., Michael McCulloch et al., "Diagnostic Accuracy of Canine Scent Detection in Early- and Late-Stage Lung and Breast Cancers," *Integrative Cancer Therapies* 5, no. 1 (2006): 30–39; Leon Frederick Campbell et al., "Canine Olfactory Detection of Malignant Melanoma," *BMJ Case Reports* (2013): bcr2013008566.

(23) Elizabeth Quigley, "Scientists Sniff Out Parkinson's Disease Smell," *BBC News,* December 18, 2017, accessed December 16, 2018, https://www.bbc.com/news/uk-scotland-42252411

(24) Jules Morgan, "Joy of Super Smeller: Sebum Clues for PD Diagnostics," *Lancet Neurology* 15, no. 2 (2016): 138–139; Drupad K. Trivedi et al., "Discovery of Volatile Biomarkers of Parkinson's Disease from Sebum," *ACS Central Science* 5 (2019): 599–606; Sarah Knapton, "Woman Who Can Smell Parkinson's Disease Helps Scientists Develop First Diagnostic Test," *Telegraph,* December 18, 2017, accessed December 16, 2018, https://www.telegraph.co.uk/science/2017/12/18/woman-can-smell-parkinsons-disease-helps-scientists-develop/?WT.mc_id=tmg_share_em

(25) Claire Guest, *Daisy's Gift: The Remarkable Cancer-Detecting Dog Who Saved My Life* (New York: Random House, 2016).

(26) Ann-Sophie Barwich and Hasok Chang, "Sensory Measurements: Coordination and Standardization," *Biological Theory* 10, no. 3 (2015): 200–211.

(27) Richard L. Doty, Paul Shaman, and Michael Dann, "Development of the University of Pennsylvania Smell Identification Test: A Standardized Microencapsulated Test of Olfactory Function," *Physiology & Behavior* 32, no. 3 (1984): 489–502; Daniel A. Deems et al., "Smell and Taste Disorders, a Study of 750 Patients from the University of Pennsylvania Smell and Taste Center," *Archives of Otolaryngology—Head & Neck Surgery* 117, no. 5 (1991): 519–528; Richard L. Doty, "Smell and the Degenerating Brain," *The Scientist,* October 1, 2013, accessed July 15, 2015, http://www.the-scientist.com/?articles.view/articleNo/37603/title/Smell-and-the-Degenerating-Brain/; Isabelle A. Tourbier and Richard L. Doty, "Sniff Magnitude Test: Relationship to Odor Identification, Detection, and Memory Tests in a Clinic Population," *Chemical Senses* 32, no. 6 (2007): 515–523.

(28) Andreas F. Temmel et al., "Characteristics of Olfactory Disorders in Relation to Major Causes of Olfactory Loss," *Archives of Otolaryngology—Head & Neck Surgery* 128, no. 6 (2002): 635–641 ; Thomas Hummel, Basile N. Landis, and Karl-Bernd Hüttenbrink, "Smell and Taste

Disorders," *GMS Current Topics in Otorhinolaryngology, Head and Neck Surgery* 10 (2011) : Doc04.
(29) Thomas Hummel et al., "'Sniffin' Sticks': Olfactory Performance Assessed by the Combined Testing of Odor Identification, Odor Discrimination and Olfactory Threshold," *Chemical Senses* 22, no. 1 (1997) : 39–52.
(30) Jörn Lötsch, Heinz Reichmann, and Thomas Hummel, "Different Odor Tests Contribute Differently to the Evaluation of Olfactory Loss," *Chemical Senses* 33, no. 1 (2008) : 17–21.
(31) Avery N. Gilbert et al., "Olfactory Discrimination of Mouse Strains (Mus musculus) and Major Histocompatibility Types by Humans (Homo sapiens)," *Journal of Comparative Psychology* 100, no. 3 (1986) : 262.
(32) Claus Wedekind et al., "MHC-Dependent Mate Preferences in Humans," *Proceedings of the Royal Society B: Biological Sciences* 260, no. 1359 (1995) : 245–249; Manfred Milinski, "The Major Histocompatibility Complex, Sexual Selection, and Mate Choice," *Annual Review of Ecology, Evolution, and Systematics* 37 (2006) : 159–186; Andreas Ziegler, Heribert Kentenich, and Barbara Uchanska-Ziegler, "Female Choice and the MHC," *Trends in Immunology* 26, no. 9 (2005) : 496–502; Claire Dandine-Roulland et al., "Genomic Evidence for MHC Disassortative Mating in Humans," *Proceedings of the Royal Society B: Biological Sciences* 286, no. 1899 (2019), https://doi.org/10.1098/rspb.2018.2664
(33) Shani Gelstein et al., "Human Tears Contain a Chemosignal," *Science* 331, no. 6014 (2011) : 226–230.
(34) Michael J. Russell, "Human Olfactory Communication," *Nature* 260 (1976) : 520–522.
(35) 元の研究は Martha K. McClintock, "Menstrual Synchrony and Suppression," *Nature* 229 (1971) : 244–245; 厳しい批評は Jeffrey C. Schank, "Menstrual-Cycle Synchrony: Problems and New Directions for Research," *Journal of Comparative Psychology* 115 (2001) : 3–15; さらなる背景は Donald A. Wilson and Richard J. Stevenson, *Learning to Smell: Olfactory Perception from Neurobiology to Behavior* (Baltimore: Johns Hopkins University Press, 2006).
(36) Kobi Snitz et al., "SmellSpace: An Odor-Based Social Network as a Platform for Collecting Olfactory Perceptual Data," *Chemical Senses* 44, no. 4 (2019) : 267–278.
(37) Shlomo Wagner et al., "A Multireceptor Genetic Approach Uncovers an Ordered Integration of VNO Sensory Inputs in the Accessory Olfactory Bulb," *Neuron* 50, no. 5 (2006) : 697–709; Stephen D. Liberles and Linda B. Buck, "A Second Class of Chemosensory Receptors in the Olfactory Epithelium," *Nature* 442, no. 7103 (2006) : 645.
(38) Peter Karlson and Martin Lüscher, "'Pheromones': A New Term for a Class of Biologically Active Substances," *Nature* 183 (1959) : 55–56.
(39) Tristram D. Wyatt, "Fifty Years of Pheromones," *Nature* 457, no. 7227 (2009) : 262.
(40) Richard L. Doty, *The Great Pheromone Myth* (Baltimore: Johns Hopkins University Press, 2010).
(41) E.g., Milos Novotny et al., "Synthetic Pheromones That Promote Inter-male Aggression in Mice," *Proceedings of the National Academy of Sciences* 82, no. 7 (1985) : 2059–2061.
(42) Benoist Schaal et al., "Chemical and Behavioural Characterization of the Rabbit Mammary Pheromone," *Nature* 424, no. 6944 (2003) : 68.

(43)　Stephen D. Liberles, “Mammalian Pheromones,” *Annual Review of Physiology* 76 (2014): 151–175.

(44)　Tristram D. Wyatt, *Pheromones and Animal Behaviour: Communication by Smell and Taste* (Cambridge: Cambridge University Press, 2003).

第5章　空間で

(1)　さまざまな感覚間の「知覚空間」の概念的比較は、Ingvar Johansson, “Perceptual Spaces Are Sense-Modality-Neutral,” *Open Philosophy* 1, no. 1 (2018): 14–39 に見られる。空間性には感覚統合的な分析が必要だという点でヨハンソンに賛成だが、全感覚における空間的コード化の区別を軽視している点は同意できない。

(2)　John Locke, *An Essay Concerning Human Understanding* (London: Thomas Bassett, 1690).〔『人間悟性論　上下』ジョン・ロック著、加藤卯一郎訳、岩波文庫〕。

(3)　Thomas Nagel, “What Is It Like to Be a Bat?” *Philosophical Review* 83, no. 4 (1974): 435–450.

(4)　Margaret Livingstone, *Vision and Art: The Biology of Seeing* (New York: Harry N. Abrams, 2002).

(5)　Mazviita Chirimuuta, *Outside Color: Perceptual Science and the Puzzle of Color in Philosophy* (Cambridge, MA: MIT Press, 2015).

(6)　Joel D. Mainland et al., “From Molecule to Mind: An Integrative Perspective on Odor Intensity,” *Trends in Neurosciences* 37, no. 8 (2014): 443–454.

(7)　Yevgeniy B. Sirotin, Roman Shusterman, and Dmitry Rinberg, “Neural Coding of Perceived Odor Intensity,” *eNeuro* 2, no. 6 (2015): ENEURO.0083-15.2015.

(8)　Daniel C. Dennett, *Consciousness Explained* (London: Penguin, 1991).

(9)　Neil J. Vickers et al., “Odour-Plume Dynamics Influence the Brain’s Olfactory Code,” *Nature* 410, no. 6827 (2001): 466; Antonio Celani, Emmanuel Villermaux, and Massimo Vergassola, “Odor Landscapes in Turbulent Environments,” *Physical Review* X 4, no. 4 (2014): 041015, https://doi.org/10.1103/PhysRevX.4.041015; Ring T. Cardé and Mark A. Willis, “Navigational Strategies Used by Insects to Find Distant, Wind-Borne Sources of Odor,” *Journal of Chemical Ecology* 34, no. 7 (2008): 854–866; Seth A. Budick and Michael H. Dickinson, “FreeFlight Responses of Drosophila melanogaster to Attractive Odors,” *Journal of Experimental Biology* 209 (2006): 3001–3017.

(10)　Massimo Vergassola, Emmanuel Villermaux, and Boris I. Shraiman, “‘Infotaxis’ as a Strategy for Searching without Gradients,” *Nature* 445, no. 7126 (2007): 406.

(11)　Noam Sobel et al., “Sniffing Longer rather than Stronger to Maintain Olfactory Detection Threshold,” *Chemical Senses* 25, no. 1 (2000): 1–8; Stefan Heilmann and Thomas Hummel, “A New Method for Comparing Orthonasal and Retronasal Olfaction,” *Behavioral Neuroscience* 118, no. 2 (2004): 412–419; Kai Zhao et al., “Effect of Anatomy on Human Nasal Air Flow and Odorant Transport Patterns: Implications for Olfaction,” *Chemical Senses* 29, no. 5 (2004): 365–379.

(12)　Joel Mainland and Noam Sobel, “The Sniff Is Part of the Olfactory Percept,” *Chemical Senses* 31, no. 2 (2005): 181–196.

(13) M. Hasegawa and E. B. Kern, "The Human Nasal Cycle," *Mayo Clinic Proceedings* 52, no. 1 (1977): 28–34; R. Kahana-Zweig et al., "Measuring and Characterizing the Human Nasal Cycle," *PloS One* 11, no. 10 (2016): e0162918.

(14) Lucia F. Jacobs et al., "Olfactory Orientation and Navigation in Humans," *PloS One* 10, no. 6 (2015): e0129387.

(15) Jess Porter et al., "Mechanisms of Scent-Tracking in Humans," *Nature Neuroscience* 10, no. 1 (2007): 27.

(16) Alexandra Horowitz, *Inside of a Dog: What Dogs See, Smell, and Know* (New York: Simon and Schuster, 2010).〔『犬であるとはどういうことか：その鼻が教える匂いの世界』アレクサンドラ・ホロウィッツ著、竹内和世訳、白揚社〕。

(17) Matt Wachowiak, "All in a Sniff: Olfaction as a Model for Active Sensing," *Neuron* 71, no. 6 (2011): 962–973.

(18) James J. Gibson, *The Senses Considered as Perceptual Systems* (Boston: Houghton Mifflin, 1966).〔『生態学的知覚システム：感性をとらえなおす』J・J・ギブソン著、佐々木正人・古山宣洋・三嶋博之監訳、東京大学出版会〕; James J. Gibson, *The Ecological Approach to Visual Perception* (1979; repr., New York: Psychology Press, 2015).

(19) Humberto R. Maturana, and Francisco J. Varela, *Autopoiesis and Cognition: The Realization of the Living* (Dordrecht, Netherlands: Springer Science & Business Media, 1991).〔『オートポイエーシス：生命システムとはなにか』H・R・マトゥラーナ；F・J・ヴァレラ著、河本英夫訳、国文社〕; Francisco J. Varela, Evan Thompson, and Eleanor Rosch, *The Embodied Mind: Cognitive Science and Human Experience* (Cambridge, MA: MIT Press, 2017).〔『身体化された心：仏教思想からのエナクティブ・アプローチ』フランシスコ・ヴァレラ；エヴァン・トンプソン；エレノア・ロッシュ著、田中靖夫訳、工作舎〕。

(20) Susan Hurley, "Perception and Action: Alternative Views," *Synthese* 129, no. 1 (2001): 3–40; Fred Keijzer, *Representation and Behavior* (Cambridge, MA: MIT Press, 2001).

(21) Rufin VanRullen, "Perceptual Cycles," *Trends in Cognitive Sciences* 20, no. 10 (2016): 723–735.

(22) Leslie M. Kay et al., "Olfactory Oscillations: The What, How and What For," *Trends in Neurosciences* 32, no. 4 (2009): 207–214.

(23) Christina Zelano et al., "Nasal Respiration Entrains Human Limbic Oscillations and Modulates Cognitive Function," *Journal of Neuroscience* 36, no. 49 (2016): 12448–12467.

(24) Rebecca Jordan et al., "Active Sampling State Dynamically Enhances Olfactory Bulb Odor Representation," *Neuron* 98, no. 6 (2018): 1214–1228.

(25) Rebecca Jordan, Mihaly Kollo, and Andreas T. Schaefer, "Sniffing Fast: Paradoxical Effects on Odor Concentration Discrimination at the Levels of Olfactory Bulb Output and Behavior," *eNeuro* 5, no. 5 (2018): ENEURO.0148-18.2018.

(26) Ulric Neisser, *Cognition and Reality: Principles and Implication of Cognitive Psychology* (New York: W. H. Freeman, 1976).〔『認知の構図：人間は現実をどのようにとらえるか』U・ナイサー著、古崎敬・村瀬旻訳、サイエンス社〕。

(27) Hermann von Helmholtz, "Concerning the Perceptions in General," in *Treatise on*

Physiological Optics, vol. 3, ed. and trans. J. P. C. Southall (1866 ; repr., New York : Optical Society of America, 1925), 1–37 ; Theo C. Meyering, *Historical Roots of Cognitive Science : The Rise of a Cognitive Theory of Perception from Antiquity to the Nineteenth Century* (Dordrecht, Netherlands : Springer, 2012), chaps. 7–11.
(28) Paul M. Wise, Mats J. Olsson, and William S. Cain, "Quantification of Odor Quality," *Chemical Senses* 25, no. 4 (2000) : 429–443 ; Ann-Sophie Barwich, "A Sense So Rare : Measuring Olfactory Experiences and Making a Case for a Process Perspective on Sensory Perception," *Biological Theory* 9, no. 3 (2014) : 258–268.
(29) Adam K. Anderson et al., "Dissociated Neural Representations of Intensity and Valence in Human Olfaction," *Nature Neuroscience* 6, no. 2 (2003) : 196 ; Dana M. Small et al., "Dissociation of Neural Representation of Intensity and Affective Valuation in Human Gustation," *Neuron* 39, no. 4 (2003) : 701–711 ; Joel D. Mainland et al., "From Molecule to Mind : An Integrative Perspective on Odor Intensity," *Trends in Neurosciences* 37, no. 8 (2014) : 443–454.
(30) Ann-Sophie Barwich, "A Critique of Olfactory Objects," *Frontiers in Psychology* (June 12, 2019), http://doi.org/10.3389/fpsyg.2019.01337
(31) Mike W. Oram and David I. Perrett, "Modeling Visual Recognition from Neurobiological Constraints," *Neural Networks* 7, no. 6–7 (1994) : 945–972.
(32) Irving Biederman, "Recognition-by-Components : A Theory of Human Image Understanding," *Psychological Review* 94, no. 2 (1987) : 115.
(33) Yukako Yamane et al., "A Neural Code for Three-Dimensional Object Shape in Macaque Inferotemporal Cortex," *Nature Neuroscience* 11, no. 11 (2008) : 1352.
(34) Christopher Peacocke, "Sensational Properties : Theses to Accept and Theses to Reject," *Revue internationale de philosophie* 62, no. 242 (2008) : 11.

第6章　分子から知覚へ

(1) Alexei Koulakov et al., "In Search of the Structure of Human Olfactory Space," *Frontiers in Systems Neuroscience* 5, no. 65 (2011), http://doi.org/10.3389/fnsys.2011.00065 ; E. Darío Gutiérrez, Amit Dhurandhar, Andreas Keller, Pablo Meyer, and Guillermo A. Cecchi, "Predicting Natural Language Descriptions of Mono-molecular Odorants," *Nature Communications* 9, no. 1 (2018) : 4979.
(2) Andreas Keller et al., "Predicting Human Olfactory Perception from Chemical Features of Odor Molecules," *Science* 355, no. 6327 (2017) : 820–826.
(3) Andreas Keller and Leslie B. Vosshall, "Olfactory Perception of Chemically Diverse Molecules," *BMC Neuroscience* 17, no. 1 (2016) : 55.
(4) Ed Yong, "Scientists Stink at Reverse-Engineering Smells," *The Atlantic,* November 16, 2016, accessed July 16, 2019, https://www.theatlantic.com/science/archive/2016/11/how-to-reverse-engineer-smells/507608/
(5) Avery N. Gilbert, "Can We Predict a Molecule's Smell from Its Physical Characteristics ?" *First Nerve,* February 23, 2017, accessed April 2, 2018, http://www.firstnerve.com/2017/02/can-we-predict-molecules-smell-from-its.html

(6) Kerry J. Ressler, Susan L. Sullivan, and Linda B. Buck, "A Zonal Organization of Odorant Receptor Gene Expression in the Olfactory Epithelium," *Cell* 73, no. 3 (1993): 597–609.

(7) Donald A. Wilson and Richard J. Stevenson, *Learning to Smell: Olfactory Perception from Neurobiology to Behavior* (Baltimore: Johns Hopkins University Press, 2006).

(8) Erwan Poivet et al., "Applying Medicinal Chemistry Strategies to Understand Odorant Discrimination," *Nature Communications* 7 (2016): 11157; Erwan Poivet et al., "Functional Odor Classification through a Medicinal Chemistry Approach," *Science Advances* 4, no. 2 (2018): eaao6086.

(9) Bettina Malnic et al., "Combinatorial Receptor Codes for Odors," *Cell* 96, no. 5 (1999): 713–723.

(10) Edwin A. Abbott, *Flatland: A Romance of Many Dimensions* (1884; repr., London: Penguin, 1987).〔『フラットランド：たくさんの次元のものがたり』エドウィン・アボット・アボット著、竹内薫訳、講談社選書メチエ〕。

(11) Lu Xu et al., "Widespread Receptor Driven Modulation in Peripheral Olfactory Coding," bioRxiv: 760330, accessed December 2019, https://www.biorxiv.org/content/10.1101/760330v1 ファイアスタインの教え子の大学院生ルー・シューによるこの研究は、私が彼の研究室にいる時代に行なわれた。論文はまだ発表されていない。ファイアスタインはデータをいくつかの機会に提示して、聴衆を驚かせている。

(12) Matthew B. Bouchard et al., "Swept Confocally-Aligned Planar Excitation (SCAPE) Microscopy for High-Speed Volumetric Imaging of Behaving Organisms," *Nature Photonics* 9, no. 2 (2015): 113.

(13) William S. Cain, "Odor Intensity: Mixtures and Masking," *Chemical Senses* 1, no. 3 (1975): 339–352; Douglas J. Gillan, "Taste-Taste, OdorOdor, and Taste-Odor Mixtures—Greater Suppression within than between Modalities," *Perception & Psychophysics* 33, no. 2 (1983): 183–185; David G. Laing et al., "Quality and Intensity of Binary Odor Mixtures," *Physiology & Behavior* 33, no. 2 (1984): 309–319; Leslie M. Kay, Tanja Crk, and Jennifer Thorngate, "A Redefinition of Odor Mixture Quality," *Behavioral Neuroscience* 119, no. 2 (2005): 726–733; Larry Cashion, Andrew Livermore, and Thomas Hummel, "Odour Suppression in Binary Mixtures," *Biological Psychology* 73, no. 3 (2006): 288–297; M. A. Chaput et al., "Interactions of Odorants with Olfactory Receptors and Receptor Neurons Match the Perceptual Dynamics Observed for Woody and Fruity Odorant Mixtures," *European Journal of Neuroscience* 35, no. 4 (2012): 584–597.

(14) Ricardo C. Araneda, Abhay D. Kini, and Stuart Firestein, "The Molecular Receptive Range of an Odorant Receptor," *Nature Neuroscience* 3, no. 12 (2000): 1248–1255; Yuki Oka et al., "Olfactory Receptor Antagonism between Odorants," *EMBO Journal* 23, no. 1 (2004): 120–126; Georgina Cruz and Graeme Lowe, "Neural Coding of Binary Mixtures in a Structurally Related Odorant Pair," *Scientific Reports* 3 (2013): 1220; Peterlin Zita et al., "The Importance of Odorant Conformation to the Binding and Activation of a Representative Olfactory Receptor," *Chemistry & Biology* 15, no. 12 (2008): 1317–1327; Chaput et al., "Interactions of Odorants with Olfactory Receptors."

(15)　Xu et al., *Modulation in Peripheral Olfactory Coding.*

(16)　P. K. Stanford, *Exceeding Our Grasp : Science, History, and the Problem of Unconceived Alternatives* (Oxford : Oxford University Press, 2006).

(17)　Firmenich, "Firmenich Demonstrates Role of Smell to Accelerate New Toilet Economy," November 7, 2018, accessed March 29, 2019, https://www.firmenich.com/en_INT/company/news/Firmenich-demonstrates-role-of-smell-to-accelerate-new-toilet-economy.html

(18)　David G. Laing and G. W. Francis, "The Capacity of Humans to Identify Odors in Mixtures," *Physiology & Behavior* 46, no. 5 (1989) : 809–814 ; David G. Laing, "Coding of Chemosensory Stimulus Mixtures," *Annals of the New York Academy of Sciences* 510 (1987) : 61–66.

(19)　Marion E. Frank, Dane B. Fletcher, and Thomas P. Hettinger, "Recognition of the Component Odors in Mixtures," *Chemical Senses* 42, no. 7 (2017) : 537–546.

(20)　Thomas P. Hettinger and Marion E. Frank, "Stochastic and Temporal Models of Olfactory Perception," *Chemosensors* 6, no. 4 (2018) : 44.

(21)　Vicente Ferreira, "Revisiting Psychophysical Work on the Quantitative and Qualitative Odour Properties of Simple Odour Mixtures : A Flavour Chemistry View. Part 2, Qualitative Aspects. A Review," *Flavour & Fragrance Journal* 27, no. 3 (2012) : 201–215.

(22)　Madeleine M. Rochelle, Géraldine Julie Prévost, and Terry E. Acree, "Computing Odor Images," *Journal of Agricultural and Food Chemistry* 66, no. 10 (2017) : 2219–2225.

第７章　嗅球につく指紋

(1)　Ramón y Cajal, "Croonian Lecture : La fine structure des centres nerveux," *Proceedings of the Royal Society of London* 55 (1894) : 444–468 ; Ramón y Cajal, "Studies on the Human Cerebral Cortex IV : Structure of the Olfactory Cerebral Cortex of Man and Mammals," in *Cajal on the Cerebral Cortex : An Annotated Translation of the Complete Writings,* ed. J. DeFelipe and E. G. Jones (1901/02 ; repr., New York : Oxford University Press, 1988).

(2)　Steven Pinker, *How the Mind Works* (London : Penguin Books, 1998), 183.〔『心の仕組み』スティーブン・ピンカー著、椋田直子訳、ちくま学芸文庫〕。

(3)　John P. McGann, "Poor Human Olfaction Is a 19th-Century Myth," *Science* 356, no. 6338 (2017) : eaam7263.

(4)　Shyam Srinivasan and Charles F. Stevens, "Scaling Principles of Distributed Circuits," *Current Biology* 29, no. 15 (2019) : 2533–2540e.7.

(5)　Kara E. Yopak et al., "A Conserved Pattern of Brain Scaling from Sharks to Primates," *Proceedings of the National Academy of Sciences* 107, no. 29 (2010) : 12946–12951.

(6)　Leslie M. Kay and S. Murray Sherman, "An Argument for an Olfactory Thalamus," *Trends in Neurosciences* 30, no. 2 (2007) : 47–53.

(7)　Camillo Golgi, "Sulla fina struttura dei bulbi olfactorii," Rivista sperimentale di freniatria e medicina legale 1 (1875) : 66–78 ; ゴルジの嗅球に関する論文の英語訳は、Gordon M. Shepherd et al., "The Olfactory Granule Cell : From Classical Enigma to Central Role in Olfactory Processing," *Brain Research Reviews* 55, no. 2 (2007) : 373–382.

(8)　Gordon M. Shepherd, "Dendrodendritic Synapses: Past, Present and Future," *Annals of the New York Academy of Sciences* 1170 (2009): 215–223.
(9)　Mark D. Eyre, Miklos Antal, and Zoltan Nusser, "Distinct Deep Short-Axon Cell Subtypes of the Main Olfactory Bulb Provide Novel Intrabulbar and Extrabulbar GABAergic Connections," *Journal of Neuroscience* 28, no. 33 (2008): 8217–8229.
(10)　E.g., Zuoyi Shao et al., "Reciprocal Inhibitory Glomerular Circuits Contribute to Excitation-Inhibition Balance in the Mouse Olfactory Bulb," *eNeuro* 6, no. 3 (2019): ENEURO.0048-19.2019; Nathan N. Urban, "Lateral Inhibition in the Olfactory Bulb and in Olfaction," *Physiology & Behavior* 77, no. 4–5 (2002): 607–612; Matt Wachowiak and Michael T. Shipley, "Coding and Synaptic Processing of Sensory Information in the Glomerular Layer of the Olfactory Bulb," *Seminars in Cell & Developmental Biology* 17, no. 4 (2006): 411–423; Thomas A. Cleland, "Construction of Odor Representations by Olfactory Bulb Microcircuits," *Progress in Brain Research* 208 (2014): 177–203; Shepherd et al., "The Olfactory Granule Cell"; Alison Boyd et al., "Cortical Feedback Control of Olfactory Bulb Circuits," *Neuron* 76, no. 6 (2012): 1161–1174; Veronica Egger, Karel Svoboda, and Zachary F. Mainen, "Mechanisms of Lateral Inhibition in the Olfactory Bulb: Efficiency and Modulation of SpikeEvoked Calcium Influx into Granule Cells," *Journal of Neuroscience* 23, no. 20 (2003): 7551–7558; Nathan N. Urban and Bert Sakmann, "Reciprocal Intraglomerular Excitation and Intra- and Interglomerular Lateral Inhibition between Mouse Olfactory Bulb Mitral Cells," *Journal of Physiology* 542, no. 2 (2002): 355–367; Christopher E. Vaaga and Gary L. Westbrook, "Distinct Temporal Filters in Mitral Cells and External Tufted Cells of the Olfactory Bulb," *Journal of Physiology* 595, no. 19 (2017): 6349–6362; Ramani Balu, R. Todd Pressler, and Ben W. Strowbridge, "Multiple Modes of Synaptic Excitation of Olfactory Bulb Granule Cells," *Journal of Neuroscience* 27, no. 21 (2007): 5621–5632.
(11)　Patricia Duchamp-Viret et al., "Olfactory Perception and Integration," chap. 3 in *Flavor: From Food to Behaviors,* Wellbeing and Health, ed. P. Etrévant et al., Series in *Food Science, Technology and Nutrition* (Cambridge, UK: Woodhead, 2016), 57–100.
(12)　Venkatesh N. Murthy, "Olfactory Maps in the Brain," *Annual Review of Neuroscience* 34 (2011): 233–258.
(13)　Thomas A. Cleland, "Early Transformations in Odor Representation," *Trends in Neuroscience* 33, no. 3 (2010): 130–139.
(14)　Murthy, "Olfactory Maps," 250.
(15)　Edward R. Soucy et al., "Precision and Diversity in an Odor Map on the Olfactory Bulb," *Nature Neuroscience* 12, no. 2 (2009): 210.
(16)　Soucy et al., "Precision and Diversity in an Odor Map."
(17)　Elissa A. Hallem and John R. Carlson, "Coding of Odors by a Receptor Repertoire," *Cell* 125, no. 1 (2006): 143–160.
(18)　Rainer W. Friedrich and Mark Stopfer, "Recent Dynamics in Olfactory Population Coding," *Current Opinion in Neurobiology* 11, no. 4 (2001): 468–474; Gilles Laurent, "A Systems Perspective on Early Olfactory Coding," *Science* 286, no. 5440 (1999): 723–728.

(19) Paolo Lorenzon et al., "Circuit Formation and Function in the Olfactory Bulb of Mice with Reduced Spontaneous Afferent Activity," *Journal of Neuroscience* 35, no. 1 (2015) : 146–160.

(20) Frank R. Sharp, John S. Kauer, and Gordon M. Shepherd, "Local Sites of Activity-Related Glucose Metabolism in Rat Olfactory Bulb during Odor Stimulation," *Brain Research* 98, no. 3 (1975) : 596–600 ; W. B. Steward et al., "Functional Organization of Rat Olfactory Bulb Analysed by the 2-Deoxyglucose Method," *Journal of Comparative Neurology* 185, no. 4 (1979) : 715–734.

(21) Peter Mombaerts et al., "Visualizing an Olfactory Sensory Map," *Cell* 87, no. 4 (1996) : 675–686.

(22) Peter Mombaerts, "Odorant Receptor Gene Choice in Olfactory Sensory Neurons : The One Receptor One Neuron Hypothesis Revisited," *Current Opinion in Neurobiology* 14, no. 1 (2004) : 31–36.

(23) Kensaku Mori and Yoshihiro Yoshihara, "Molecular Recognition and Olfactory Processing in the Mammalian Olfactory System," *Progress in Neurobiology* 45, no. 6 (1995) : 585–619 ; Naoshige Uchida et al., "Odor Maps in the Mammalian Olfactory Bulb : Domain Organization and Odorant Structural Features," *Nature Neuroscience* 3, no. 10 (2000) : 1035 ; Kensaku Mori et al., "Maps of Odorant Molecular Features in the Mammalian Olfactory Bulb," *Physiological Reviews* 86, no. 2 (2006) : 409–433.

(24) Fuqiang Xu, Charles A. Greer, and Gordon M. Shepherd, "Odor Maps in the Olfactory Bulb," *Journal of Comparative Neurology* 422, no. 4 (2000) : 489–495 ; OdorMapDB : Home—SenseLab, "Olfactory Bulb Odor Map DataBase," Yale University, accessed December 31, 2019, https://senselab.med.yale.edu/odormapdb/

(25) Leonardo Belluscio et al., "Odorant Receptors Instruct Functional Circuitry in the Mouse Olfactory Bulb," *Nature* 419, no. 6904 (2002) : 296.

(26) Paul Feinstein et al., "Axon Guidance of Mouse Olfactory Sensory Neurons by Odorant Receptors and the β 2 Adrenergic Receptor," *Cell* 117, no. 6 (2004) : 833–846.

(27) Dong-Jing Zou, Alexaner Chesler, and Stuart Firestein, "How the Olfactory Bulb Got Its Glomeruli : A Just So Story ?" *Nature Reviews Neuroscience* 10, no. 8 (2009) : 611–618.

(28) Bolek Zapiec and Peter Mombaerts, "Multiplex Assessment of the Positions of Odorant Receptor-Specific Glomeruli in the Mouse Olfactory Bulb by Serial Two-Photon Tomography," *Proceedings of the National Academy of Sciences* 112, no. 43 (2015) : E5873–E5882.

(29) Zapiec and Mombaerts, "Positions of Odorant Receptor-Specific Glomeruli," E5873.

(30) N. Buonviso et al., "Short-Lasting Exposure to One Odour Decreases General Reactivity in the Olfactory Bulb of Adult Rats," *European Journal of Neuroscience* 10, no. 7 (1998) : 2472–2475 ; N. Buonviso and M. Chaput, "Olfactory Experience Decreases Responsiveness of the Olfactory Bulb in the Adult Rat," *Neuroscience* 95, no. 2 (2000) : 325–332.

(31) Rémi Gervais et al., "What Do Electrophysiological Studies Tell Us about Processing at the Olfactory Bulb Level ?" *Journal of Physiology* 101, no. 1–3 (2007) : 40–45.

(32) Rachel A. Ankeny and Sabina Leonelli, "What's So Special about Model Organisms ?" *Studies in History and Philosophy of Science Part A* 42, no. 2 (2011) : 313–323.

(33) Alison Maresh et al., "Principles of Glomerular Organization in the Human Olfactory Bulb

—Implications for Odor Processing," *PloS One* 3, no. 7 (2008) : e2640.
(34) Thomas A. Cleland and Praveen Sethupathy, "Non-topographical Contrast Enhancement in the Olfactory Bulb," *BMC Neuroscience* 7 (2006) : 7.

第８章　におい地図から、におい測定へ

(1) Andy Clark, "Whatever Next? Predictive Brains, Situated Agents, and the Future of Cognitive Science," *Behavioral and Brain Sciences* 36, no. 3 (2013) : 181–204.
(2) Erich von Holst and Horst Mittelstaedt, "Das Reafferenzprinzip," *Naturwissenschaften* 37, no. 20 (1950) : 464–476 ; Roger W. Sperry, "Neural Basis of the Spontaneous Optokinetic Response Produced by Visual Inversion," *Journal of Comparative and Physiological Psychology* 43, no. 6 (1950) : 482–489.
(3) Ann-Sophie Barwich, "Measuring the World : Towards a Process Model of Perception," in *Everything Flows : Towards a Processual Philosophy of Biology,* ed. D. Nicholson and J. Dupré (Oxford : Oxford University Press, 2018), 227–256.
(4) Christine A. Skarda and Walter J. Freeman, "How Brains Make Chaos in Order to Make Sense of the World," *Behavioral and Brain Sciences* 10, no. 2 (1987) : 161–173 ; Walter J. Freeman, "Simulation of Chaotic EEG Patterns with a Dynamic Model of the Olfactory System," *Biological Cybernetics* 56, no. 2–3 (1987) : 139–150 ; Yong Yao and Walter J. Freeman, "Model of Biological Pattern Recognition with Spatially Chaotic Dynamics," *Neural Networks* 3, no. 2 (1990) : 153–170 ; Walter J. Freeman, "Neural Networks and Chaos," *Journal of Theoretical Biology* 171, no. 1 (1994) : 13–18 ; Walter J. Freeman, "Characterization of State Transitions in Spatially Distributed, Chaotic, Nonlinear, Dynamical Systems in Cerebral Cortex," *Integrative Physiological and Behavioral Science* 29, no. 3 (1994) : 294–306.
(5) Anthony Chemero, "Empirical and Metaphysical Antirepresentationalism," in *Understanding Representation in the Cognitive Sciences,* ed. A. Riegler, M. Peschi, and A. von Stein (Boston : Springer, 1999), 41.
(6) Leslie M. Kay, Larry R. Lancaster, and Walter J. Freeman, "Reafference and Attractors in the Olfactory System during Odor Recognition," *International Journal of Neural Systems* 7, no. 4 (1996) : 489–495.
(7) Gilles Laurent, "Olfactory Network Dynamics and the Coding of Multidimensional Signals," *Nature Reviews Neuroscience* 3, no. 11 (2002) : 884.
(8) Dan D. Stettler and Richard Axel, "Representations of Odor in the Piriform Cortex," *Neuron* 63, no. 6 (2009) : 854–864.
(9) Dara L. Sosulski et al., "Distinct Representations of Olfactory Information in Different Cortical Centres," *Nature* 472, no. 7342 (2011) : 213.
(10) M. Inês Vicente and Zachary F. Mainen, "Convergence in the Piriform Cortex," *Neuron* 70, no. 1 (2011) : 1–2.
(11) Lewis B. Haberly, "Parallel-Distributed Processing in Olfactory Cortex : New Insights from Morphological and Physiological Analysis of Neuronal Circuitry," *Chemical Senses* 26, no. 5 (2001) : 551–576 ; Robert L. Rennaker et al., "Spatial and Temporal Distribution of Odorant-

Evoked Activity in the Piriform Cortex," *Journal of Neuroscience* 27, no. 7 (2007): 1534–1542; Donald A. Wilson and Regina M. Sullivan, "Cortical Processing of Odor Objects," *Neuron* 72, no. 4 (2011): 506–519; Donald A. Wilson, Mikiko Kadohisa, and Max L. Fletcher, "Cortical Contributions to Olfaction: Plasticity and Perception," *Seminars in Cell & Developmental Biology* 17, no. 4 (2006): 462–470; Merav Stern et al., "A Transformation from Temporal to Ensemble Coding in a Model of Piriform Cortex," *eLife* 7 (2018): e34831; Kevin A. Bolding et al., "Pattern Recovery by Recurrent Circuits in Piriform Cortex," *bioRxiv* 694331 (2019): 694331; Naoshige Uchida, Cindy Poo, and Rafi Haddad, "Coding and Transformations in the Olfactory System," *Annual Review of Neuroscience* 37 (2014): 363–385; P. Litaudon et al., "Piriform Cortex Functional Heterogeneity Revealed by Cellular Responses to Odours," *European Journal of Neuroscience* 17, no. 11 (2003): 2457–2461 ; Cindy Poo and Jeffry S. Isaacson, "An Early Critical Period for Long-Term Plasticity and Structural Modification of Sensory Synapses in Olfactory Cortex," *Journal of Neuroscience* 27, no. 28 (2007): 7553–7558.

(12) Vicente and Mainen, "Convergence in the Piriform Cortex."

(13) Chien-Fu F. Chen et al., "Nonsensory Target-Dependent Organization of Piriform Cortex," *Proceedings of the National Academy of Sciences* 111, no. 47 (2014): 16931–16936.

(14) Benjamin Roland et al., "Odor Identity Coding by Distributed Ensembles of Neurons in the Mouse Olfactory Cortex," *eLife* 6 (2017): e26337.

(15) John J. Hopfield, "Pattern Recognition Computation Using Action Potential Timing for Stimulus Representation," *Nature* 376, no. 6535 (1995): 33; Brice Bathellier, Olivier Gschwend, and Alan Carleton, "Temporal Coding in Olfaction," in *The Neurobiolog y of Olfaction,* ed. A. Menini (Boca Raton, FL: CRC Press, 2010), chapter 13.

(16) Christopher D. Wilson et al., "A Primacy Code for Odor Identity," *Nature Communications* 8, no. 1 (2017): 1477.

(17) Rebecca Jordan, Mihaly Kollo, and Andreas T. Schaefer, "Sniffing Fast: Paradoxical Effects on Odor Concentration Discrimination at the Levels of Olfactory Bulb Output and Behavior," *eNeuro* 5, no. 5 (2018), http://doi.org/10.1523/ENEURO.0148-18.2018

(18) Roman Shusterman et al., "Sniff Invariant Odor Coding," *eNeuro* 5, no. 6 (2018), https://doi.org/10.1523/ENEURO.0149-18.2018

(19) Gilles Laurent, Michael Wehr, and Hananel Davidowitz, "Temporal Representations of Odors in an Olfactory Network," *Journal of Neuroscience* 16, no. 12 (1996): 3837–3847; Gilles Laurent and Hananel Davidowitz, "Encoding of Olfactory Information with Oscillating Neural Assemblies," *Science* 265, no. 5180 (1994): 1872–1875; Joshua P. Martin et al., "The Neurobiology of Insect Olfaction: Sensory Processing in a Comparative Context," *Progress in Neurobiology* 95, no. 3 (2011): 427–447; Paul G. Distler and Jürgen Anthony Boeckh, "An Improved Model of the Synaptic Organization of Insect Olfactory Glomeruli," *Annals of the New York Academy of Sciences* 855, no. 1 (1998): 508–510; Elissa A. Hallem, Anupama Dahanukar, and John R. Carlson, "Insect Odor and Taste Receptors," *Annual Review of Entomology* 51 (2006): 113–135; Hugh M. Robertson, Coral G. Warr, and John R. Carlson, "Molecular Evolution of the Insect Chemoreceptor Gene Superfamily in Drosophila melanogaster," *Proceedings of the National*

Academy of Sciences 100, no. 2 (2003): 14537–14542; Nitin Gupta and Mark Stopfer, "Insect Olfactory Coding and Memory at Multiple Timescales," *Current Opinion in Neurobiology* 21, no. 5 (2011): 768–773; Gilles Laurent et al., "Odor Encoding as an Active, Dynamical Process: Experiments, Computation, and Theory," *Annual Review of Neuroscience* 24 (2001): 263–297.

(20) John G. Hildebrand and Gordon M. Shepherd, "Mechanisms of Olfactory Discrimination: Converging Evidence for Common Principles across Phyla," *Annual Review of Neuroscience* 20 (1997): 595–631; Nicholas J. Strausfeld and John G. Hildebrand, "Olfactory Systems: Common Design, Uncommon Origins?," *Current Opinion in Neurobiology* 9, no. 5 (1999): 634–639.

(21) Sam Reiter and Mark Stopfer, "Spike Timing and Neural Codes for Odors," chap. 11 in *Spike Timing: Mechanisms and Function,* ed. P. M. DiLorenzo and J. D. Victor (Boca Raton, FL: CRC Press); Maxim Bazhenov and Mark Stopfer, "Forward and Back: Motifs of Inhibition in Olfactory Processing," *Neuron* 67, no. 3 (2010): 357–358.

(22) Christina Zelano, Aprajita Mohanty, and Jay A. Gottfried, "Olfactory Predictive Codes and Stimulus Templates in Piriform Cortex," *Neuron* 72, no. 1 (2011): 178–187.

第９章　スキルとしての知覚

(1) Rachel S. Herz and Julia von Clef, "The Influence of Verbal Labeling on the Perception of Odors: Evidence for Olfactory Illusions?," *Perception* 30, no. 3 (2001): 381–391.

(2) George Armitage Miller, "The Magical Number Seven, Plus or Minus Two: Some Limits on Our Capacity for Processing Information," *Psychological Review* 63, no. 2 (1956): 81–97.

(3) Mark Sefton and Robert Simpson, "Compounds Causing Cork Taint and the Factors Affecting Their Transfer from Natural Cork Closures to Wine—A Review," *Australian Journal of Grape and Wine Research* 11, no. 2 (2005): 226–240; John Prescott et al., "Estimating a 'Consumer Rejection Threshold' for Cork Taint in White Wine," *Food Quality and Preference* 16, no. 4 (2005): 345–349.

(4) Trygg Engen, *Odor Sensation and Memory* (New York: Praeger, 1991), 79.

(5) William S. Cain and Bonnie Potts, "Switch and Bait: Probing the Discriminative Basis of Odor Identification via Recognition Memory," *Chemical Senses* 21, no. 1 (1996): 35–44.

(6) Selig Hecht, Simon Shlaer, and Maurice Henri Pirenne, "Energy, Quanta, and Vision," *Journal of General Physiology* 25, no. 6 (1942): 819–840.

(7) Denis A. Baylor, T. D. Lamb, and King-Wai Yau, "Responses of Retinal Rods to Single Photons," *Journal of Physiology* 288 (1979): 613–634.

(8) 最近、推論の性質と範囲についての議論が WEIRD のデータから現われた。Joseph Henrich, Steven J. Heine, and Ara Norenzayan, "Most People Are Not WEIRD," *Nature* 466, no. 7302 (2010): 29 を参照。WEIRD は Western（西洋の）educated（教育を受けた）人物で industrialized（工業化した）rich（裕福な）democratic（民主主義）国家の出身の頭字語である。言い換えれば、心の理論は白人の 20 代の学生にもとづいているが、彼らはヒトの性質と認知に関する一般的な結論を引き出せるほど典型的なのかどうかということだ。

(9) Jean-Pierre Royet et al., "The Impact of Expertise in Olfaction," *Frontiers in Psychology* 4

(2013), https://doi.org/10.3389/fpsyg.2013.00928

(10) Johannes Frasnelli et al., "Neuroanatomical Correlates of Olfactory Performance," *Experimental Brain Research* 201, no. 1 (2010): 1–11; J. Frasnelli et al., "Brain Structure Is Changed in Congenital Anosmia," *NeuroImage* 83 (2013): 1074–1080; Janina Seubert et al., "Orbitofrontal Cortex and Olfactory Bulb Volume Predict Distinct Aspects of Olfactory Performance in Healthy Subjects," *Cerebral Cortex* 23, no. 10 (2012): 2448–2456.

(11) Syrina Al Aïn et al., "Smell Training Improves Olfactory Function and Alters Brain Structure," *NeuroImage* 189 (2019): 45–54.

(12) Ann-Sophie Barwich, "Up the Nose of the Beholder? Aesthetic Perception in Olfaction as a Decision-Making Process," *New Ideas in Psychology* 47 (2017): 157–165; Barry C. Smith, "Beyond Liking: The True Taste of a Wine?," *The World of Fine Wine* 58 (2017): 138–147.

(13) *Somm: Into the Bottle,* directed by Jason Wise, written by Christina Tucker and Jason Wise (Los Angeles: Forgotten Man Films, 2015).

(14) Ian Cauble, "somm exam," clip from *Somm: Into the Bottle,* 2015, YouTube video, 1: 29, accessed March 31, 2019, https://www.youtube.com/watch?v=PKNmcCCE15E

(15) Avery N. Gilbert and Joseph A. DiVerdi, "Consumer Perceptions of Strain Differences in Cannabis Aroma," *PloS One* 13, no. 2 (2018): e0192247; Annette Schmelzle, "'The Beer Aroma Wheel.' Updating Beer Flavor Terminology according to Sensory Standards," *Brewing Science* 62, no. 1–2 (2009): 26–32; I. H. Suffet and P. Rosenfeld, "The Anatomy of Odour Wheels for Odours of Drinking Water, Wastewater, Compost and the Urban Environment," *Water Science and Technology* 55, no. 5 (2007): 335–344; N. P. Jolly and S. Hattingh, "A Brandy Aroma Wheel for South African Brandy," *South African Journal of Enology and Viticulture* 22, no. 1 (2001): 16–21.

(16) Jancis Robinson, ed., *The Oxford Companion to Wine,* 3rd ed. (Oxford: Oxford University Press, 2006), 35–36.

(17) Michael Edwards, "Fragrance Wheel," *Fragrances of the World,* accessed March 30, 2019, http://www.fragrancesoftheworld.com/FragranceWheel

(18) U. Harder, "Der H&R Duftkreis," *Haarman & Reimer Contact* 23 (1979): 18–27; Laura Donna, "Fragrance Perception: Is Everything Relative? Research Presents a Leap Towards a Consensus in Fragrance Mapping," *Perfumer & Flavorist* 34 (2009): 26–35.

(19) David H. Pybus, "The Structure of an International Fragrance Company," chap. 5 in *The Chemistry of Fragrances: From Perfumer to Consumer,* ed. C. Sell (Cambridge: Royal Society of Chemistry, 2006).

(20) Ferdinand de Saussure, *Course in General Linguistics,* ed. C. Bally et al. (1915; repr., New York: McGraw-Hill, 1966).〔『新訳ソシュール一般言語学講義』フェルディナン・ド・ソシュール著、町田健訳、研究社〕。

(21) Danièle Dubois and Catherine Rouby, "Names and Categories for Odors: The Veridical Label," in *Olfaction, Taste, and Cognition,* ed. C. Rouby et al. (Cambridge: Cambridge University Press, 2002), 47–66.

(22) Jean-Claude Ellena, *The Diary of a Nose: A Year in the Life of a Parfumeur* (London:

Particular Books, 2012).
(23) Hermann von Helmholtz, "Concerning the Perceptions in General," in *Treatise on Physiological Optics,* vol. 3, ed. and trans. J. P. C. Southall (1866; repr., New York: Optical Society of America, 1925), 1–37; Theo C. Meyering, *Historical Roots of Cognitive Science: The Rise of a Cognitive Theory of Perception from Antiquity to the Nineteenth Century* (Dordrecht, Netherlands: Springer, 2012).
(24) M. N. Jones et al., "Models of Semantic Memory," in *Oxford Handbook of Mathematical and Computational Psychology,* ed. J. R. Busemeyer (Oxford: Oxford University Press, 2015), 232–254.
(25) Semantic space is a specialized formatting of perceptual space, e.g., as part of a culture or expert group 意味空間は知覚空間の特殊化したフォーマット設定、たとえば文化や専門家集団の一部である。区別は Ingvar Johansson, "Perceptual Spaces Are Sense-Modality-Neutral," *Open Philosophy* 1, no. 1 (2018): 14–39 にも。
(26) Direct comparison of odor and visual coding 嗅覚と視覚のコード化の直接的比較は、Ann-Sophie Barwich, "A Critique of Olfactory Objects," *Frontiers in Psychology* (June 12, 2019), http://doi.org/10.3389/fpsyg.2019.01337
(27) Egon P. Köster, Per Møller, and Jos Mojet, "A 'Misfit' Theory of Spontaneous Conscious Odor Perception (MITSCOP): Reflections on the Role and Function of Odor Memory in Everyday Life," *Frontiers in Psychology* 5 (2014): 64.

第 10 章　要点

(1) James J. Gibson, *The Senses Considered as Perceptual Systems* (Boston: Houghton Mifflin, 1966).
(2) David Marr, *Vision: A Computational Investigation into the Human Representation and Processing of Visual Information* (Cambridge, MA: MIT Press, 1982), 29.〔『ビジョン：視覚の計算理論と脳内表現』デビッド・マー著、乾敏郎・安藤広志訳、産業図書〕。
(3) Gilles Laurent et al., "Cortical Evolution: Introduction to the Reptilian Cortex," in *Micro-, Meso- and Macro-Dynamics of the Brain,* ed. G. Buzsáki and Y. Christen (New York: Springer, 2016), 23–33; Julien Fournier et al., "Spatial Information in a Non-retinotopic Visual Cortex," *Neuron* 97, no. 1 (2018): 164–180; R. K. Naumann et al., "The Reptilian Brain," *Current Biology* 25, no. 8 (2015): R317–R321.
(4) Margaret S. Livingstone et al., "Development of the Macaque Face-Patch System," *Nature Communications* 8 (2017): 14897.
(5) Mark A. Changizi et al., "Perceiving the Present and a Systematization of Illusions," *Cognitive Science* 32, no. 3 (2008): 459–503; Mark A. Changizi and David M. Widders, "Latency Correction Explains the Classical Geometrical Illusions," *Perception* 31, no. 10 (2002): 1241–1262.
(6) Michael Tye, *Ten Problems of Consciousness: A Representational Theory of the Phenomenal Mind* (Cambridge, MA: MIT Press, 1997); David Pitt, "Mental Representation," in *Stanford Encyclopedia of Philosophy,* ed. E. Zalta, accessed March 30, 2019, https://plato.stanford.edu/entries /mental-representation/

付表
インタビューした方々のリスト

アクリー、テリー　Acree, Terry
食品化学者、コーネル大学
2016年8月10～11日、イサカにて。
2019年4月18日、化学受容学会（AChemS）にて

アクセル、リチャード　Axel, Richard
神経科学者、コロンビア大学
2018年7月3日、ニューヨーク市にて

バルトシュク、リンダ　Bartoshuk, Linda
心理学者、フロリダ大学
2018年4月18日、AChemSにて

バック、リンダ　Buck, Linda
神経科学者、フレッド・ハッチンソン・ガン研究センター
2017年9月21日、電話で

ドーティ、リチャード　Doty, Richard
臨床科学者、コロラド大学
2018年4月18日、AChemSにて

フィンガー、トム　Finger, Tom
神経科学者、コロラド大学
2018年5月4日、スカイプにて

ファイアスタイン、スチュアート　Firestein, Stuart
神経科学者、コロンビア大学
2017年5月23日、2018年1月26日、ニューヨーク市にて

フランク、マリオン　Frank, Marion
心理学者、コネチカット大学
2018年4月19日、AChemSにて

フラスネリ、ヨハネス　Frasnelli, Johannes
臨床科学者、ケベック大学トロワリヴィエール校
2018年4月19日、AChemSにて

フレモント、ハリー　Fremont, Harry
調香師、フィルメニッヒ社
2018年5月11日、ニューヨーク市にて

ガーキン、リチャード　Gerkin, Richard
神経情報科学者、アリゾナ州立大学
2018年4月17日、AChemSにて

ギルバート、エイヴリー　Gilbert, Avery
感覚科学者、シネスシーティクス社
2016年8月13日、スカイプにて

ゴットフリート、ジェイ　Gottfried, Jay
神経科学者、ペンシルヴェニア大学
2018年4月17日、AChemSにて

グリーア、チャールズ　Greer, Charles
神経科学者、イェール大学
2017年9月5日、ニューヘヴンにて

ハーツ、レイチェル　Herz, Rachel
心理学者、ブラウン大学
2018年4月17日、AChemSにて

ヘッティンガー、トマス　Hettinger, Thomas
化学者、コネチカット大学
2018年4月19日、AChemSにて

ホロウィッツ、アレクサンドラ　Horowitz, Alexandra
認知科学者、バーナード大学
2017年3月6日、ニューヨーク市にて

フンメル、トマス　Hummel, Thomas
臨床科学者、ドレスデン工科大学
2017年4月28日、電話にて

ケイ、レスリー　Kay, Leslie
神経科学者、シカゴ大学
2018年4月18日、AChemSにて

ケラー、アンドレアス　Keller, Andreas
神経遺伝学者で哲学者、ニューヨーク市立大学
2016年9月30日、2017年4月3日、ニューヨーク市にて

ラウダミエル、クリストフ　Laudamiel, Christophe
調香師、ドリームエア社
2018年5月14日、スカイプにて

メインランド、ジョエル　Mainland, Joel
神経科学者、モネル化学感覚センター
2018年4月17日、AChemSにて

マジド、アシファ　Majid, Asifa
認知科学者、ヨーク大学
2018年3月4日、スカイプにて

マーゴット、クリスチャン　Margot, Christian
化学者、フィルメニッヒ社
2018年4月17日、AChemSにて

マッギャン、ジョン　McGann, John
神経科学者、ラトガーズ大学
2018年4月18日、AChemSにて

マーシン、アンドレアス　Mershin, Andreas
生物物理学者、MIT
2016年1月27日、スカイプにて

メイヤー、パブロ　Meyer, Pablo
IBM
2017年4月30日、ニューヨーク市にて

モゼル、マクスウェル　Mozell, Maxwell
生理学者、ニューヨーク州立大学アップステート医科大学名誉教授
2018年5月3日、ニューヨーク市にて

マンガー、スティーヴン　Munger, Steven
神経科学者、フロリダ大学
2018年4月17日、AChemSにて

ノーブル、アン・C　Noble, Ann C.
感覚化学者、カリフォルニア大学デイヴィス校名誉教授
2018年2月1日、電話にて

オロフソン、ヨナス　Olofsson, Jonas
認知科学者、ストックホルム大学
2017年6月1日、ニューヨーク市にて

ポアヴェ、エルワン　Poivet, Erwan
神経科学者、コロンビア大学
2016年9月1日、ニューヨーク市にて

ピュース、アイナ　Puce, Aina
神経科学者、インディアナ大学ブルーミントン校
2019年3月2日、メールにて

リード、ランドール　Reed, Randall
分子生物学者、ジョンズ・ホプキンス大学
2018年4月26日、スカイプにて

リンバーグ、ドミトリー　Rinberg, Dmitry
神経科学者、ニューヨーク大学
2016年8月17日、ニューヨーク市にて

ロジャーズ、マシュー　Rogers, Matthew
神経生物学者、フィルメニッヒ社
2018年5月18日、ニューヨーク市にて

シェファード、ゴードン　Shepherd, Gordon
神経科学者、イェール大学
2017年3月22日、ニューヘヴンにて

スミス、バリー・C　Smith, Barry C.
哲学者、ロンドン大学
2017年4月16～17日、ニューヨーク市にて

ストッファー、マーク　Stopfer, Mark
神経科学者、国立衛生研究所
2018年4月18日、AChemSにて

トージア、アリソン　Tauziet, Allison
ワイン醸造家、ナパヴァレーのコルギン・セラーズ
2018年1月23日、スカイプにて

ヴォスホール、レスリー　Vosshall, Leslie
神経科学者、ロックフェラー大学
2017年2月7日、ニューヨーク市にて

ホワイト、テレサ　White, Theresa
心理学者、ルモイン・カレッジ
2018年4月27日、スカイプにて

ウィルソン、ドナルド　Wilson, Donald
神経科学者、ニューヨーク大学
2018年1月26日、ニューヨーク市にて

ワイアット、トリストラム　Wyatt, Tristram
動物学者、オックスフォード大学
2018年6月9日、スカイプにて

ツォウ、ドンジン　Zou, Dong-Jing
神経科学者、コロンビア大学
2018年4月24日、ニューヨーク市にて

扉画像：Vladimir Sazonov / Shutterstock.com

A・S・バーウィッチ（A. S. Barwich）
認知科学者・哲学者。コロンビア大学の社会・神経科学プレジデンシャル・スカラー・プログラム奨学生や、オーストリアのコンラート・ローレンツ研究所リサーチフェローを経て、現在、インディアナ大学ブルーミントン校科学史・科学哲学科および認知科学プログラム准教授。神経科学や感覚論における「嗅覚」の位置づけを研究している。本書が初の著書。

大田直子（おおた・なおこ）
翻訳家。東京大学文学部社会心理学科卒。訳書に、M・リドレー『人類とイノベーション』（NewsPicks パブリッシング）、M・ウルフ『デジタルで読む脳×紙の本で読む脳』（インターシフト）、R・ドーキンス『さらば、神よ』、D・イーグルマン『あなたの脳のはなし』、O・サックス『意識の川をゆく』（以上、早川書房）ほか多数。

におい が心《こころ》を動《うご》かす
——ヒトは嗅覚《きゅうかく》の動物《どうぶつ》である

2021年7月20日　初版印刷
2021年7月30日　初版発行

著　者　A・S・バーウィッチ
訳　者　大田直子
装　幀　加藤愛子（オフィスキントン）
発行者　小野寺優
発行所　株式会社河出書房新社
〒151-0051　東京都渋谷区千駄ヶ谷2-32-2
電話 03-3404-1201［営業］ 03-3404-8611［編集］
https://www.kawade.co.jp/
印刷所　株式会社亨有堂印刷所
製本所　大口製本印刷株式会社
Printed in Japan
ISBN978-4-309-25430-2